解決咀嚼與吞嚥困難の特選食譜

噛みづらい・飲み込みにくい－困ったときの特選レシピ

井藤英喜 日本東京都健康長壽醫療中心院長
金丸晶子 日本東京都健康長壽醫療中心復健科主任
金丸繪理加 料理研究家、營養管理師
監修
溫環妃◎譯

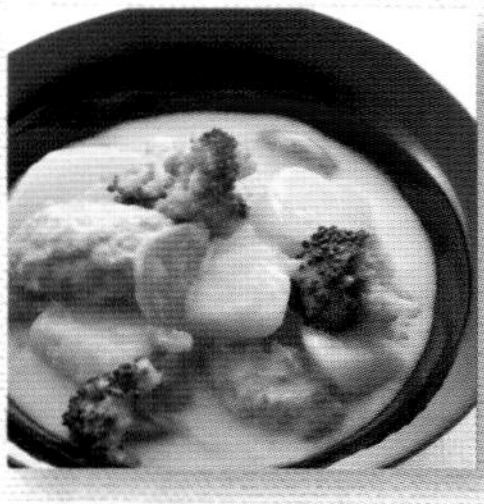
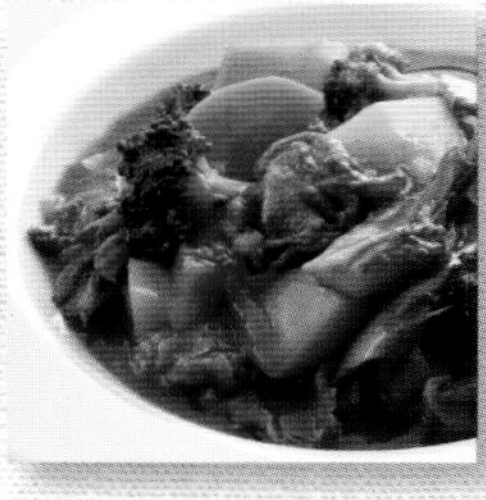
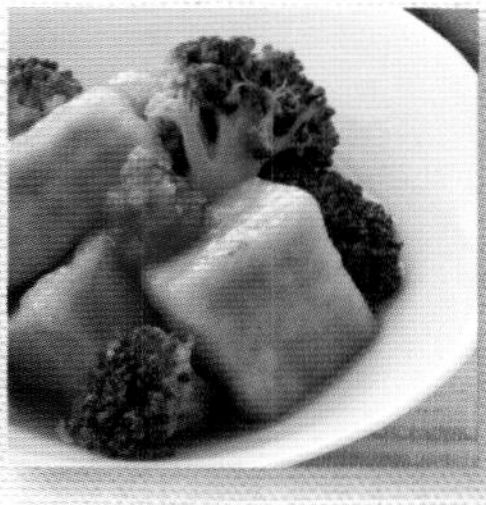
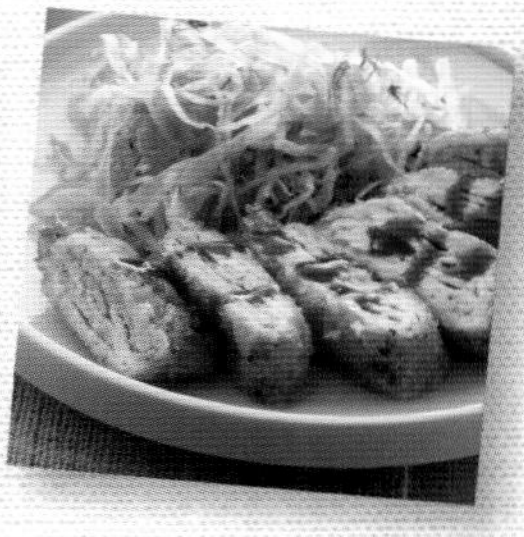

Part 1 咀嚼容易、防止誤嚥的飲食基本準則

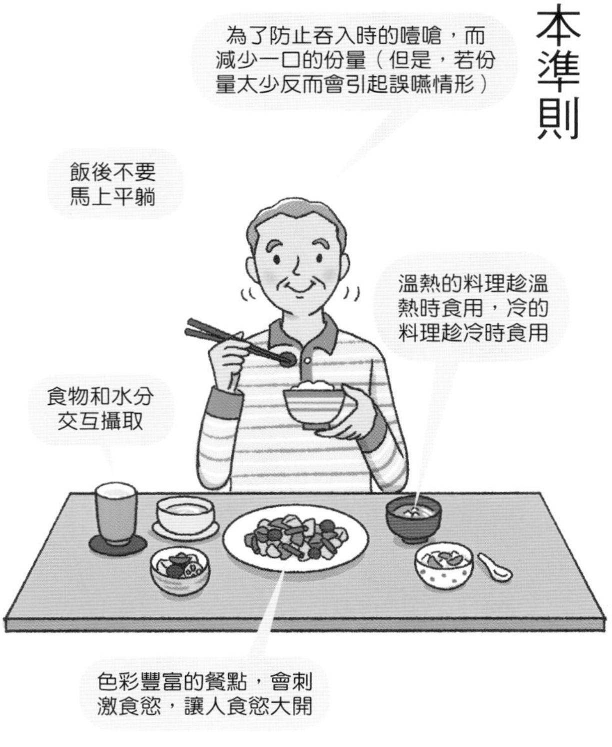

為了防止吞入時的噎嗆，而減少一口的份量（但是，若份量太少反而會引起誤嚥情形）
飯後不要馬上平躺
溫熱的料理趁溫熱時食用，冷的料理趁冷時食用
食物和水分交互攝取
色彩豐富的餐點，會刺激食慾，讓人食慾大開

Part 2

美味易食的海鮮料理

白肉魚肉質較軟嫩，適合咀嚼困難的人食用。添加黏稠感，可使加熱後肉質易變硬的魚肉更易入口。

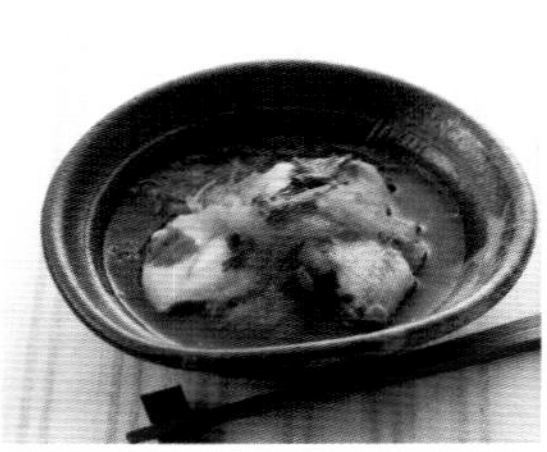
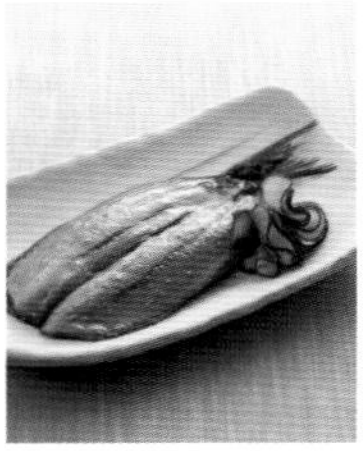
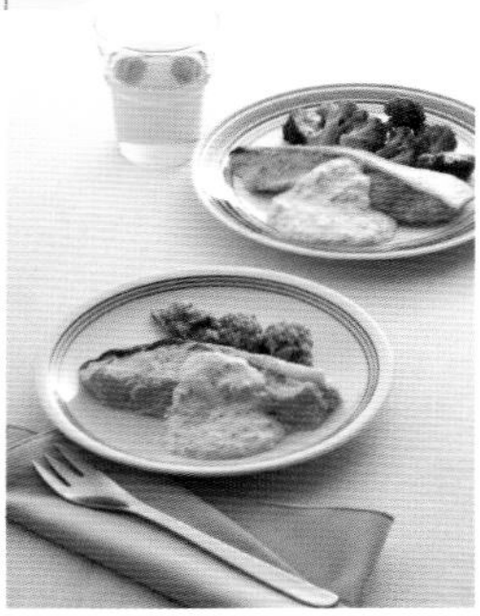

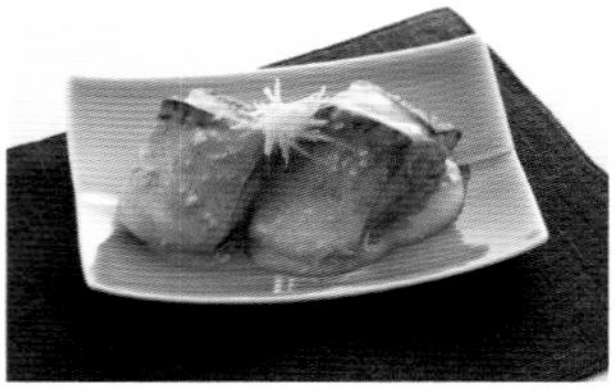
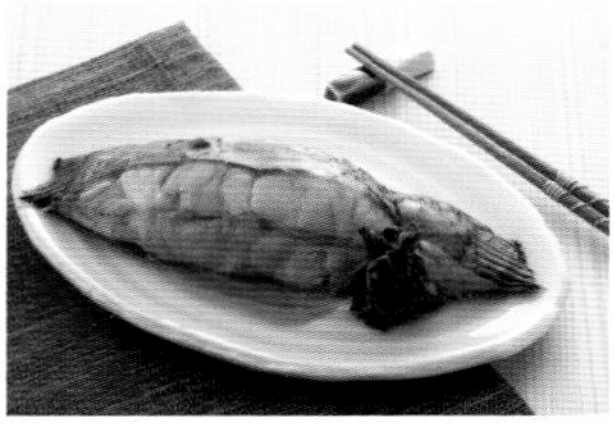

Part 3

美味易食的**肉類料理**

肉類富含蛋白質，維持健康不可缺。肉切薄片或選油脂多的肉，較易吞嚥。

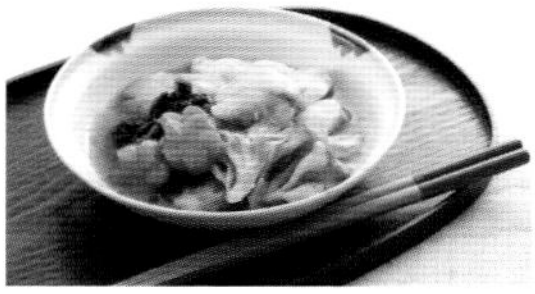

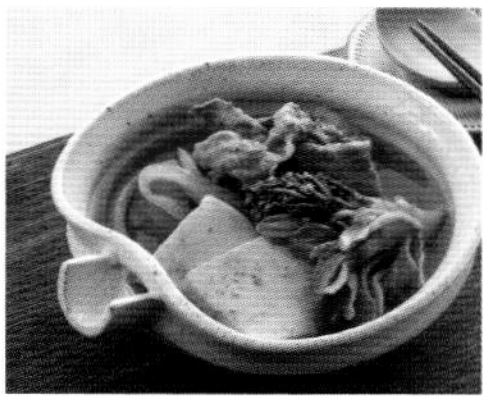

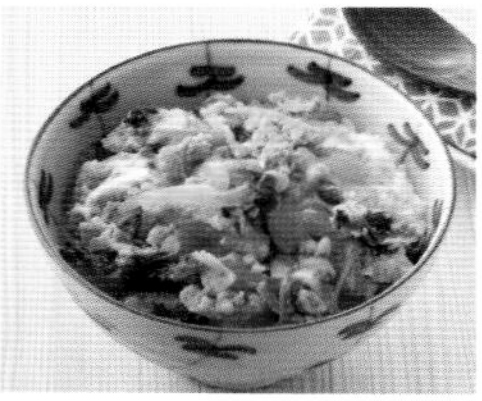

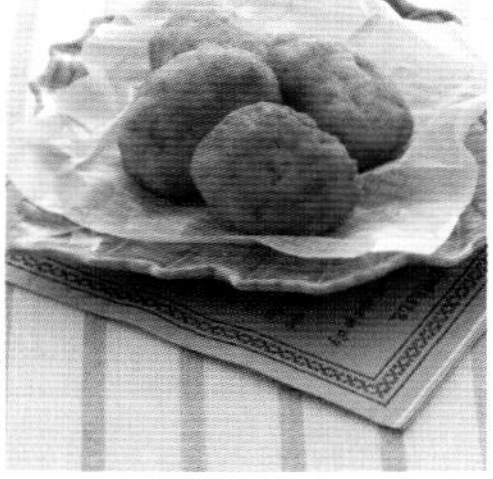

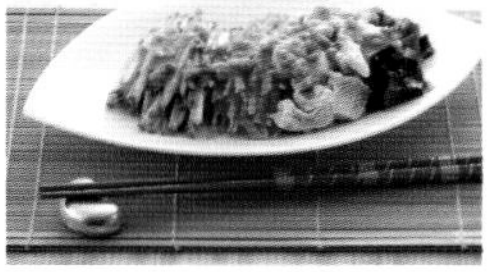

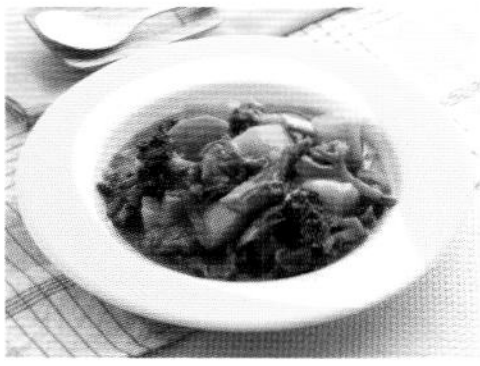

Part 4

美味易食的**蔬菜料理**

使用太白粉使蔬菜易在口中成食糰，好吞嚥。蔬菜纖維質豐富，利用炸、蒸、煮的方式烹調，較易入口。

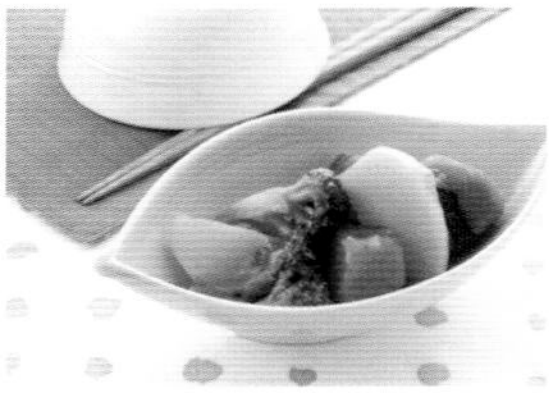
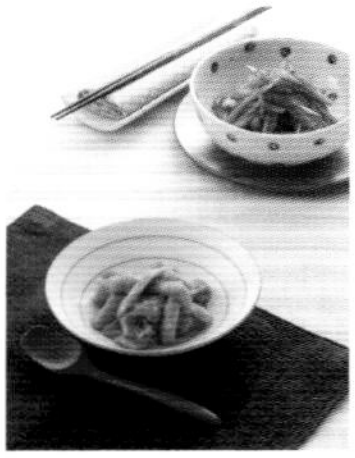
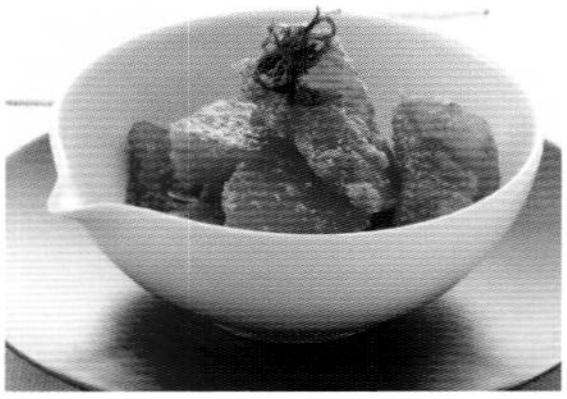

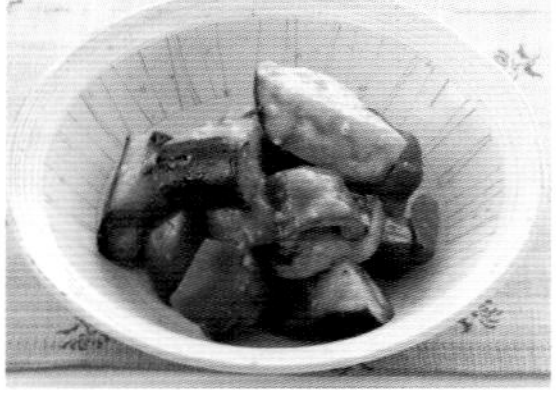
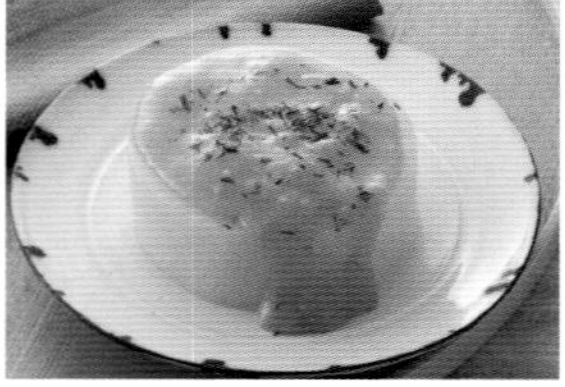

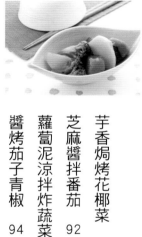

Part 5

美味易食的雞蛋、大豆製品料理

・雞蛋、大豆類食品每天吃，營養更均衡。
・利用雞蛋黏稠性讓食物更易入口。

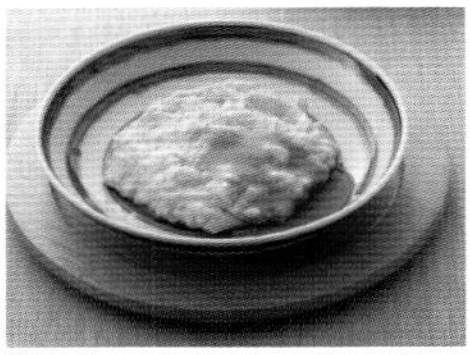
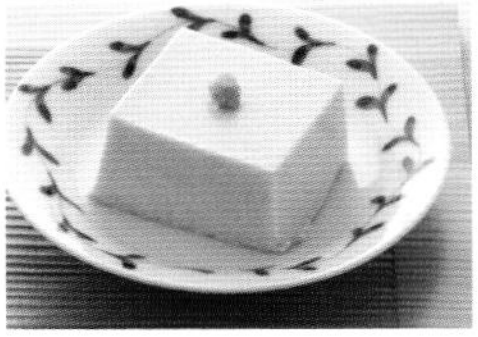
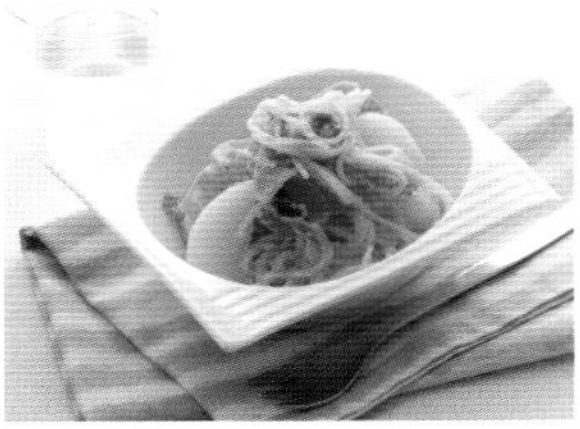

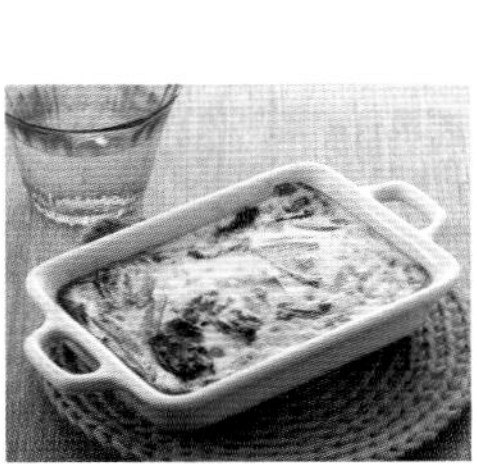
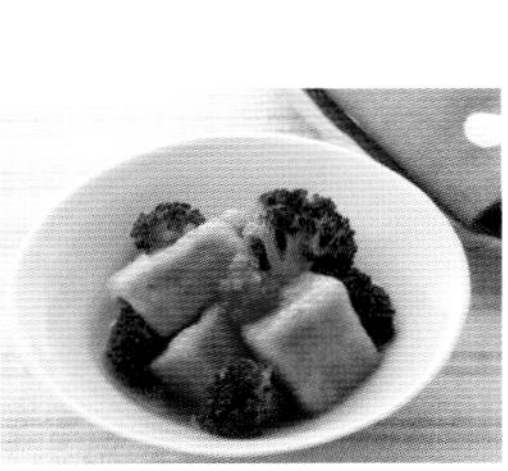
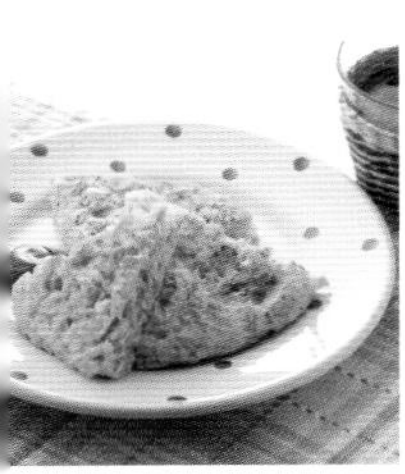

Part 6

這樣就能完成魔法般的甜點

用甜點補充主食上無法攝取的熱量。
唾液分泌少、吞嚥困難者也能輕鬆吃的滑潤口感。

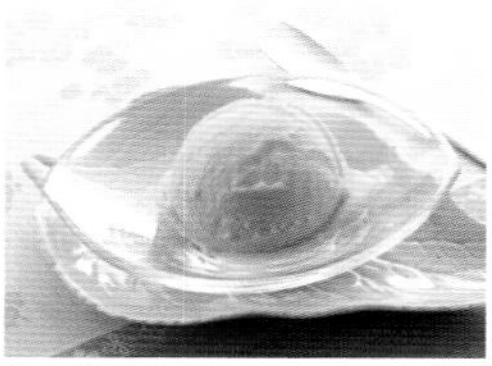
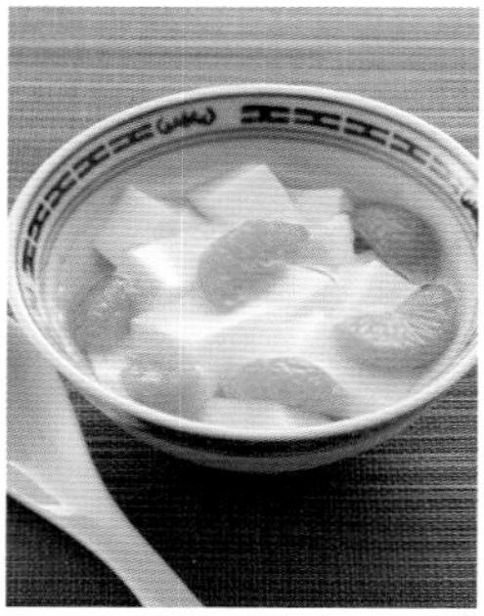
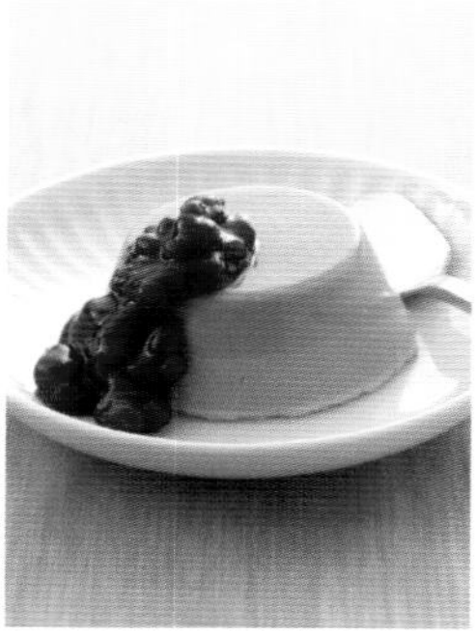
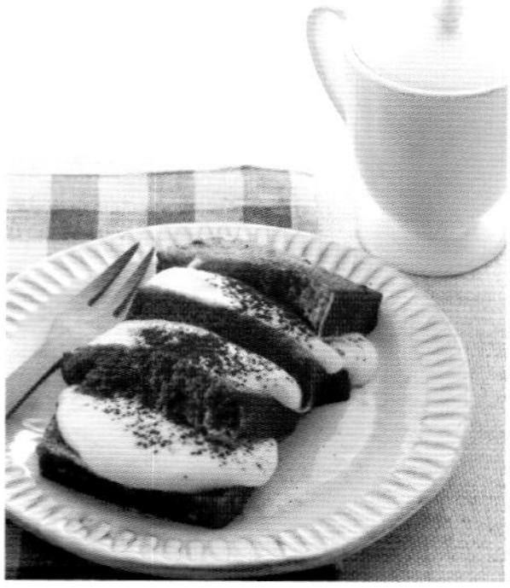

Part 7 注意吸入性肺炎

・隨著年齡增長，吞嚥反射能力下降，容易因為誤嚥而引起吸入性肺炎，應多加留意！

鍛鍊咀嚼能力肌肉訓練法

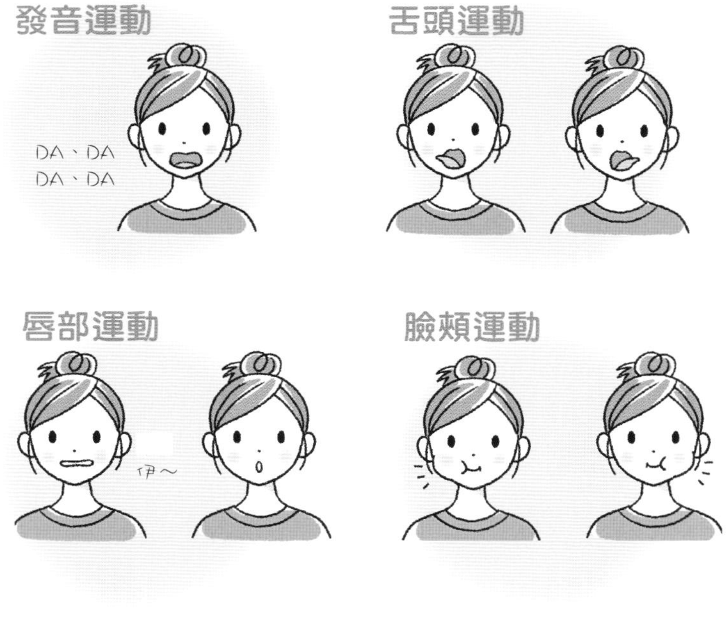

主要食材別索引

	品名	食材應用頁碼	品名	食材應用頁碼
	葉菜類		花果菜類	
蔬菜類	茼蒿	54、68	番茄	48、58、60、64、67、76、79、83、92、93、102
	豆苗	55	黃甜椒	48、56
	油菜	60	紅甜椒	56、64
	菠菜	71、87、105、115	青椒	93、94
	高麗菜	73、79、104、108、119	紅辣椒	61、116
	大白菜	78、87	四季豆	64、90
	芹菜	83	茄子	64、76、83、93、94
	蜂斗菜	85	南瓜	64、82、96、98、130
	羊栖菜	86	秋葵	76、117
	小松菜	114	毛豆	79
			櫛瓜	83、120
奶蛋類	雞蛋	55、62、65、69、75、76、77、78、104、105、107、108、113、114、115、117、119、120、122、128、130、132		
	牛奶	69、79、91、101、105、115、122、125、127、128、129、130、132		
菇類	舞菇	51、68、71、72、86、100、105、111、114	香菇	76、78、117

推薦序 1

臺北醫學大學牙醫學系系主任兼研究所所長 ◎鄭信忠 教授

全方位高齡美食無障礙全紀錄

「吃飯皇帝大」，是一句常聽到的諺語，形容諸事莫若吃飯來得重要，吃飯除了可填飽肚子，維持身體強健之外，還可讓人享受「咀嚼進食」的美味及快感，此乃人生一大樂事，因此「吃飯」時的感受絕對不亞於當「皇帝」時的優越！

然而，隨著人類壽命的增長，負責「咀嚼進食」的口腔與牙齒系統，也開始產生老化與遲鈍現象，原本快樂的享受「咀嚼進食」，也常因牙齒的掉落、咀嚼肌肉活動與協調性的遲鈍、唾液量的減少、全身性疾病的影響……，導致「吞嚥進食障礙」，進而致使無法像正常人一樣，快樂享受美食佳餚！

在台灣，隨著高齡者人數急遽增加，相對地患有「吞嚥進食障礙」的比率也有逐漸增加的趨勢，無法享受美食且身體健康受到影響的銀髮族群，也越來越多。城邦出版集團原水文化，最近貼心的出版這本國內首次介紹「吞嚥進食障礙」的書籍，讓患有吞嚥進食障礙的高齡長者或病人有福了，**不但能了解正確的「咀嚼」與「吞嚥」，並有效進行這些動作，防範因不正常吞嚥所造成之吸入性肺炎；更重要的是，本書提供精緻美味食譜，教導製作各類佳餚美食**，包括海鮮、肉類、蔬菜、豆類、甜點等，**烹飪出容易咀嚼吞嚥且色香味俱全的料理，可謂是一本「全方位高齡美食無障礙全紀錄」**。

站在一位長期從事牙科臨床服務、教學及研究的筆者，樂見本書的誕生，特別是全書的內容書寫，深入淺出，容易了解，插畫圖示，精美簡易，容易明瞭，尤其是各式料理製作材料、作法及圖譜，簡明清晰，易學易做，全書不失為兼顧理論與實用的工具書，值得擁有珍藏！

推薦序 2

高雄醫學大學口腔醫學院口腔衛生學系教授、
附設醫院特殊需求者牙科主治醫師

◎黃純德 博士

享受安心的飲食樂趣，提高生命品質！

人類進食的目的是攝取營養，維持生命的延續。在進食的過程中，咀嚼活動與吞嚥活動，是像河流的上游及下游一樣一體成形，息息相關的。靠著口腔器官如牙齒、舌頭、嘴唇及頰肌等肌肉，配合唾液腺、顳顎關節及周遭神經肌肉的運作，發揮咀嚼功能把食物切割、研磨，接著和著唾液，使咀嚼後的食物變成容易吞嚥、均質性高的食糰，再經過口腔器官及神經肌肉的精密協調運作，把這食糰經由咽喉處運送到食道、胃腸，以便利個體營養的吸收、種族生命的延續。

然而這個看似平凡無奇，每天、每時、每分、每秒都在進行的口腔咀嚼及吞嚥功能，若因口腔咽喉部位的發育障礙、病變或癌症、中樞神經肌肉的疾病或退化、中風、失智、老年性退化性病變等，導致咀嚼與吞嚥功能不順暢，進食喝水時容易發生嗆咳、吸入，可能會因此產生對老年人相當棘手且嚴重的問題，造成窒息、吸入性肺炎、低營養、脫水、痛苦的心理以及社會參與意願低下等問題。

為能使這些病人們克服咀嚼吞嚥障礙，坊間雖有種種復健訓練的方法問世，但究竟費時較久，且成效不一。此時若能製作一本介紹如何烹飪、兼具美味、變化性高、且易於食用的料理食譜，使具有咀嚼吞嚥障礙的人也能安心食用的話，則這些咀嚼吞嚥障礙的受害者，或許能因此而得以**享受飲食的樂趣、進而鼓舞其生命的意欲、充分享受人生的樂趣，進而提高其生命的品質。**

這本書採用簡單易懂的方式，說明烹調的訣竅以及進食時所應注意的事項，同時本書也很注意營養的均衡，以及在有特殊系統性疾病，如高血壓、糖尿病時攝取食材的選用基準，也加以說明。此外，對於如何選用增稠劑，以及正確的進食方法、姿勢、使用食具等，都有明確的說明，也都能兼顧到各種不同食材的選擇基準、烹調方法，及食譜的變化性。**具有咀嚼吞嚥障礙的病人可依此食譜進食的話，將使他們不再為進食三餐所苦，進而享受安全、美味的佳餚。**

推薦序 3

肯尚健康管理營養中心 ◎徐于淑 營養師

攝入食物不受限，營養素自然就均衡！

「家有一老，如有一寶」。感謝我的婆婆在我生第一個孩子時，由南部上來台北與我們同住，協助照顧新生兒。而六年的時間飛逝，孩子長大上學了，婆婆的身體也很明顯地隨著年齡增長逐漸老化。

吃的食物與營養，是我的專長，同時也是對身體健康影響甚鉅的投資。看著婆婆咀嚼及吞嚥功能逐漸退化，而我卻因繁忙的工作，無法常常開伙，婆婆開始過著「簡單吃」、「隨便吃」的生活，**造成攝入的食物種類受限，攝食量減少，營養素自然不均衡**。

咀嚼吞嚥困難的飲食，在台灣，通常要在醫院的衛教單張、衛教手冊，或增稠劑廠商印刷的食譜小冊子，才看得到。而這本書內容很完整，以食材分類的食譜為主軸，提供簡單明瞭的作法，以及使食物更容易食用、易咀嚼的料理重點，幫助讀者實際烹調時，更容易上手。同時書中也以照片、圖畫，輕鬆且明瞭的方式，輔以說明咀嚼及吞嚥困難的原因和相關的保健之道。

台灣目前已經是由「老齡化」逐漸步入「超高老齡化」的社會。而老年人行動緩慢、體力漸差、腸胃吸收變弱、牙口咀嚼功能不佳等等因素，皆會造成影響食慾、攝食量降低、營養不良，導致抵抗力下降、易受感染，而走入健康凋零的惡性循環。

現在，更換工作後，為婆婆及全家親自下廚，已非難事，而有這樣的工具書幫忙，除了能照顧到長輩，家裡牙齒未長齊的小小孩，也能受惠。大家都能感受到阿嬤的體力變好了，罵人的聲音也變大了。

我很樂於推薦此書，期待本書的發行能讓老年人自己或照顧者，**找到簡單可行的飲食保健方法，進而改善老年人普遍營養不良的現況**。記得關心一下您家中的寶，最近吃得好嗎？

前言

解決吞嚥困難，一生以「食」為樂

東京都健康長壽醫療中心 院長◎井藤英喜
東京都健康長壽醫療中心 復健科部長◎金丸晶子

「食」，是人們為了生存、必要且不可或缺的行為，同時是維持健康生活的基本需求，亦是人生享受美味樂趣的要素之一。

所謂「進食」，是當身體機能正常時，不會特別意識到的自然反應。在人口老化程度急速成長的日本，因牙周病等因素而引起牙齒脫落、假牙裝置不當等口腔內部疾病，導致無法正常咀嚼食物的人也因此不斷增加。除此之外，因吞嚥功能下降，導致吞嚥困難的高齡者人數也持續增加中。

咀嚼障礙及吞嚥困難的嚴重程度，與「誤嚥」情形的產生息息相關，這是因為吃入口中的食物並非經由食道，而是誤流入氣管之中所致。一旦有誤吞食物或唾液等誤嚥行為時，便會與附著棲息在口腔中的「常在菌」（譯註：與宿主在共同進化過程中形成的細菌群體，為口腔內正常存在的微生物，又稱常居菌）一起經由氣管進入肺部，提高肺部發炎的機會，嚴重時還可能引起「吸入性肺炎」的風險。

不僅如此，當**咀嚼及吞嚥困難的行為變成常態時，也會因無法正常飲食，而陷入營養攝取不足的狀態**，可想而知，體力亦隨之衰退，使得身體機能下降，伴隨著年齡增長老化，免疫力急速驟降，也較容易感染致命的傳染症。

因此，對於咀嚼及吞嚥困難的人，要選擇易咀嚼與易吞嚥的食材來烹調，攝取均衡營養、鍛鍊體力，並且學習能夠將誤吞入的食物，運用咳嗽方式咳出。此外，為了預防吸入性肺炎，保持口腔內的清潔亦是相當重要的環節。

本書將針對**因口腔內部疾病**，以及**吞嚥反射能力降低，引起吞嚥障礙的人，提供能夠減少進食中產生誤嚥困擾的食譜，並進而能像無飲食障礙般，安心地享受美味菜餚**。另外也將具體說明**易咀嚼及吞嚥的烹調訣竅與進食方法**。

然而即使僅用一句話來形容咀嚼及吞嚥困難，實際障礙程度仍因人而異，本書所介紹的食譜，是設定在尚有一定程度的咀嚼及吞嚥力，屬於輕度吞嚥障礙族群。程度較嚴重者可以另行參考本書中的建議，避開菇類、蒟蒻、貝類等較難咀嚼的食材，並穿插巧妙運用一些訣竅，烹調容易吞嚥的飲食料理，製造專屬於自己的飲食樂趣。

期許本書內容能**減輕有咀嚼及吞嚥困難者的煩惱，享受一生以「食」為樂的樂趣**，這將會是我們無上的喜悅。

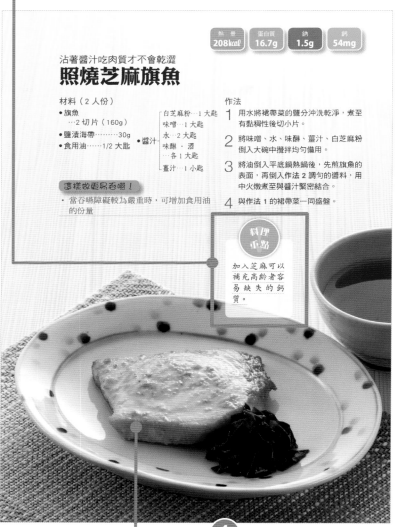

閱讀本書的9大關鍵要訣

在食譜頁中，採用簡單方式說明即使是咀嚼及吞嚥困難的人也能安心食用及烹調的訣竅，以及進食時應注意事項等。

②說明烹飪易吞嚥料理的重點

介紹製作易咀嚼及易吞嚥食譜的烹調重點及特徵。

熱量 208kcal | 蛋白質 16.7g | 鈉 1.5g | 鈣 54mg

沾著醬汁吃肉質才不會乾澀

照燒芝麻旗魚

材料（2 人份）

- 旗魚…2 切片（160g）
- 鹽漬海帶………30g
- 食用油……1/2 大匙
- 醬汁
  - 白芝麻粉…1 大匙
  - 味噌…1 大匙
  - 水…2 大匙
  - 味醂．酒…各 1 大匙
  - 薑汁…1 小匙

這樣做更易吞嚥！

- 當吞嚥障礙較為嚴重時，可增加食用油的份量

作法

1 用水將裙帶菜的鹽分沖洗乾淨，煮至有黏稠性後切小片。

2 將味噌、水、味醂、薑汁、白芝麻粉倒入大碗中攪拌均勻備用。

3 將油倒入平底鍋熱鍋後，先煎旗魚的表面，再倒入作法 2 調勻的醬料，用中火燉煮至與醬汁緊密結合。

4 與作法 1 的裙帶菜一同盛盤。

料理重點

加入芝麻可以補充高齡者容易缺失的鈣質。

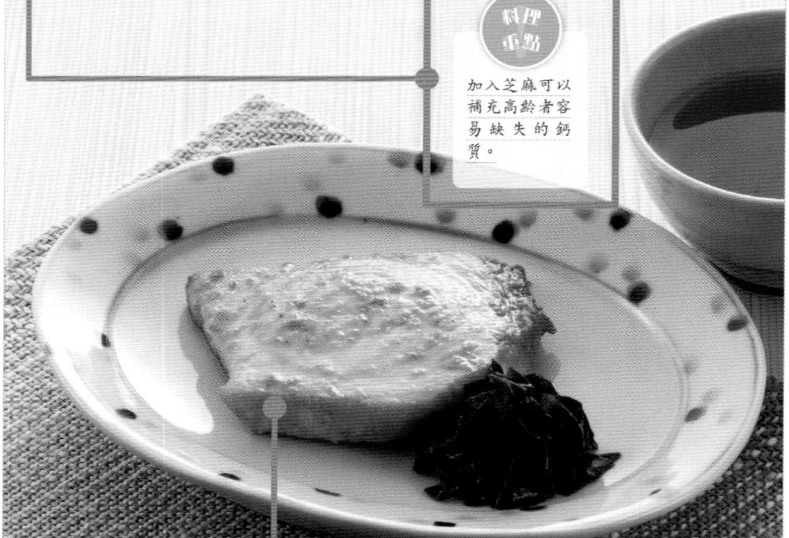

①一眼就能辨識是 1 人份的量

照片是 1 人份量的裝盤，請參照營養值選擇適合自己的份量。

④ 標示重要的營養值

進食產生熱量是必然的事，標示針對高齡者所需為維持免疫力的蛋白質、為預防高血壓應注意是否攝取過量的鈉含量，以及預防骨質疏鬆症不可缺的鈣質等重要的營養值。

③ 食材基本上為 2 人份

準備食材的原則以 2 人份為標準份量，此份量並非指 1 人食用的份量。

海鮮料理

熱量	蛋白質	鈉	鈣
155kcal	15.0g	1.5g	18mg

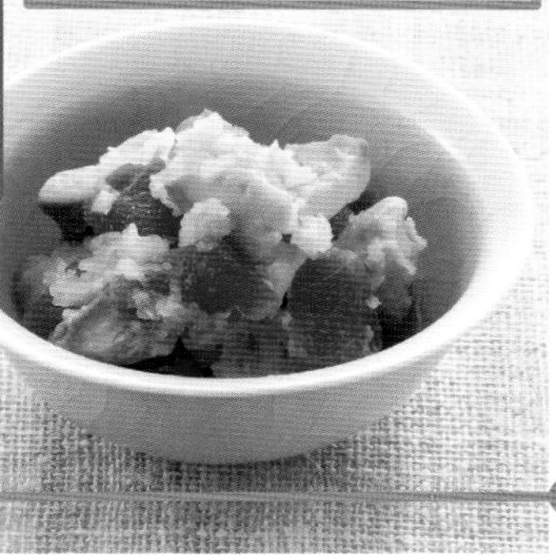

醃鮪魚酪梨佐蘿蔔泥

材料（2 人份）

- 鮪魚（紅肉生魚片）……100g
- 味醂、酒……各 1 小匙
- 酪梨……1/2 顆
- 白蘿蔔……100g
- 酸桔醋醬油……1 又 1/2 大匙

作法

1 鮪魚切小塊，倒入醬油、味醂拌勻，放入冰箱冷藏醃漬約 5 ～ 10 分鐘備用。

2 用湯匙挖出酪梨的果肉，白蘿蔔磨泥後將水分瀝乾，再放入大碗中和酸桔醋醬油一起攪拌。

3 將**作法 1** 和 **2** 的食材拌勻即可。

這樣做更易吞嚥！

・塊狀的鮪魚較難入口時，可切成薄片食用

⑤ 標示更加容易食用的要訣

咀嚼及吞嚥困難的輕重程度因人而易，標示為了對應當身體機能下降時，更加容易食用的要訣。

蒲燒沙丁魚

材料（2 人份）

- 沙丁魚……2 大尾
- 麵粉……適量
- 食用油……1/2 大匙
- 小黃瓜（切薄片）……1/2 條
- 鹽……少許
- 醬汁
  - 醬油…2 小匙
  - 酒・味醂…各 2 小匙
  - 砂糖・薑汁…各 1 小匙

熱量	蛋白質	鈉	鈣
208kcal	13.0g	1.3g	52mg

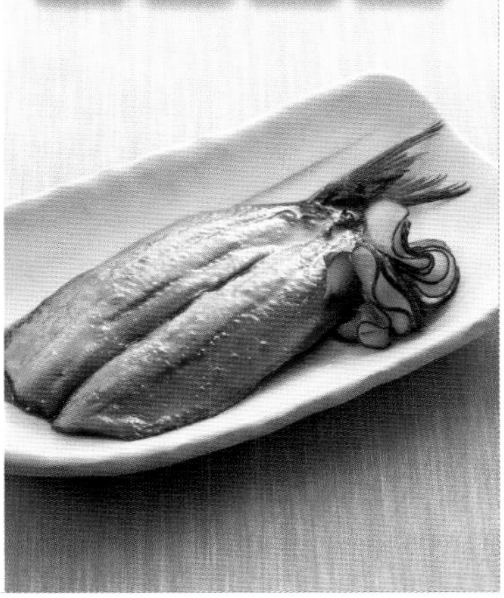

作法

1 沙丁魚切除頭部取出內臟後，用手輕輕撥開魚腹，保留尾巴部份取出魚骨，洗淨後再挾放在廚房紙巾中，拭去多餘水分。

2 在**作法 1** 的兩面輕拍抹上麵粉，將油倒入平底鍋熱鍋後，魚皮朝上並排放入鍋內煎烤。

3 等呈現金黃色時翻面煎烤，將醬汁的材料混合均勻後，以畫圈的方式淋在**作法 2** 的食材上，用中弱火煮至醬汁緊密結合。

4 盛盤後，再放上用鹽巴抓揉瀝乾水分的小黃瓜妝點。

47

⑥ 簡易明瞭的「作法」

烹飪是每日三餐必要之事，不需要花費太多功夫，就能輕鬆做出料理的方法。

介紹吞嚥障礙嚴重者能安心進食、使用增稠劑烹調的「軟食料理」。

容易吞嚥的飲食 + **軟爛食物（軟食）**

9 簡單說明軟食的食材及作法

軟食是在完成容易吞嚥的料理後，再用食物增稠劑來烹調。簡單說明製作軟食時必要的食材與作法。

8 營養值的比較

一眼就能明白容易進食的菜餚與軟食間營養值的不同。

肉類料理

熱量	蛋白質	鈉	鈣
155kcal	20.2g	1.6g	35mg

有黏稠的芡汁搭配主食可以安心食用

雞肉治部煮

材料（2 人份）

- 雞柳……3 條（150g）
- 太白粉……適量
- 菠菜……1/3 株
- 蔥……1/2 支
- 舞菇……1/2 包
- 紅蘿蔔……40g
- 高湯……1 又 3/4 杯
- 味醂……1 又 1/2 大匙
- 醬油……1 又 1/3 大匙
- 酒……1 大匙

這樣做更易吞嚥！

吞嚥障礙較為嚴重時，不要食用舞菇

作法

1 雞肉斜切成容易食用的薄片，將菠菜的莖和葉子分開，依序汆燙莖和葉子後，切 2cm 長度，再將水分瀝乾。

2 蔥斜切，切細成容易食用的長度，將舞菇撕散，紅蘿蔔切 7mm 厚度花片狀。

3 將高湯、味醂、醬油、酒倒入鍋內，放入紅蘿蔔用中火烹煮，再放入撒上太白粉的雞肉。

4 將蔥、舞菇、菠菜放入鍋內，蓋上鍋蓋燜煮 3 ～ 4 分鐘。

（譯註：治部煮是指日本金澤典型的當地料理，主要是使用鴨肉以及加糖的微甜湯汁製成。治部煮原是使用天然野鴨肉，現已演變用飼養鴨或雞肉代替。）

熱量	蛋白質	鈉	鈣
107kcal	14.5g	0.9g	32mg

既能滿足味蕾又能兼具視覺感官享受

雞肉治部煮【軟食】

材料（2 人份）

- 雞柳（已煮熟）……100g
- 高湯……100ml
- 增稠劑（依增稠劑上標示的份量使用）
- 菠菜（已煮熟）……50g
- 高 湯……50ml
- 增稠劑（依增稠劑上標示的份量使用）
- 紅蘿蔔（已煮熟）……50g
- 高 湯……50ml
- 增稠劑（依增稠劑上標示的份量使用）

※ 增稠劑的使用方法因個別商品而異，請遵照產品標示使用

作法

1 若雞柳太大塊，先撕開一部分，再與高湯一起放入攪拌機內攪拌，倒入增稠劑攪拌後，用保鮮膜包起來，塑形成容易入口的大小後，擺放在盤子上。

2 在不同的容器裡各別放入菠菜和紅蘿蔔，加入高湯攪拌，再加入增稠劑攪拌均勻，放入容器內等冷藏定形後切開，擺放在色彩豐富的盤子上，最後用湯汁作成的芶芡淋在食材上。

71

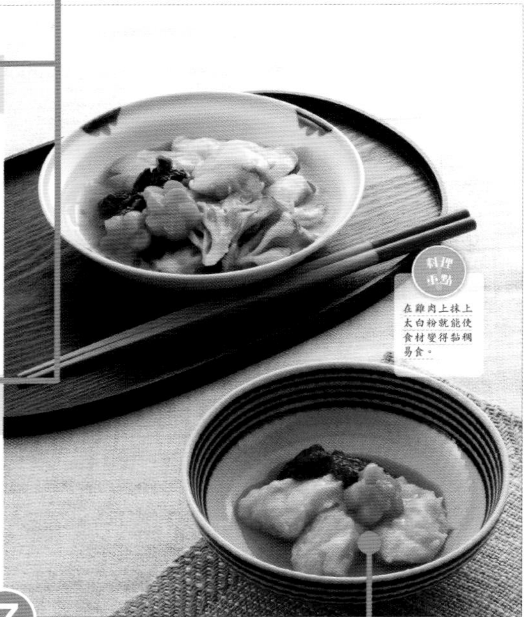

料理重點
在雞肉上抹上太白粉就能使食材變得黏稠易食。
70

7 1 人份的軟食份量

照片是 1 人份軟食的基準份量。

本書的使用規則

- 測量份量，請使用一般測量用的量匙及量杯。
- 量匙裝 1 小匙 =5ml，1 大匙 =15ml，量杯 1 杯 =200ml。
- 未滿 1/5 小匙的份量及建議量的少量部分，以「少許」表示。

Part 1

咀嚼容易、防止誤嚥的飲食基本準則

當咀嚼及吞嚥功能下降時，已吞入的食物容易引起誤嚥，也是容易引發吸入性肺炎的原因，本章節將解說製作易咀嚼、易吞嚥料理的烹調方法，以及用食物增稠劑（譯註：一種食品添加劑，主要用於改善和增加食品的粘稠度）製作軟食的重點。

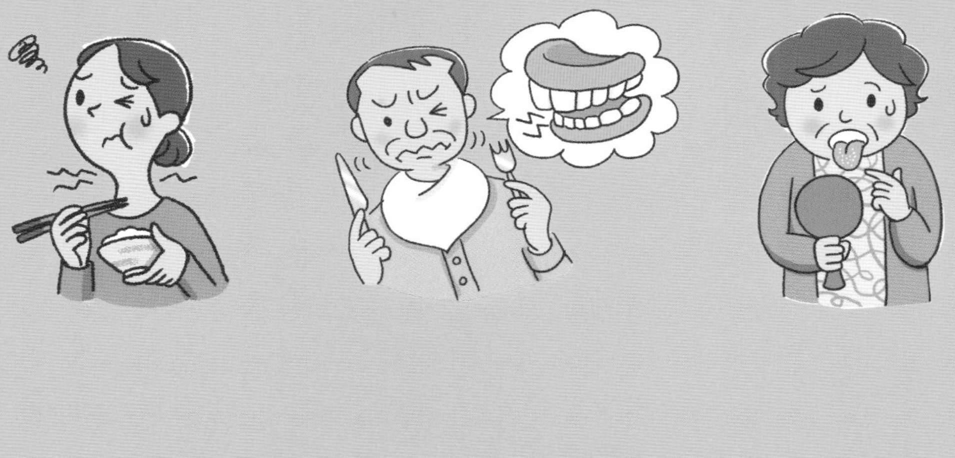

咀嚼及吞嚥困難的人數不斷增加

隨著年齡增長，咀嚼及吞嚥變得困難

人口老齡化正急速成長中。

根據二〇一二年九月，日本總務省統計局發表的人口統計中，65歲以上的高齡者已首次超過三千萬人，占總人口數比例24.1％，為目前最高的更新紀錄，也就是指現實生活中，約四人就有一位是高齡者。

而65歲以上的高齡者中，約五人就有一人為無齒顎者（完全無牙狀態），而這項數值也向上攀升（厚生勞動省，相當於台灣衛福部，二〇一一年牙科實際調查），由此可想像不論是否有缺牙困擾，包含咀嚼困難者，患有口腔疾病的高齡者人數也顯著攀升，再伴隨著咀嚼變得困難，吞嚥困難（吞嚥障礙）的高齡者人數，也確實不斷增加。

另外，高齡者容易罹患感冒等傳染症，體能降低、臥床不起等狀態，也會使吞嚥能力惡化，一旦陷入傳染症、罹病、體力降低、臥床不起的惡性循環時，將會影響吞嚥能力。

若吞嚥障礙持續惡化，進食及攝取水分都容易造成誤嚥，導致罹患吸入性肺炎（第136頁），也絕非不尋常的事。

吸入性肺炎的風險變高

透過飲食除了能攝取豐富的營養成分，維持體力及增強免疫力之外，也是視覺、香味、味蕾上的享受要素之一，而在患有咀嚼及吞嚥困難的狀態時，便會失去這些生活上的樂趣。

隨著年齡增長，無論是誰都可能有咀嚼及吞嚥困難的困擾，咀嚼困難的程度雖然在缺牙的時候能夠自我發覺，但吞嚥困難的程度，若是日漸惡化，則不容易自我發覺。

如果自己無法發覺是否患有吞嚥障礙，吞嚥下的食物將不會經過食道，而是誤流入氣管，此時，引發吸入性肺炎的風險就會相當高。

因此，請先試著依照左圖吞嚥障礙特徵自我診斷。符合的項目越多者，患有吞嚥障礙的可能性越高。

吞嚥障礙的自我診斷

這種時候要注意！

- 口中的食物經常往外掉落
- 口中殘留食物殘渣
- 進食時出現嗆咳
- 飯後咳嗽的情形變多

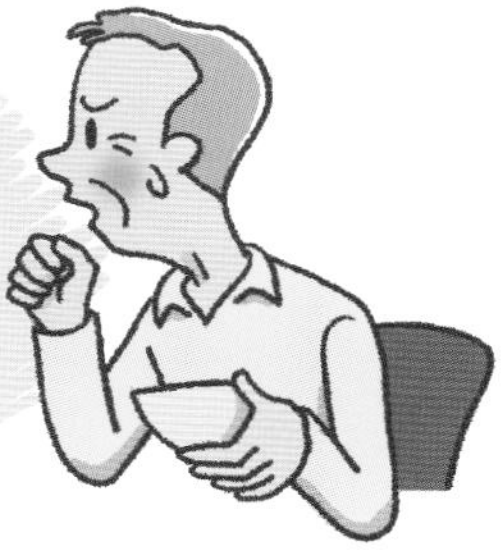

- 不容易吞嚥的食物變多
- 進食時間變長
- 餐後聲音變得沙啞

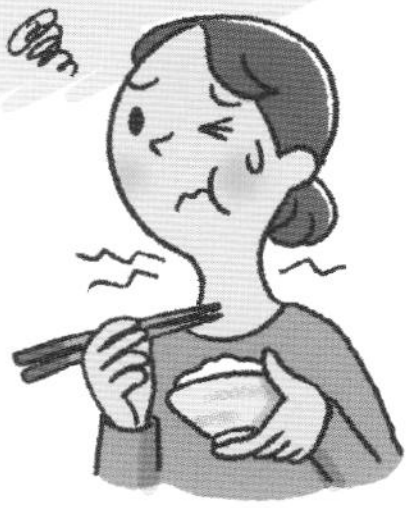

- 攝取水分時發生噎嗆
- 常有痰卡住
- 無意識流口水

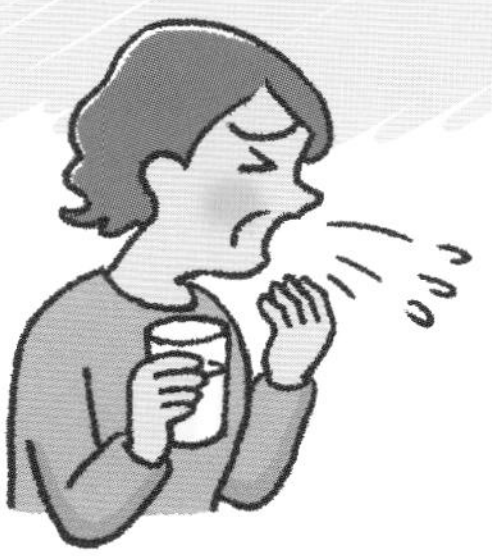

※ 符合越多項目者，患有吞嚥障礙的可能性越高。

※ 根據內政部 103 年調查台灣 65 歲以上者佔總人口 11.75%

這樣的人容易發生誤嚥①——咀嚼困難者

咀嚼變得困難就容易造成營養不良

當咀嚼變得困難時，再怎麼想吃的食物，選擇性不但變得更少，無意識中咀嚼的次數也跟著減少，這樣的結果導致口中的食物無法充分地細嚼磨碎、變得不容易吞入，用餐時間也變得更長。此外，也增加腸胃消化及吸收的負擔，身體也變得較不容易攝取足夠的營養成分。

再者，隨著缺牙情形、舌頭與口中的肌肉機能衰退，咀嚼能力變弱，此時，像蒟蒻、花枝等具彈性食物和芹菜、牛蒡等纖維質豐富的蔬菜，以及有嚼勁的厚肉片和麻糬等有黏性的食物，都會變得更難咀嚼，而這些結果會導致能吃的食物有限，造成營養攝取不足的現象。

一般只要充分咀嚼，就會變成容易吞嚥的食糰，但無法做到時，就會成為誤嚥的原因。

唾液分泌功能下降也是吸入性肺炎的原因之一

加速罹患吸入性肺炎的原因，是因為老化導致唾液分泌功能下降。一般用牙齒咬碎食物時，會無意識地巧妙運用舌頭以及口腔中的肌肉，再搭配唾液，混合成容易吞嚥的食糰大小吞入。因此當唾液分泌量減少時，就會變得無法順利做出食糰狀，且難以吞入，這即是造成誤嚥的原因。

再者，唾液有抑制口中繁殖細菌的功能，因咀嚼困難而殘留的菜渣，隨著唾液分泌功能下降，殘留下的菜渣容易成為細菌繁殖的養分，產生誤嚥的情形時，細菌便會跑入氣管，成為引起吸入性肺炎的原因。當唾液分泌功能下降，口中的細菌繁殖的時候，舌頭表面會變白，稱為舌苔，可藉由舌苔的顏色，作為判斷口中細菌是否繁殖的基準，舌苔顏色變得明顯時，建議到牙醫診所接受診斷，確認口中的狀態。

難咀嚼的主要食品

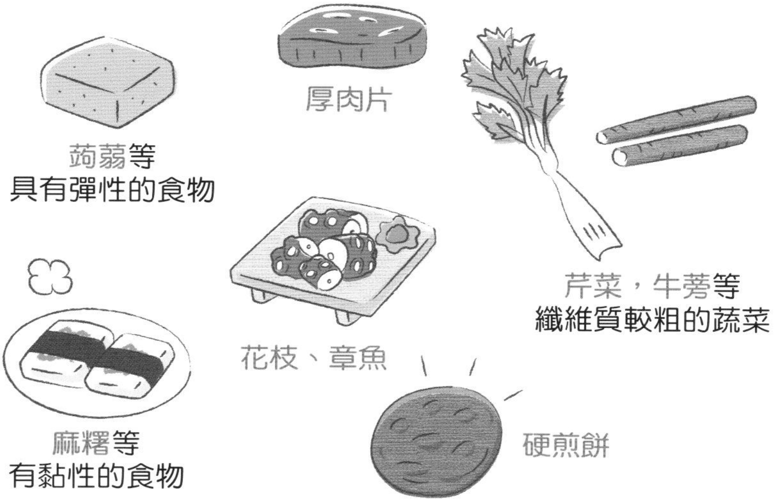

咀嚼困難者的特徵

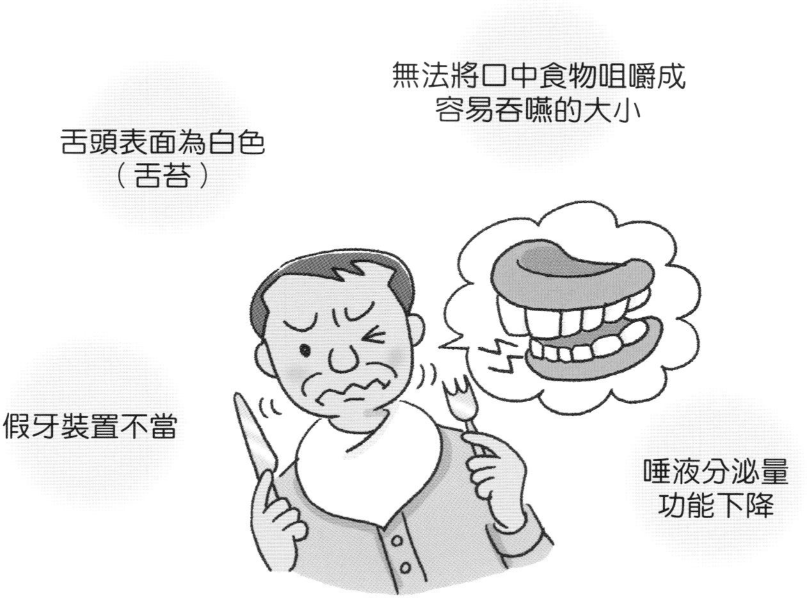
無法將口中食物咀嚼成
容易吞嚥的大小
舌頭表面為白色
（舌苔）
假牙裝置不當
唾液分泌量
功能下降

這樣的人容易發生誤嚥②——吞嚥困難者

吞嚥功能下降者，其吞嚥反射能力（第135頁）也會跟著變遲鈍，容易積存唾液在口腔內，而這些唾液會不自覺的流進咽部（唾液誤入），進入氣管。

氣管為了將這些誤吞入的東西排出，痰的形成次數就會變多，也就是當咳痰次數變得頻繁時，就是吞嚥力下降的警訊之一。另外，進食之外也會有唾液誤入的情形發生。

誤將殘留口中的菜渣吞入，提高吸入性肺炎的危險性

當吞嚥功能下降時，食物無法完全乾淨的吞入，菜渣容易殘留口中，在不自覺的狀態下誤吞入這些菜渣時，就會導致咳嗽、哽嗆的情形。此外，

哽嗆情形變多

隨著年齡增長，將食物推送至咽部的功能會開始下降（吞嚥力），特別是纖維質豐富的蔬菜、脂肪少的肉和蒸地瓜等，水分較少、較乾澀的食物，較難在口中形成食糰，當吞嚥力變得越差時，食物就變得越難吞入。

但是，吞嚥功能下降是不容易發現的，最容易發現有吞嚥困難的警訊，是將食物吞入時的「哽嗆」行為，當食物吞入後，身體為防止食物不經由食道而誤流入氣管，會用哽嗆的警訊來提醒，防止食糰流至氣管。

因此，當進食中哽嗆次數變多的話，就要試著懷疑可能是吞嚥能力正在下降的警訊。

體力與免疫力下降也是罹患吸入性肺炎的原因。

當吞嚥功能下降時，吃下的食物會殘留在聲帶和咽部一帶，當進食後聲音變得沙啞、發出咕嚕咕嚕聲的症狀時，即有可能是吞嚥功能下降的警訊。

吞嚥困難的特徵

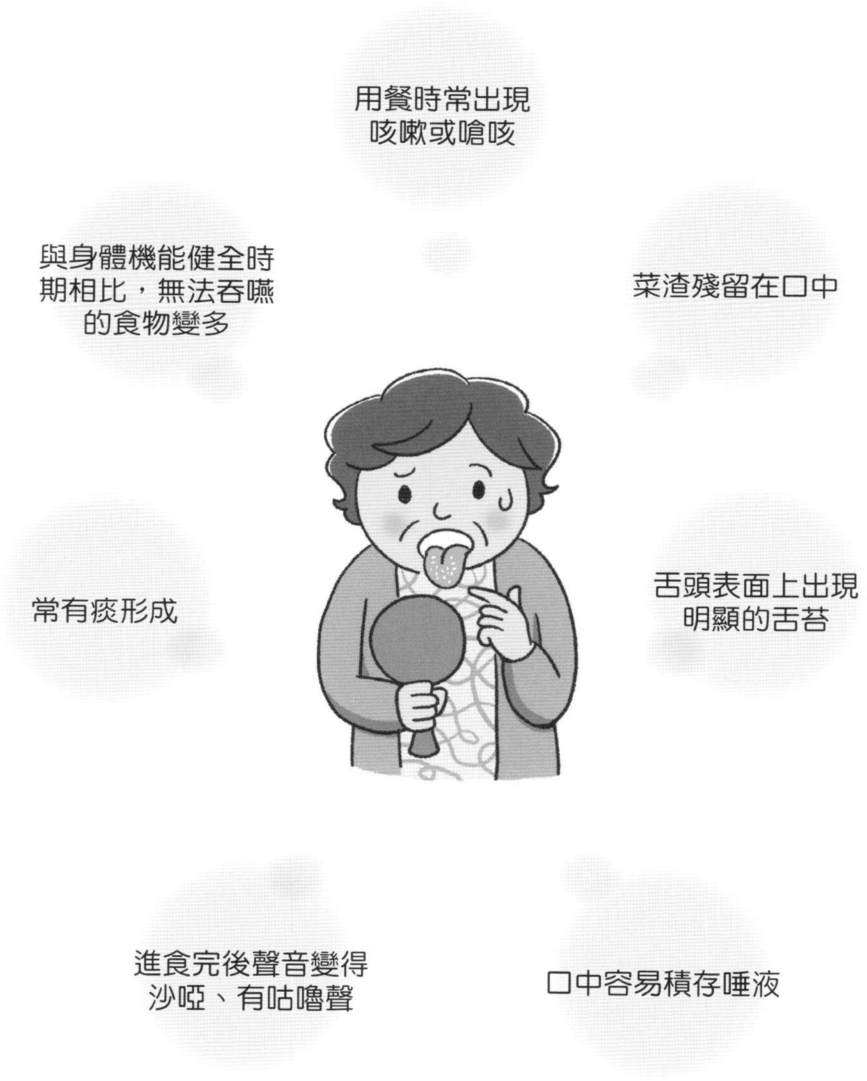
用餐時常出現咳嗽或嗆咳
與身體機能健全時期相比，無法吞嚥的食物變多
菜渣殘留在口中
常有痰形成
舌頭表面上出現明顯的舌苔
進食完後聲音變得沙啞、有咕嚕聲
口中容易積存唾液

易吞嚥料理的烹調訣竅

為防止誤嚥發生，用燉煮的方式，將食材煮至輕輕咀嚼即可磨碎的程度

為配合咀嚼及吞嚥困難者的「基礎飲食」，首要的烹調方法就是將食材煮軟。

將食材煮軟最正統的作法就是「燉煮」，試著將肉類、蔬菜煮至入口輕咬就能磨碎的軟爛程度吧。但是有咀嚼及吞嚥困難的人，不適合食用花枝、章魚、蝦子、蛤蜊等食材。

再來，將食材切成不易誤嚥的大小，但要注意的是若將食材切的太細，反而是造成誤嚥的原因。

將食材切成容易食用的大小後，搭配太白粉或山藥等食材，混合成黏稠狀，如此食物較容易在口中融合成食糰，而麵食則是將麵條剪成容易食用的長度再調理，比較容易吞嚥。

一道料理中若有硬度不同的食材，在口中不容易融合成食糰，因此調理的時候要先從較硬的食材開始加熱調理，盡可能使口感達到一致的程度。

用「蒸」與「拌」的烹飪方式來製作容易吞嚥的料理

將食材煮軟最合適的作法就是採取「蒸」的方式，布丁等對咀嚼及吞嚥困難的人而言，可說是最容易食用的料理，而魚類比起煎烤，用蒸的方式會讓肉質變得較軟嫩。

另外，像是洋蔥或馬鈴薯等較硬的食材經過「磨泥」、「加熱」再「壓碎」的烹飪方式，則是能將食材變得容易吞嚥的技巧。

為了讓食材更加容易吞嚥，也有直接將山藥或雞蛋等具黏稠性的食材，拌入其他食材內的方法。例如在口中較鬆散，難以融合成食糰的烤魚，淋上芡汁後，變得更容易吞嚥。或者可用美乃滋等有黏稠性的調味料拌勻，用油讓食材變滑嫩，都能讓食物變得更加容易吞嚥。

本書將介紹用以上述方法來烹飪的料理，請多加參考。

容易咀嚼及吞嚥的調理方法

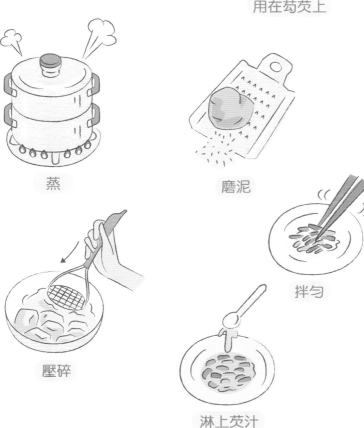

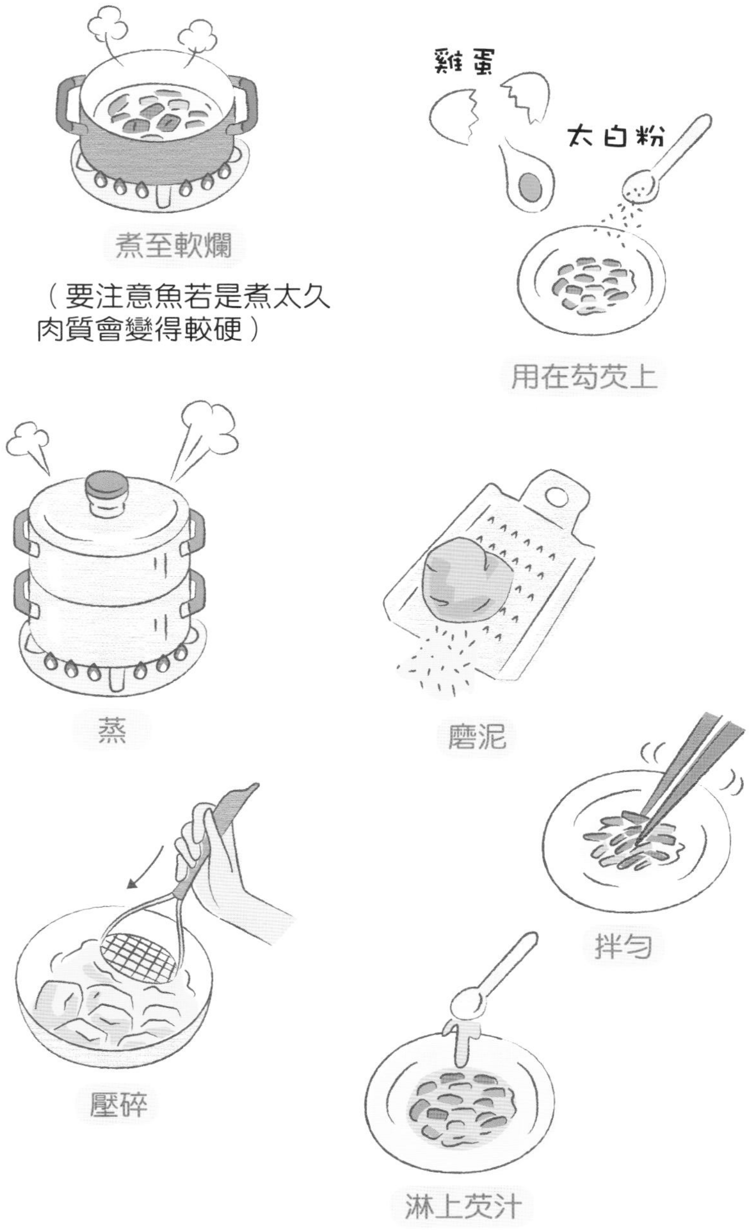

專為咀嚼及吞嚥能力下降者設計的軟食製作方法

用增稠劑做出容易食用的料理

對咀嚼、吞嚥困難的人而言，造成誤嚥的原因，即是因為無法將口中分散狀的食物整合成容易食用的食糰。另外也有像湯汁流質狀的食物，在尚未進行吞嚥動作前，就流入咽部而產生誤嚥的情形。本書將介紹多種利用太白粉、吉利丁粉等，將食材變得黏稠，容易吞嚥並防止誤嚥的烹飪方法。

只是考慮到每天煮菜，光是使用太白粉等勾芡來調理食材的前置準備，就很費時，反而對做菜的人造成負擔，此時派上用場的即是「增稠劑」。舉例來說，給全家人烹煮非黏稠類型的料理時，只需要在料理中花點小心思，加入少許的增稠劑，就能輕鬆做出一道容易咀嚼吞嚥的「軟食料理」。即使只在每頓餐的其中一道料理中加入一點增稠劑，就能減少誤嚥的危險，另一方面也能減輕烹調者的負擔。另外，將增稠劑加在茶或牛奶飲料中，也能做出不容易誤嚥的飲品。

選擇增稠劑的重點

以目前來說，增稠劑的種類也相當豐富，該選擇哪一種增稠劑也令人迷惘吧。因此，下面將介紹幾項選擇的參考重點。

- **容易溶解，攪拌時食材不會凝結成塊**
- **不破壞食材本身的原味與色澤**
- **食材不會過於黏稠**
- **黏稠度易於調整**
- **一般來說新發售產品的使用性較佳**

左圖將以「雞肉治部煮」（第70～71頁）為例來介紹軟食料理的製作過程。

本書使用的是不會破壞食材本身風味，使用時不需拘泥於料理溫度的黏稠劑。

（譯註：**治部煮**是指日本金澤典型的當地料理，主要是使用鴨肉以及加糖的微甜湯汁製成。治部煮原是使用天然野鴨肉，現已演變用飼養鴨或雞肉代替。）

軟食料理做法

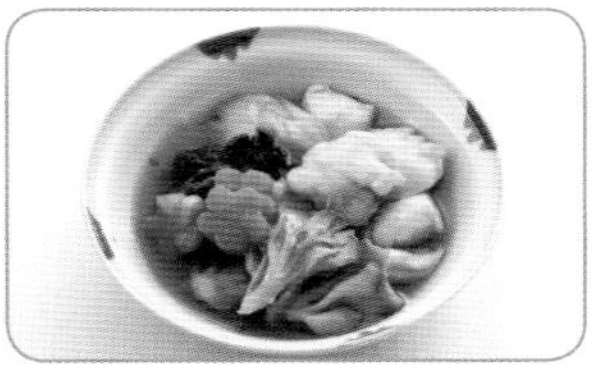

雞肉治部煮成品

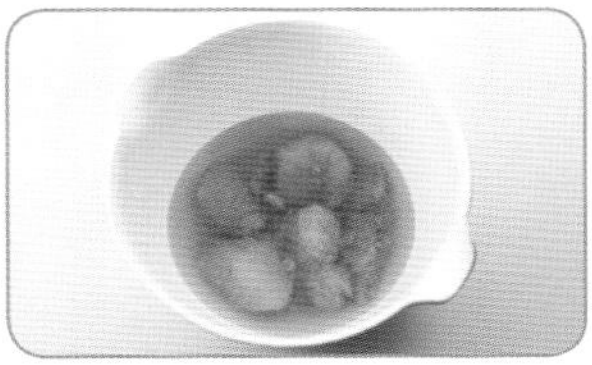

將調理好的雞柳、湯頭，用攪拌機輕輕攪拌（本書使用手動式攪拌器）

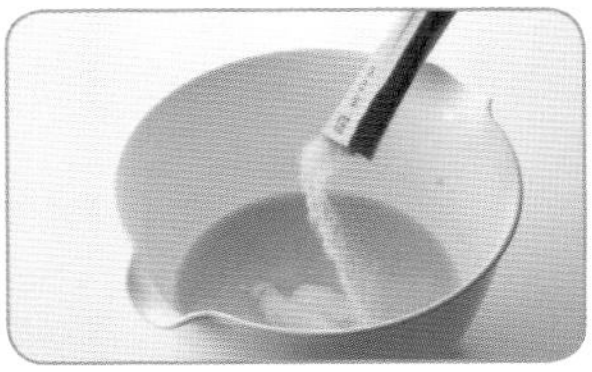

將增稠劑加進攪拌好的食材內

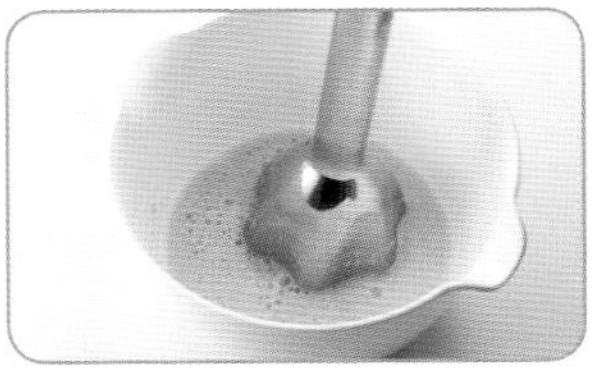

以攪拌機攪拌約30秒，為了使食材膨脹，放置2～3分，再攪拌30秒

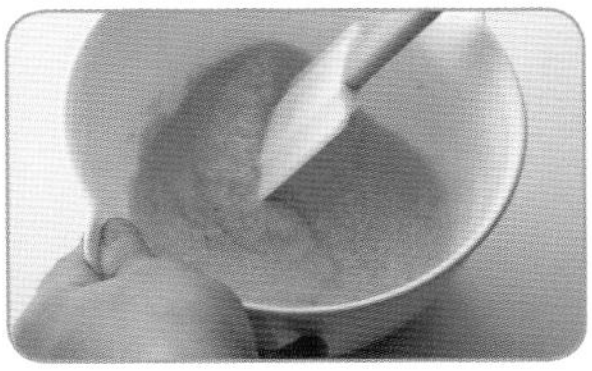

用細長扁狀類的刮刀將增稠劑混合均勻

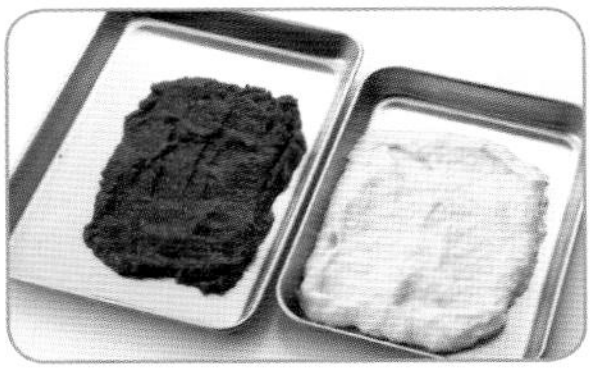

將攪拌完的食材放置於平底鐵盤上

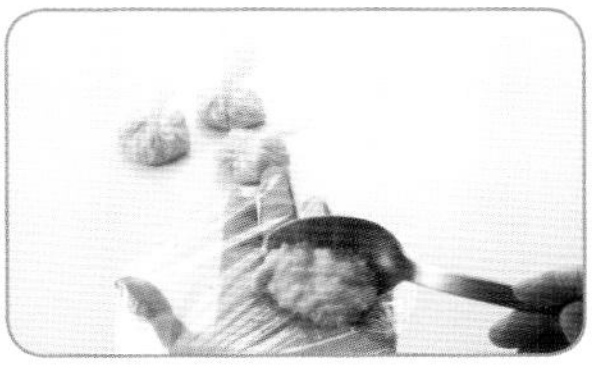

取容易食用大小的份量放在保鮮膜上，調整成與雞柳相同的形狀

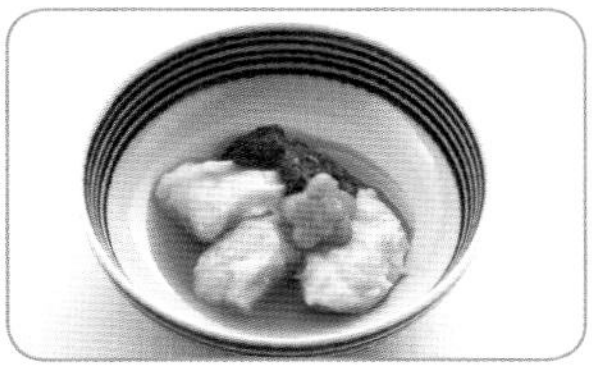

完成雞肉治部煮的軟食料理

※增稠劑的使用方法因個別商品而異，請遵照產品標示使用

吞嚥困難者應注意事項

蒟蒻、香菇及海藻等，是吞嚥困難的食材代表

以吞嚥困難的食材來說，有蒟蒻、香菇、海藻類、貝類、甲殼類等等。

昆布雖屬難吞嚥的食材，但若是以粉末狀再與其他食物混合拌在一起，就會有黏稠性，幫助口中的食材形成食糰狀。舉例來說，將醋物類食材切細，再用昆布粉拌勻，食材就會容易成形。重點就是了解基本方法，巧妙運用於自己喜歡的食材。

豆腐等也屬於容易鬆散的食材，所以不適合有吞嚥困難的人，但使用太白粉油炸出的豆腐，也能夠變得容易食用。另外，纖維質豐富的豆類和凍豆腐也屬於較難處理的食材，但也有許多人是可以食用像是去皮紅豆泥，以及水羊羹等容易食用的食材。

黏稠度的淡或濃需要依吞嚥能力進行適當的調整，若太濃厚的話，會黏在口中或咽部，反而可能變得難以吞入，至於要如何將黏稠度調整適當，建議依吞嚥能力的程度多試幾回。

針對牙齒脫落、假牙裝置不當無法咬嚼的人，將食材切細碎是比較好的方式，但是對於吞嚥困難的人來說，這些細碎的食材反而充滿許多危險。

運用勾芡等烹調方式努力防止吞嚥功能下降

對咀嚼及吞嚥困難者而言，最容易的烹調方式就是將食材煮軟、易壓碎成慕斯的形態及「軟食」（第34頁），但是在吞嚥困難的族群當中，有部分

的人認為液體狀的食材比慕斯或軟食難吞嚥，反之也有部分的人覺得液體狀較容易吞嚥。而對高齡者為主的族群來說，大多認為液體狀食材比較不容易吞嚥。

辨別一個人的吞嚥困難程度，必須搭配運用些許難度較高的手段，且必須抱持著不讓現狀繼續惡化的想法。即使自己喜歡的食材是較難料理或烹調的，也能運用巧思加以烹調食用。但是，在持續輕微發燒時，請不要勉強自己，烹飪可以安全進食的食材即可。當身體狀況回復時，要將「盡可能快速回復正常飲食」的心態牢記在心上。

為吞嚥困難者烹飪的要訣

醋物

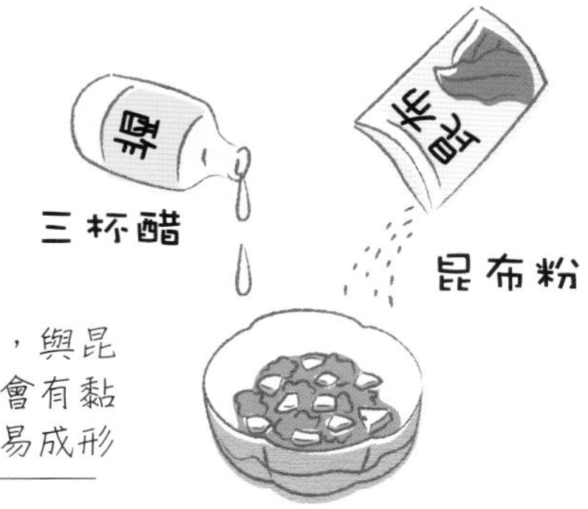

醋物等食材切細，與昆布粉一同拌勻就會有黏稠性，在口中容易成形

豆腐

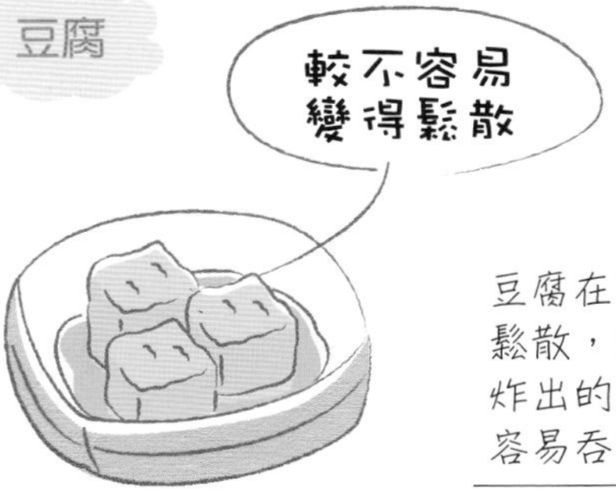
較不容易變得鬆散

豆腐在口中雖然容易鬆散，使用太白粉油炸出的豆腐，則變得容易吞嚥

紅豆

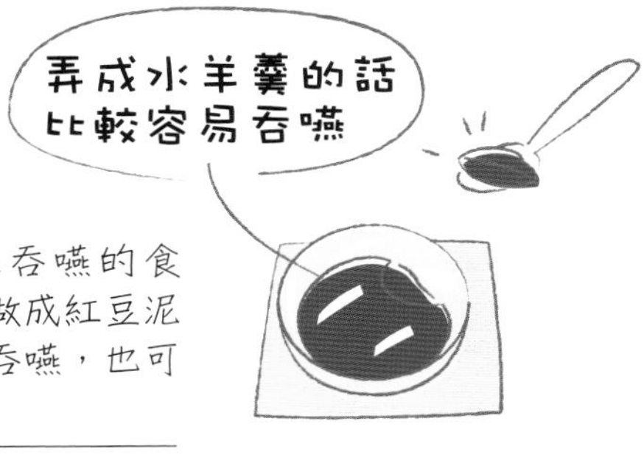
弄成水羊羹的話比較容易吞嚥

紅豆雖屬難吞嚥的食材，但去皮做成紅豆泥會變得容易吞嚥，也可做成水羊羹

不誤嚥的用餐方式

減少一口的份量

特地將食材烹煮得容易咀嚼及吞嚥，但若還是像未患有吞嚥障礙般的吃法，可以說是毫無意義。

首先重要的是充分咀嚼食物，掌握不會噎嗆到的份量，當有噎嗆情形時，就減少放入口中的份量，要注意的是若因為擔心噎嗆，而將一口的份量減得太少的話，很難引起將食物吞到咽部的吞嚥反射能力（無意識吞嚥的動作），反而容易造成誤嚥情形。

食物的溫度會刺激吞嚥反射功能，接近體溫的食物，咽頭知覺功能較低，對於有吞嚥障礙的高齡者較難發揮吞嚥功能，一般來說冷的飲料及食物，較容易發揮吞嚥功能，首先可先用冷的食物讓吞嚥功能記住溫度的感覺，接著，溫熱的料理趁溫熱時食用，冷的料理在冷的時候食用，喚起吞嚥反射功能的效用。

但若是過熱的料理，容易燙口及傷害食道黏膜，因此，等菜餚溫度降到不燙口時再食用吧。

吞嚥障礙的人，不論如何都容易將食物殘留在口中。

此時，可以再吞入一口菜餚後，搭配加入增稠劑而黏稠的水或茶等飲料，將口中殘留的食物吞入食道內，這種方式也可以防止誤嚥的情形發生。

餐後的注意事項

餐後的行為也是必須要注意的。

高齡者常有用完晚餐後就上床睡覺的習慣，但是，飯後馬上平躺的話，食道和胃的中間有一道界線，叫做賁門，當賁門將胃液（胃酸）和胃中的

食糰混在一起時，就容易產生胃食道逆流，而食糰若誤流入氣管的話，引起吸入性肺炎的風險就會越高，因此飯後還是稍微坐著不要馬上躺平。

正確的吃法

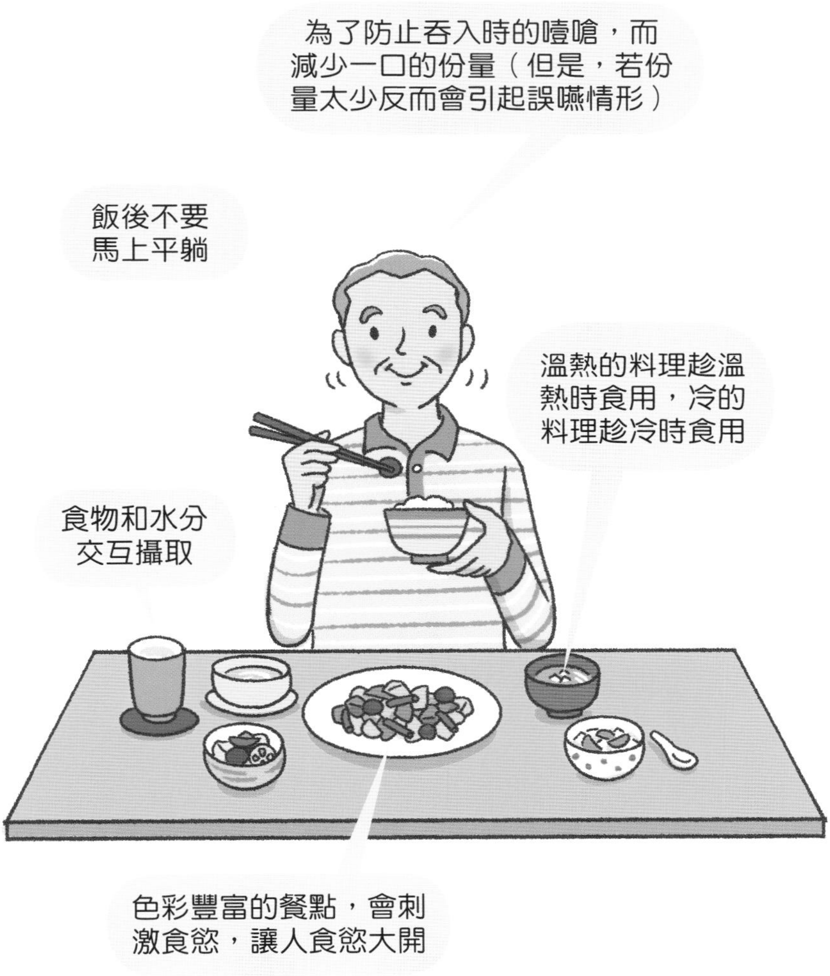
為了防止吞入時的噎嗆，而減少一口的份量（但是，若份量太少反而會引起誤嚥情形）
飯後不要馬上平躺
溫熱的料理趁溫熱時食用，冷的料理趁冷時食用
食物和水分交互攝取
色彩豐富的餐點，會刺激食慾，讓人食慾大開

專欄 Column

進食時必須注意的食材調理法

食品中必然有容易誤嚥的食材，但若避開這些食材的話，就無法攝取均衡的營養，因此在這裡要介紹進食時，必需注意的食品和應對方法。

絞肉

在口中較難形成食糰

★對應方法：
搓揉至有黏性，再絞碎使食材變滑嫩。

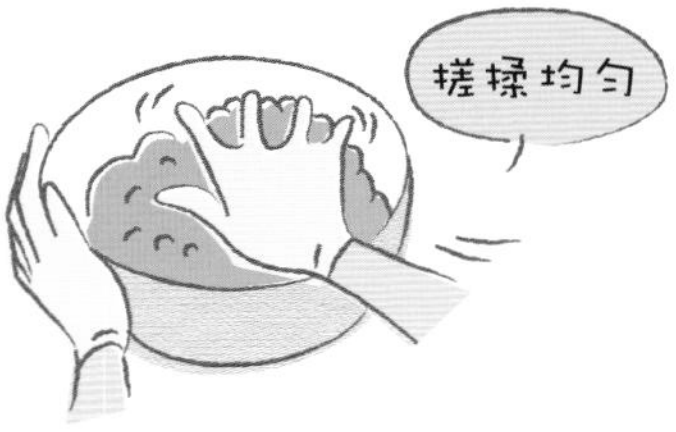

水・茶・味噌湯・咖啡等水分

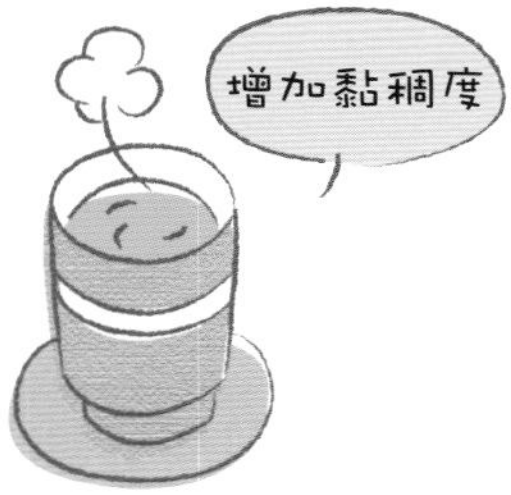

無意識中容易有誤吞入的可能性

★對應方法：
使用增稠劑或吉利丁粉做出容易吞嚥的黏稠度。

蒟蒻等具有彈性的食品

難咬斷

★對應方法：
切薄片會變得比較容易咀嚼，容易通過咽部。

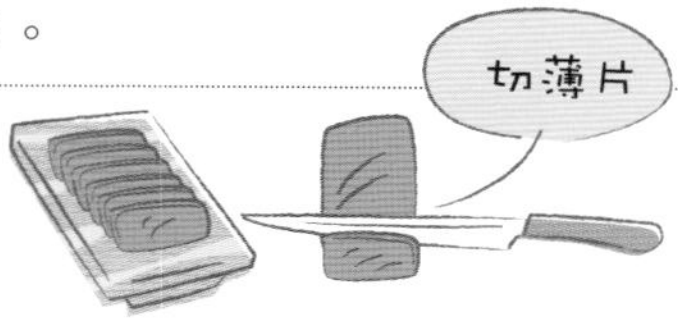

蔬菜

未經充分咀嚼而不小心吞入，是誤嚥的原因之一

★對應方法：
將食材煮至入口就能壓碎的軟度。

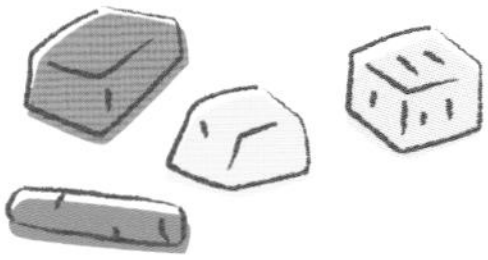

洋蔥等蔬菜

不容易用牙齒咬開嚼細

★對應方法：
將洋蔥敲碎破壞纖維，再用逆紋薄片切法，切斷蔬菜的纖維，就會變得較易咀嚼。用水燙過後，加入太白粉或山藥、雞蛋等有黏滑性的食材拌勻，在口中較易形成食糰狀。

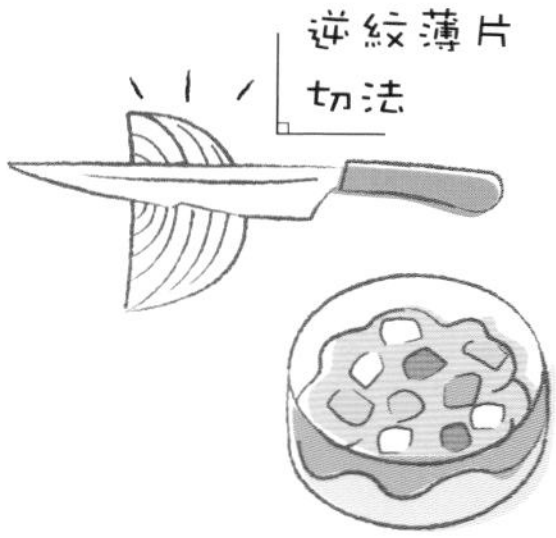

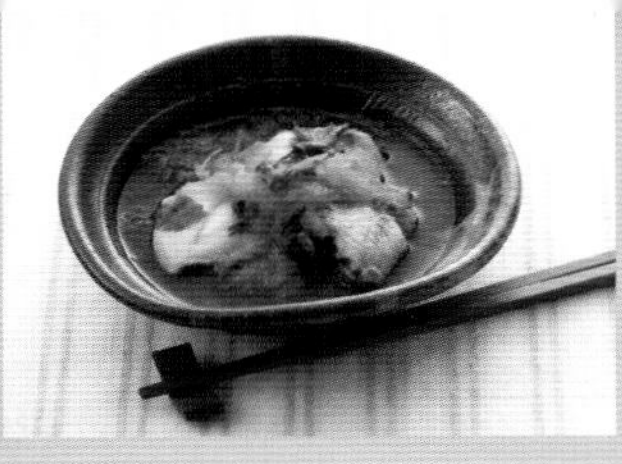

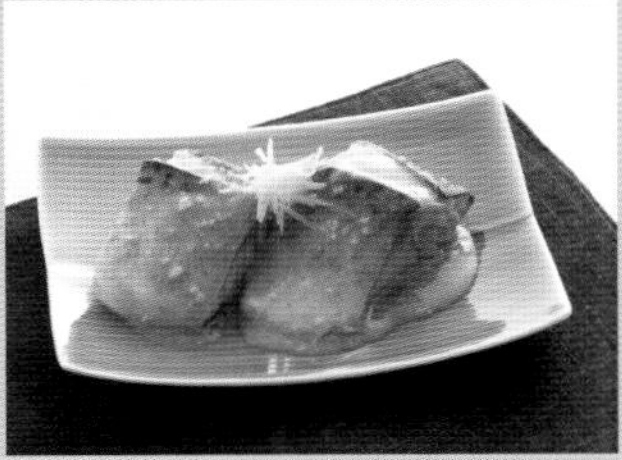

Part 2

美味易食的 海鮮料理

魚類屬於加熱後肉質會變得較硬的食材，但魚類中擁有淨化血液效果的DHA（二十二碳六烯酸，Docosahexaenoic Acid）及EPA（二十碳五烯酸，Eicosapentaenoic acid）等成分，能提供身體豐富的營養素，本章節將介紹加上一些黏稠感之後，在口中容易形成食糰的美味食譜。

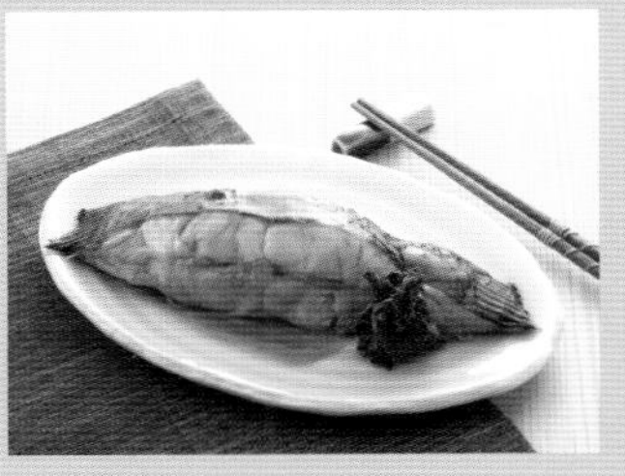

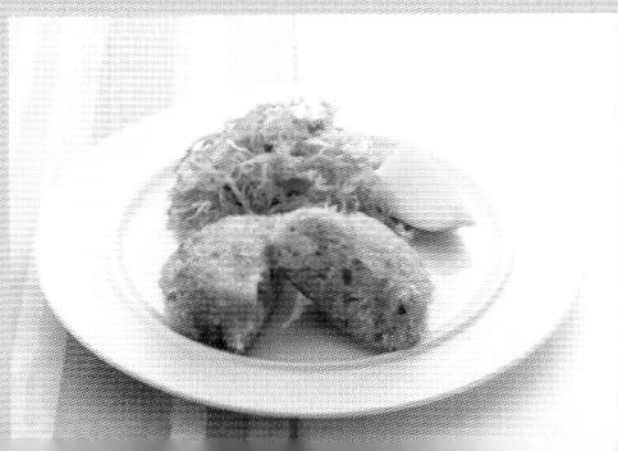

熱量	蛋白質	鈉	鈣
360kcal	14.2g	1.5g	44mg

加熱過的蝦仁即使肉質變硬
這樣吃也沒問題

蝦仁雜燴炊飯

材料（容易製作的份量、4 人份）

- 白米……2杯
- 水煮干貝罐頭……70g（1 小罐）
- 蝦仁……100g
- 洋蔥……50g（1/4 顆）
- 大蒜……1 片
- 紅蘿蔔……1/3 條
- 水煮碗豆……80g
- 奶油……5g
- 白酒……1 大匙
- 湯汁
  - 果菜汁（無糖、不含果肉）…1 杯
  - 高湯粉…1 小匙
  - 月桂葉…1 片
  - 鹽、胡椒粉…各少許

作法

1 將洗好的米用濾網瀝乾水分，洋蔥、大蒜切末，紅蘿蔔切成 5mm 小丁狀。

2 將米放入電鍋，湯汁的材料及水煮干貝（連同罐內湯汁）倒入電鍋稍微攪拌，再倒入水至水面刻度為 2 為止，放入紅蘿蔔及去皮的碗豆，稍微攪拌後炊煮。

3 將奶油放入鍋內熱鍋，放入洋蔥、大蒜拌炒，再將切半片的蝦仁及白酒放入鍋內一起炒熟。

4 等飯煮好後，立刻將**作法 3** 的食材放入電鍋內，攪拌後燜熱幾分鐘即可。

這樣做更易吞嚥！

- 當吞嚥障礙較為嚴重時，可多加些湯汁，煮炊到飯粒不會呈現鬆散狀
- 碗豆不容易咀嚼時，可避免食用

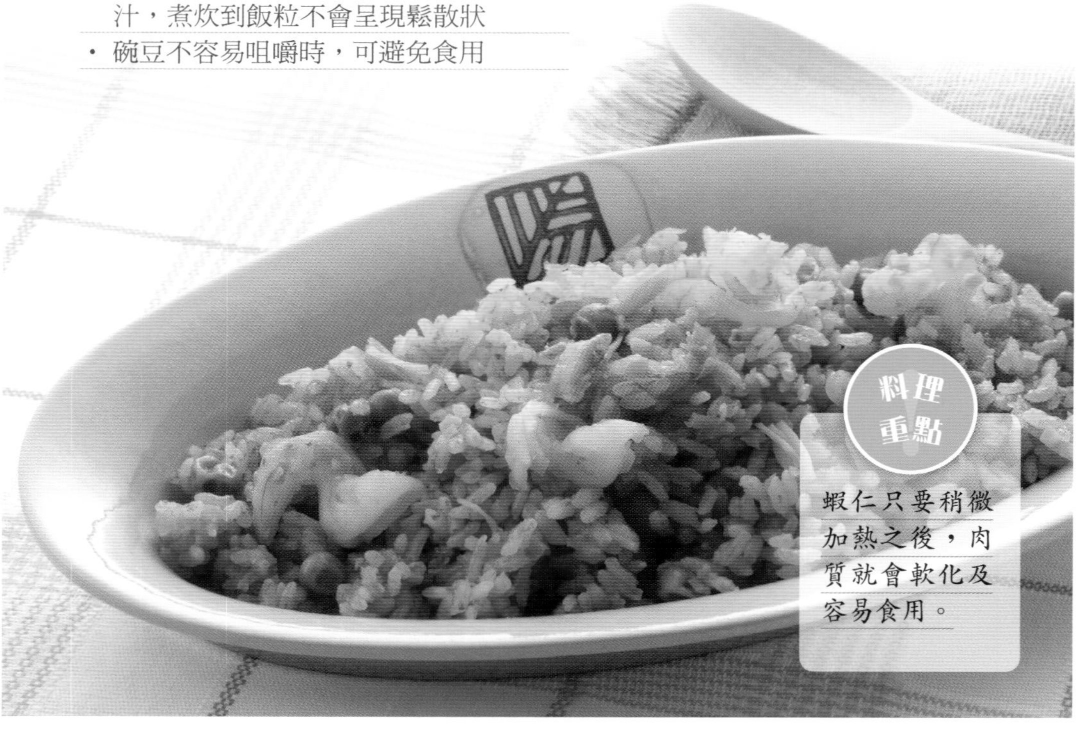

料理重點

蝦仁只要稍微加熱之後，肉質就會軟化及容易食用。

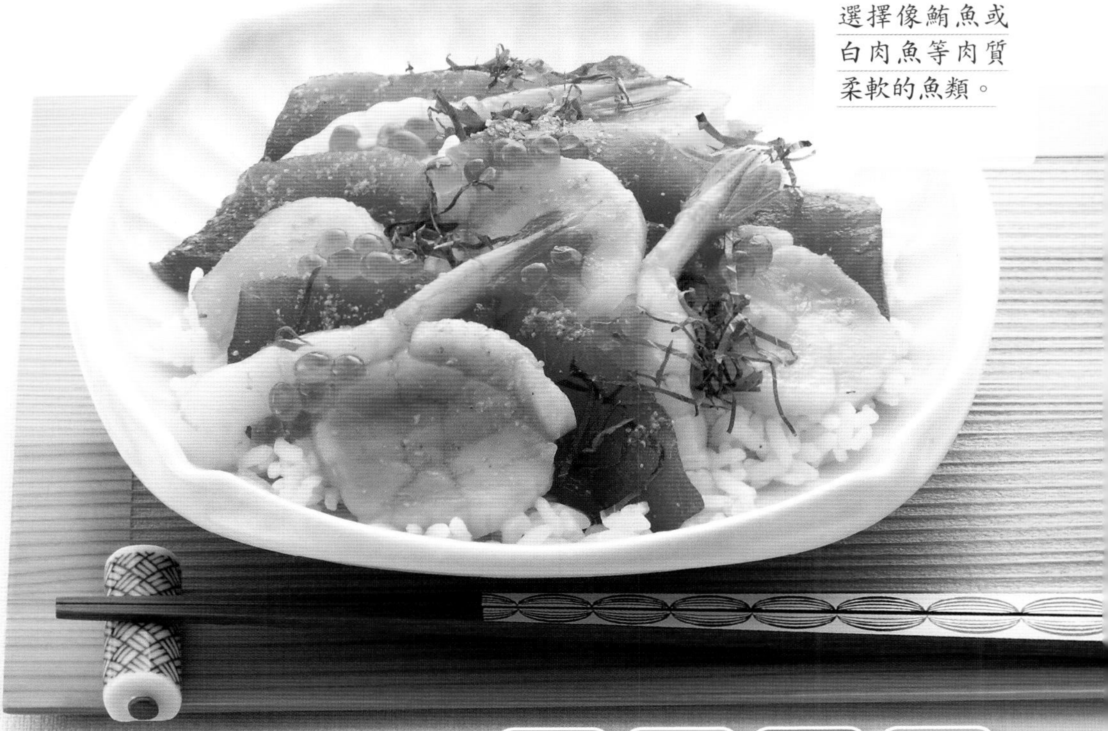

料理重點

選擇像鮪魚或白肉魚等肉質柔軟的魚類。

熱量	蛋白質	鈉	鈣
408kcal	28.5g	1.9g	50mg

重點在於選擇當季新鮮海鮮

海鮮散壽司

材料（2 人份）

- 溫熱飯…………300g
- 壽司醋………4 小匙
- 鮪魚（紅肉的生魚片）…………………80g
- 帆立貝柱………2 個
- 甜蝦……………6 尾
- 鮭魚卵…………30g
- 白芝麻粉……………1 小匙
- 醬油…………1 大匙
- 味醂、酒…………各 1 小匙
- 綠紫蘇葉………4 片

作法

1 將飯與壽司醋拌在一起放涼。鮪魚切成一口大小、干貝切 2 ～ 3 等分厚度。

2 將白芝麻粉、醬油、味醂、酒混合後，醃漬**作法 1** 的食材，均勻攪拌至整體入味。

3 將壽司飯盛盤，擺上甜蝦及**作法 2** 的食材，最後將綠紫蘇葉切絲撒上即可。

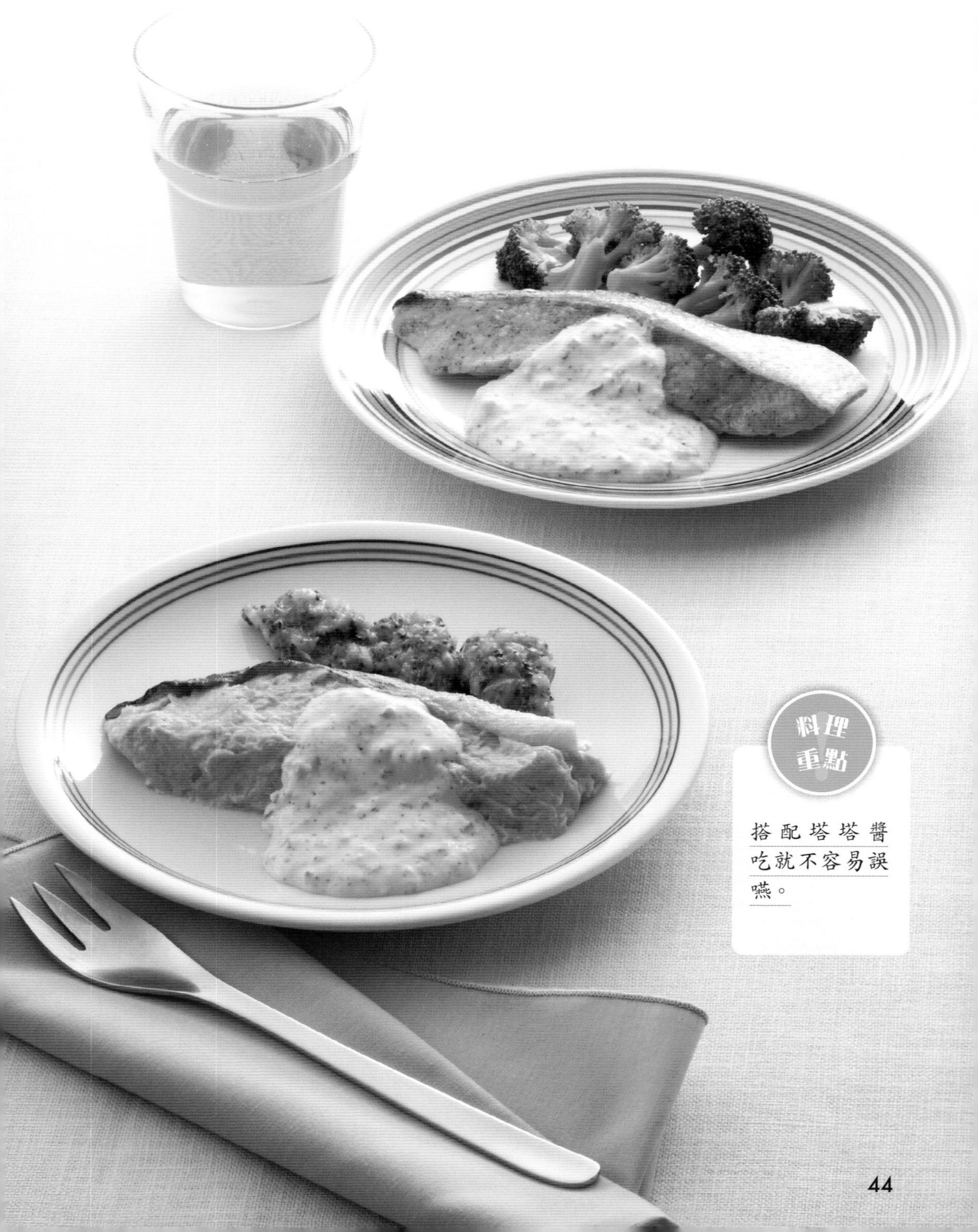

料理重點

搭配塔塔醬吃就不容易誤嚥。

熱量	蛋白質	鈉	鈣
225kcal	20.3g	1.3g	50mg

塔塔醬可以預防誤嚥情形的發生

法式煎烤鮭魚

材料（2 人份）

- 生鮭魚……………………2 切片（160g）
- 鹽、胡椒粉……………………各少許
- 麵粉……………………適量
- 食用油……………………1 小匙
- 奶油……………………1 小匙
- 綠花椰菜（依個人喜好加入）……1/3 朵（60g）
- 塔塔醬
  - 洋蔥（磨泥）…1 小匙
  - 香芹（切末）…1 小匙
  - 酸黃瓜（切末）…20g
  - 美乃滋…1 大匙
  - 原味優格…去掉水分 2 大匙
  - 芥末醬…1 小匙
  - 鹽、胡椒粉…各少許

作法

1 將塔塔醬的材料拌勻備用。

2 將鮭魚挾放在廚房紙巾中，拭去多餘水分，再撒上鹽、胡椒粉並輕拍抹上麵粉。

3 將油、奶油倒入平底鍋熱鍋後，將鮭魚連同**作法 1** 的醬料一起放入，煎至變色後翻面，再蓋上鍋蓋燜煮約 3～4 分鐘。

4 將**作法 3** 的魚盛盤後，淋上塔塔醬，再依個人喜好擺放上用水煮軟的綠花椰菜妝點。

這樣做更易吞嚥！

- 選擇附有油脂的鮭魚
- 若介意鮭魚皮，可在煎烤完後剝除即可

熱量	蛋白質	鈉	鈣
200kcal	23.9g	0.8g	23mg

在口中容易形成食糰

法式煎烤鮭魚【軟食】

材料（2 人份）

煎熟的鮭魚排……………………2 切片（160g）
高湯……………………4 大匙
增稠劑（依增稠劑上標示的份量使用）

水煮熟的綠花椰菜……………………60g
高湯……………………1/4 杯
增稠劑（依增稠劑上標示的份量使用）

- 塔塔醬……………………2 大匙多

※ 增稠劑的使用方法因個別商品而異，請遵照產品標示使用

這樣做更易吞嚥！

- 若介意鮭魚皮，可以不食用

作法

1 將煎好的鮭魚去骨，去皮備用，稍微撕碎一些魚肉，再放入杯子裡壓碎，倒入高湯、增稠劑攪拌約 30 秒，綠花椰菜也是相同的作法。

2 讓**作法 1** 食材膨脹大約 2～3 分鐘，再攪拌一次，放在保鮮膜上塑形後，再連魚皮一起盛盤。

3 用湯匙的背部將塔塔醬壓成糊狀，若醬汁偏乾硬的話，可加一些牛奶（牛奶另備）攪拌淋在**作法 2** 的食材上即可完成。

熱量	蛋白質	鈉	鈣
208kcal	16.7g	1.5g	54mg

沾著醬汁吃肉質才不會乾澀

照燒芝麻旗魚

材料（2 人份）

- 旗魚…2 切片（160g）
- 鹽漬海帶………30g
- 食用油……1/2 大匙
- 醬汁
  - 白芝麻粉…1 大匙
  - 味噌…1 大匙
  - 水…2 大匙
  - 味醂．酒…各 1 大匙
  - 薑汁…1 小匙

這樣做更易吞嚥！

- 當吞嚥障礙較為嚴重時，可增加食用油的份量

作法

1 用水將裙帶菜的鹽分沖洗乾淨，煮至有黏稠性後切小片。

2 將味噌、水、味醂、薑汁、白芝麻粉倒入大碗中攪拌均勻備用。

3 將油倒入平底鍋熱鍋後，先煎旗魚的表面，再倒入**作法 2** 調勻的醬料，用中火燉煮至與醬汁緊密結合。

4 與**作法 1** 的裙帶菜一同盛盤。

料理重點

加入芝麻可以補充高齡者容易缺乏的鈣質。

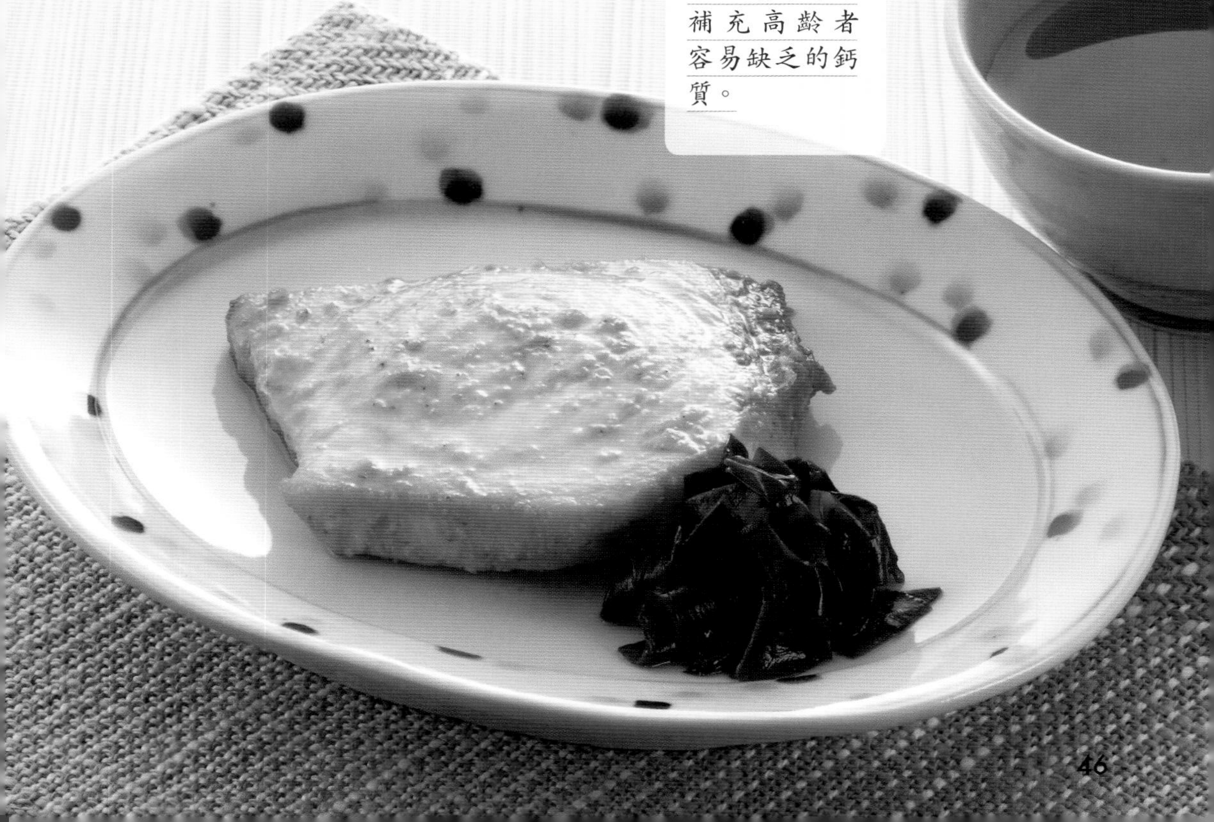

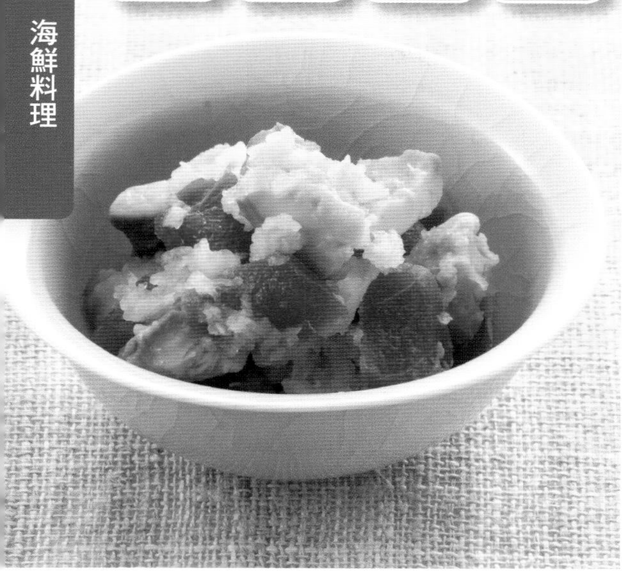

醃鮪魚酪梨佐蘿蔔泥

熱量	蛋白質	鈉	鈣
155kcal	15.0g	1.5g	18mg

材料（2 人份）

- 鮪魚（紅肉生魚片）……100g
- 味醂、酒……各 1 小匙
- 酪梨……1/2 顆
- 白蘿蔔……100g
- 酸桔醋醬油……1 又 1/2 大匙

作法

1 鮪魚切小塊，倒入醬油、味醂拌勻，放入冰箱冷藏醃漬約 5 ～ 10 分鐘備用。

2 用湯匙挖出酪梨的果肉，白蘿蔔磨泥後將水分瀝乾，再放入大碗中和酸桔醋醬油一起攪拌。

3 將**作法 1** 和 **2** 的食材拌勻即可。

這樣做更易吞嚥！

・塊狀的鮪魚較難入口時，可切成薄片食用

蒲燒沙丁魚

材料（2 人份）

- 沙丁魚……2 大尾
- 麵粉……適量
- 食用油……1/2 大匙
- 小黃瓜（切薄片）……1/2 條
- 鹽……少許
- 醬汁
  - 醬油…2 小匙
  - 酒・味醂…各 2 小匙
  - 砂糖・薑汁…各 1 小匙

作法

1 沙丁魚切除頭部取出內臟後，用手輕輕撥開魚腹，保留尾巴部份取出魚骨，洗淨後再挾放在廚房紙巾中，拭去多餘水分。

2 在**作法 1** 的兩面輕拍抹上麵粉，將油倒入平底鍋熱鍋後，魚皮朝上並排放入鍋內煎烤。

3 等呈現金黃色時翻面煎烤，將醬汁的材料混合均勻後，以畫圈的方式淋在**作法 2** 的食材上，用中弱火煮至醬汁緊密結合。

4 盛盤後，再放上用鹽巴抓揉瀝乾水分的小黃瓜妝點。

熱量	蛋白質	鈉	鈣
208kcal	13.0g	1.3g	52mg

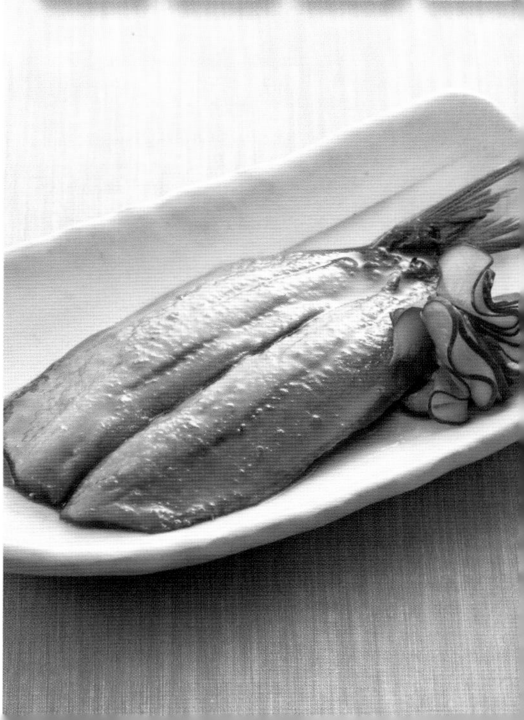

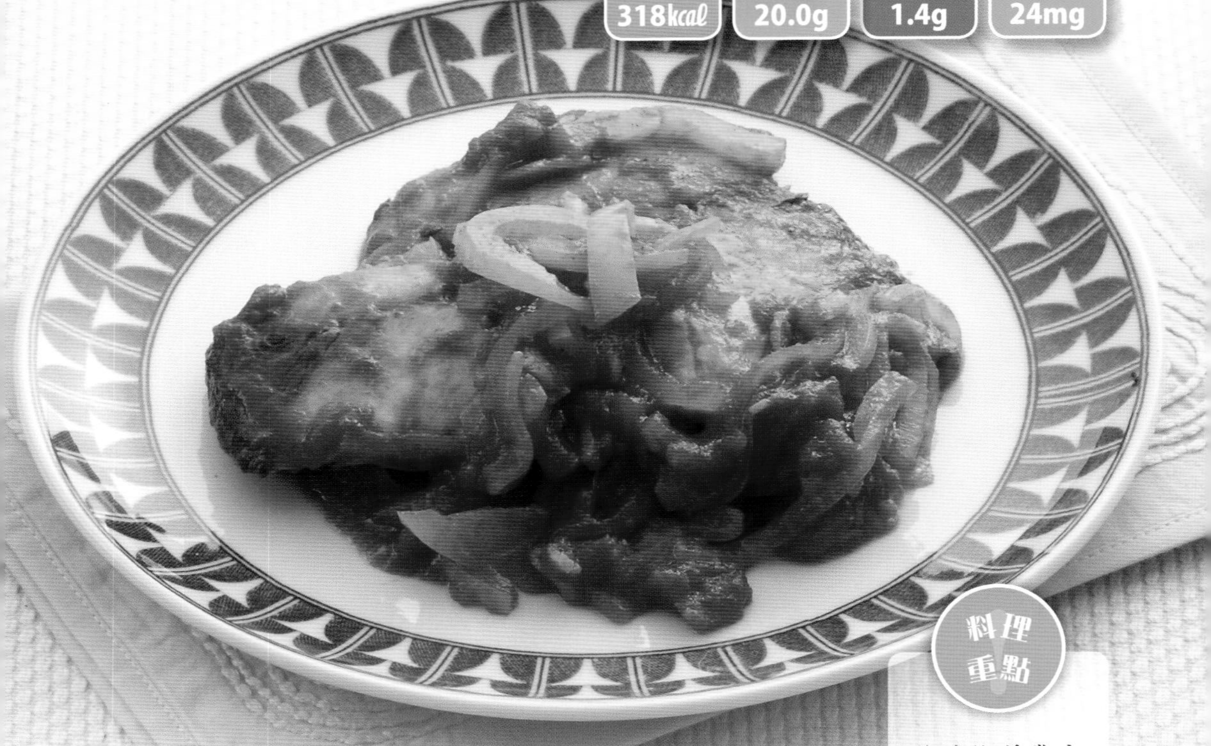

熱量	蛋白質	鈉	鈣
318kcal	20.0g	1.4g	24mg

料理重點

將纖維質豐富的洋蔥煮至爛熟。

柑橘醬獨特的風味
讓料理口感層次豐富

巴斯克風味鰤魚

材料（2 人份）

- 鰤魚（魚片）……………………160g
- 培根（切細）…1 片
- 洋蔥…………1/3 顆
- 黃甜椒………1/2 顆
- 水煮番茄（丁狀）……………………1 杯
- 蒜泥…………1 小匙
- 橄欖油………1 小匙
- 柑橘醬………1 大匙
- 水……………1/4 杯
- 鹽 ・ 胡椒粉……………各少許

這樣做更易吞嚥！

・若介意甜椒皮部分，可以先對半切放入耐熱盤，鬆鬆地覆蓋上包鮮膜後，放入微波爐（600W）加熱 2 分鐘，翻面再加熱 2 分鐘後，放至溫冷去薄皮

作法

1 將鰤魚斜削成比一口再稍微大一點的大小，洋蔥切薄片將纖維切斷，甜椒先切對半，再橫放切絲。

2 將油、蒜泥倒入平底鍋加熱，稍微煎烤鰤魚兩面後取出。

3 同樣的平底鍋內放入培根、洋蔥，拌炒到食材變軟後，將水煮番茄、柑橘醬、水倒入鍋中，再度放入鰤魚於鍋內，蓋上鍋蓋煮至洋蔥出現黏性。

4 最後放入甜椒，再用鹽、胡椒粉調味，輕晃動鍋子，大約煮 5 分鐘，等整體均匀入味後熄火。

熱量	蛋白質	鈉	鈣
323kcal	14.2g	1.0g	111mg

可以完整攝取魚背骨的鈣質

鮭魚可樂餅

材料（2 人份）

- 水煮鮭魚罐……1/2 罐（90g）
- 馬鈴薯……1 顆（160g）
- 香芹（切末）……1 大匙
- 洋蔥（切末）……1/6 顆
- 奶油……5g
- 鹽・胡椒粉……各少許
- 麵粉・蛋液・麵包粉……各適量
- 食用油……適量
- 萵苣（水煮後切絲）……3 ～ 4 片
- 切片檸檬……適量

這樣做更易吞嚥！

・萵苣不容易食用時，可以淋上有黏稠性的調味醬，若還是覺得難吞嚥就不要繼續食用

作法

1 用沾濕的廚房紙巾將馬鈴薯連皮包起來，再用保鮮膜包一層，放入微波爐（600W）內加熱 2 分鐘，翻面後再加熱 2 分鐘取出，趁溫熱時將馬鈴薯剝皮壓碎成泥狀。

2 將洋蔥放進耐熱盤中，放上奶油，不用包保鮮膜直接放進微波爐加熱 1 分鐘後取出，將水煮鮭魚罐頭的魚肉稍微撕碎，並去掉一些湯汁，再與香芹末放入**作法 1** 混合拌勻。

3 將**作法 2** 分成 4 等分搓揉成圓形，依序裹上麵粉、蛋液、麵包粉，放進倒入 1 ～ 2cm 油的平底鍋內油炸至兩面呈金黃色。

4 盛盤後，再擺上萵苣和檸檬片妝點。

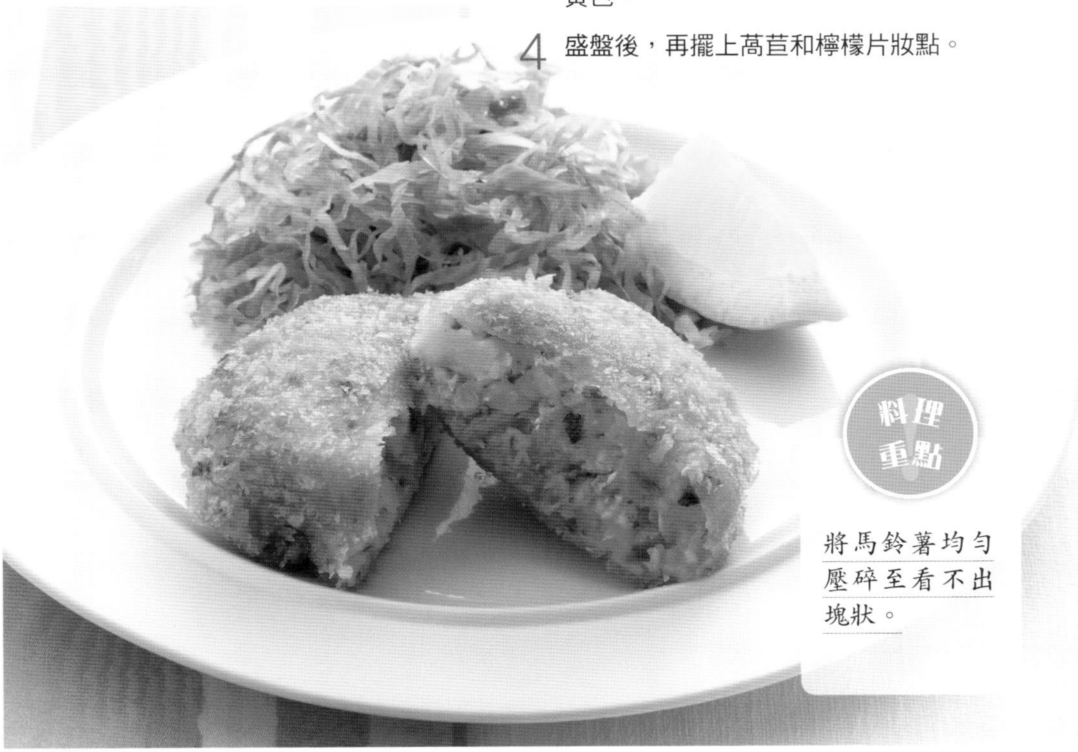

料理重點

將馬鈴薯均勻壓碎至看不出塊狀。

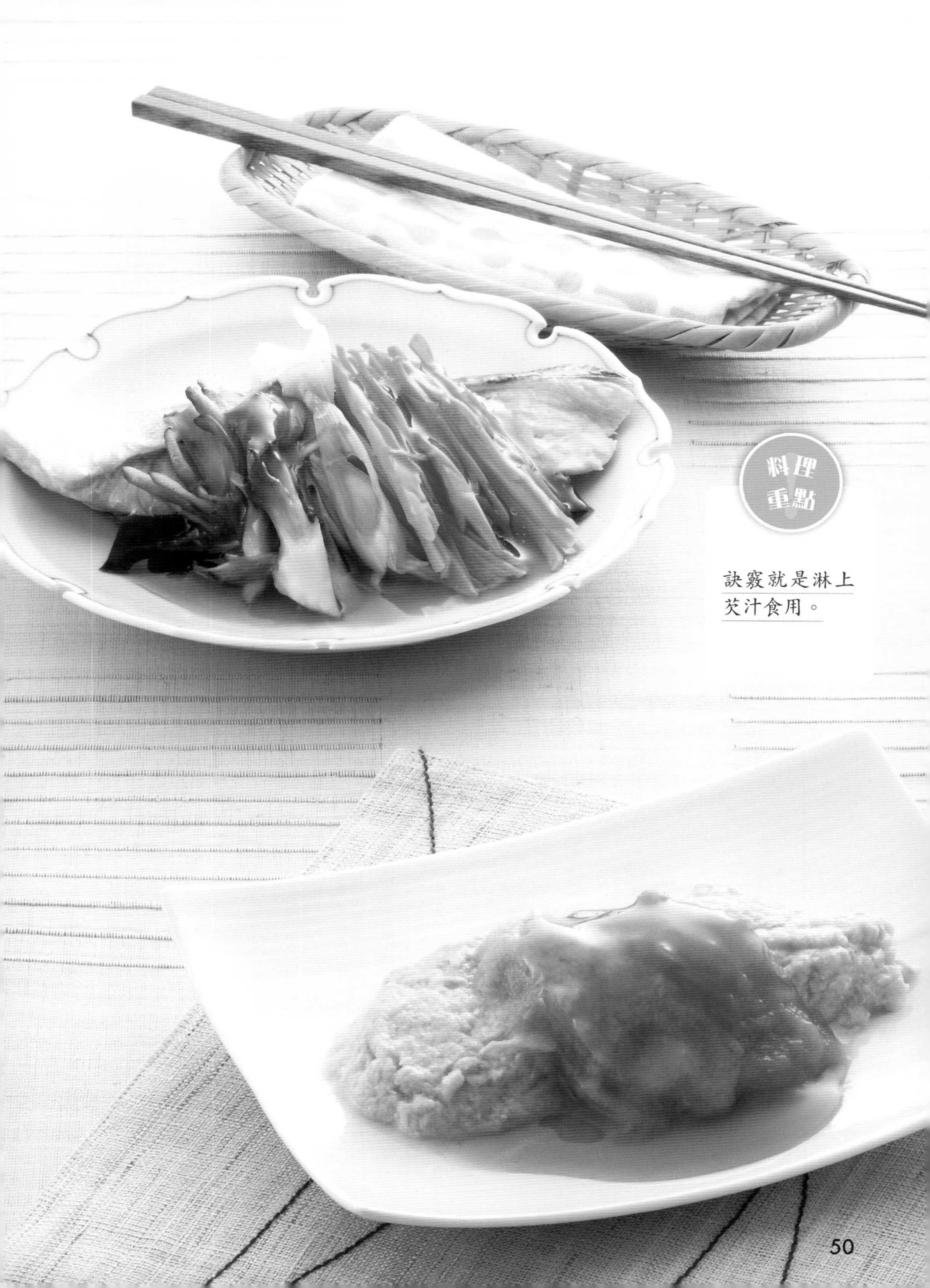

料理重點

訣竅就是淋上
芡汁食用。

熱量	蛋白質	鈉	鈣
169kcal	19.6g	1.6g	30mg

充分攝取蔬菜的營養

清蒸鮭魚

材料（2 人份）

- 生鮭魚（魚排）……………………2 切片（160g）
- 酒……………………………………2 小匙
- 紅蘿蔔（切絲）……………………1/3 條
- 舞菇（撕散）…………1/3 包（略多於 30g）
- 蔥（斜切段）………………………1/2 條
- 昆布（切 5cm 丁狀）……………2 片
- 勾芡湯汁
  - 高湯…3/4 杯
  - 味醂・醬油…各 1 大匙
  - 太白粉…2 小匙
  - 水…1 大匙

作法

1. 將鮭魚挾放在廚房紙巾中拭去水分，淋上酒。
2. 將昆布鋪在耐熱盤上，再放上鮭魚、蔬菜，鬆鬆地覆蓋上保鮮膜放進微波爐（600W）加熱 3 ～ 4 分後盛盤。
3. 將高湯、味醂、醬油放入鍋內煮沸後熄火，倒入以水調勻的太白粉水勾芡，再開火攪拌 2 ～ 3 分鐘直到出現黏性後熄火，淋在**作法 2** 的食材上即可。

這樣做更易吞嚥！

・當吞嚥障礙較嚴重時，將紅蘿蔔、蔥煮至十分熟爛為止，昆布及舞菇則不食用

熱量	蛋白質	鈉	鈣
143kcal	19.2g	0.9g	30mg

加入芡汁一起進食比較容易吞嚥

清蒸鮭魚【軟食】

材料（2 人份）

- 煮熟的鮭魚……………………2 切片（140g）
  高湯……………………………4 大匙
  增稠劑（依增稠劑上標示的份量使用）
- 紅蘿蔔（熟食）………………50g
  高湯……………………………1/4 杯
  增稠劑（依增稠劑上標示的份量使用）
- 舞菇・蔥（2 種綜合在一起的熟食）…………50g
  高湯……………………………1/4 杯
  增稠劑（依增稠劑上標示的份量使用）
- 芡汁……………………………適量

※ 增稠劑的使用方法因個別商品而異，請遵照產品標示使用

作法

1. 用手將鮭魚稍微撕碎，再放入杯子裡壓碎，倒入高湯汁與增稠劑攪拌約 30 秒。
2. 放 2 ～ 3 分鐘膨脹後，再攪拌一次，用保鮮膜塑形後盛盤。
3. 將紅蘿蔔及高湯倒入攪拌器內攪拌，放入增稠劑再次拌勻後，放入平底盤使其膨脹，成形後盛盤即可，舞菇及蔥也是相同作法。
4. 將**作法 3** 的食材淋在**作法 2** 的鮭魚上，最後淋上芡汁即可。

熱量	蛋白質	鈉	鈣
125kcal	18.8g	1.4g	63mg

料理重點

搭配黏稠的湯汁一起吃較不容易有誤嚥的情形。

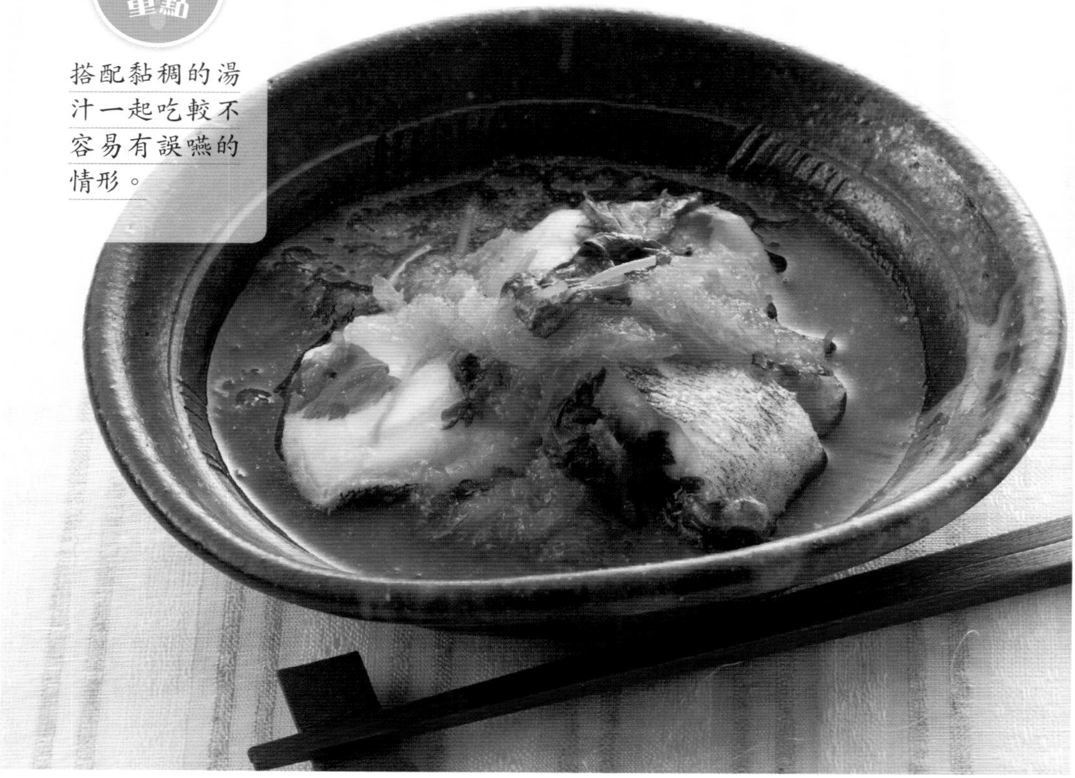

鱈魚即使煮熟肉質也不會變硬可以安心享用

鱈魚佐蘿蔔泥

材料（2 人份）

- 鱈魚（魚排）………2 片（200g）
- 太白粉…………適量
- 蘿蔔泥…………1 杯
- 山芹菜…………1 株
- 湯汁
  - 高湯…3/4 杯
  - 醬油・酒…各 1 大匙
  - 味醂…2 小匙
  - 砂糖…1 小匙

這樣做更易吞嚥！

- 當吞嚥障礙嚴重時，不要放入山芹菜
- 若介意鱈魚皮，可以剝除魚皮再食用

作法

1 將鱈魚切成 2 等分，挾放在廚房紙巾中拭去多餘水分，再輕拍抹上太白粉。

2 將湯汁的材料倒入鍋中用大火煮開，放入**作法 1** 的食材。

3 煮沸後，再放入稍微瀝乾水分的蘿蔔泥和切 2cm 長的山芹菜，稍微烹煮後熄火。

熱量	蛋白質	鈉	鈣
162kcal	17.0g	1.2g	19mg

令人無法置信的滑嫩口感

味噌烤鰆魚

材料（2 人份）

- 鰆魚（魚排）…2 切片（160g）
- 味噌…1 又 1/2 大匙
- 日本甘酒（甜酒釀）……1 又 1/2 大匙
- 醃漬紅薑（薑片）……………………適量

這樣做更易吞嚥！

- 當吞嚥障礙較嚴重時，可用味噌與日本甘酒作成芡汁淋在鰆魚上
- 醃漬紅薑片難咀嚼、吞嚥時，可不食用
- 若介意鰆魚魚皮，可以等煎烤後再將其剝除即可

作法

1 將味噌和日本甘酒拌勻至出現光滑感。

2 將鰆魚挾放在廚房紙巾中，充分地拭去多餘水分備用。

3 保鮮膜拉寬一些，將**作法 1** 的材料稍微塗開抹在保鮮膜上，放上鰆魚，再將**作法 1** 未塗完的味噌塗抹在魚上，用保鮮膜包緊，醃漬半天至一天（也可直接放入冷凍保存）。

4 將烤盤紙鋪在平底鍋上，剝掉保鮮膜後將**作法 3** 的食材並排放入鍋內，用中弱火煎烤，等顏色變深後翻面煎熟，盛盤，再擺上一口大小的醃漬紅薑片妝點即可。

料理重點

用味噌醃漬可使魚肉肉質軟嫩。

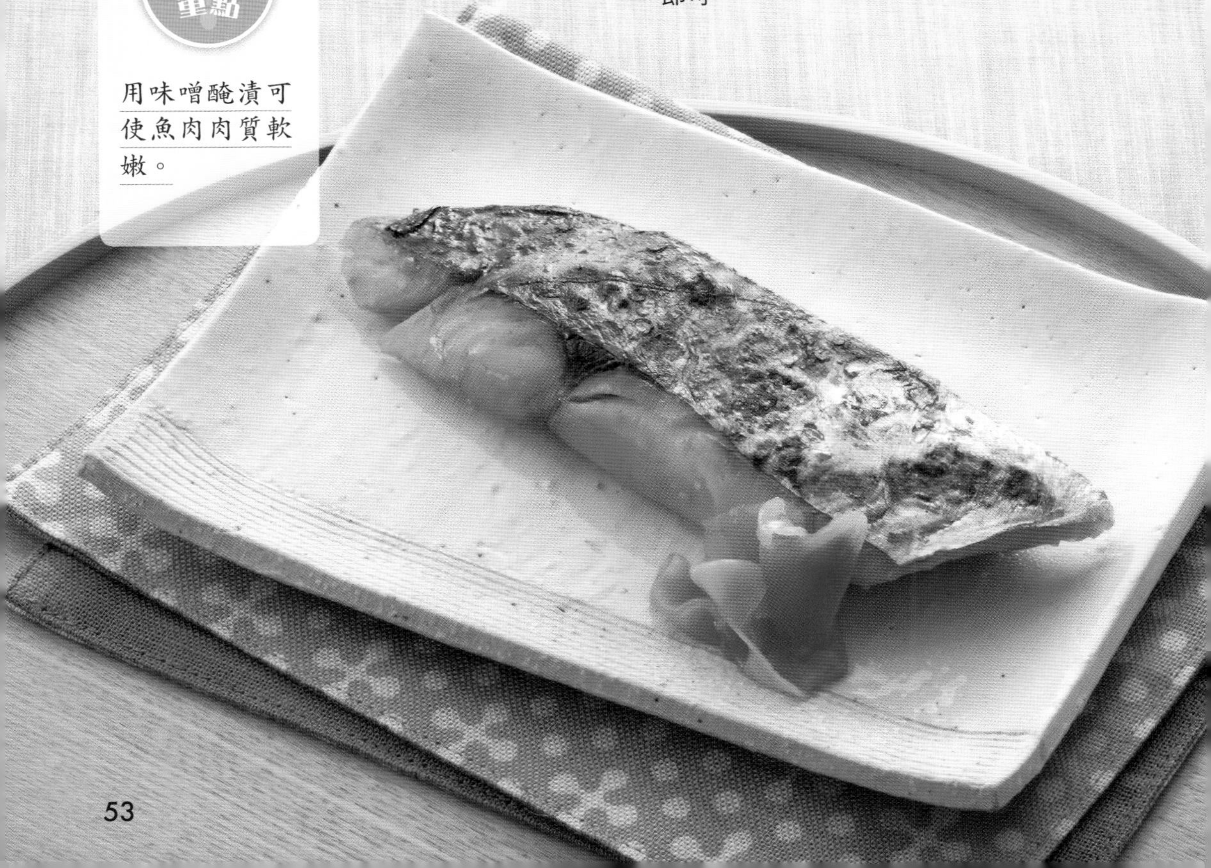

熱量	蛋白質	鈉	鈣
170kcal	17.8g	1.6g	79mg

料理重點

即使是清淡口味的湯汁也能使湯汁與魚肉緊密結合更顯美味。

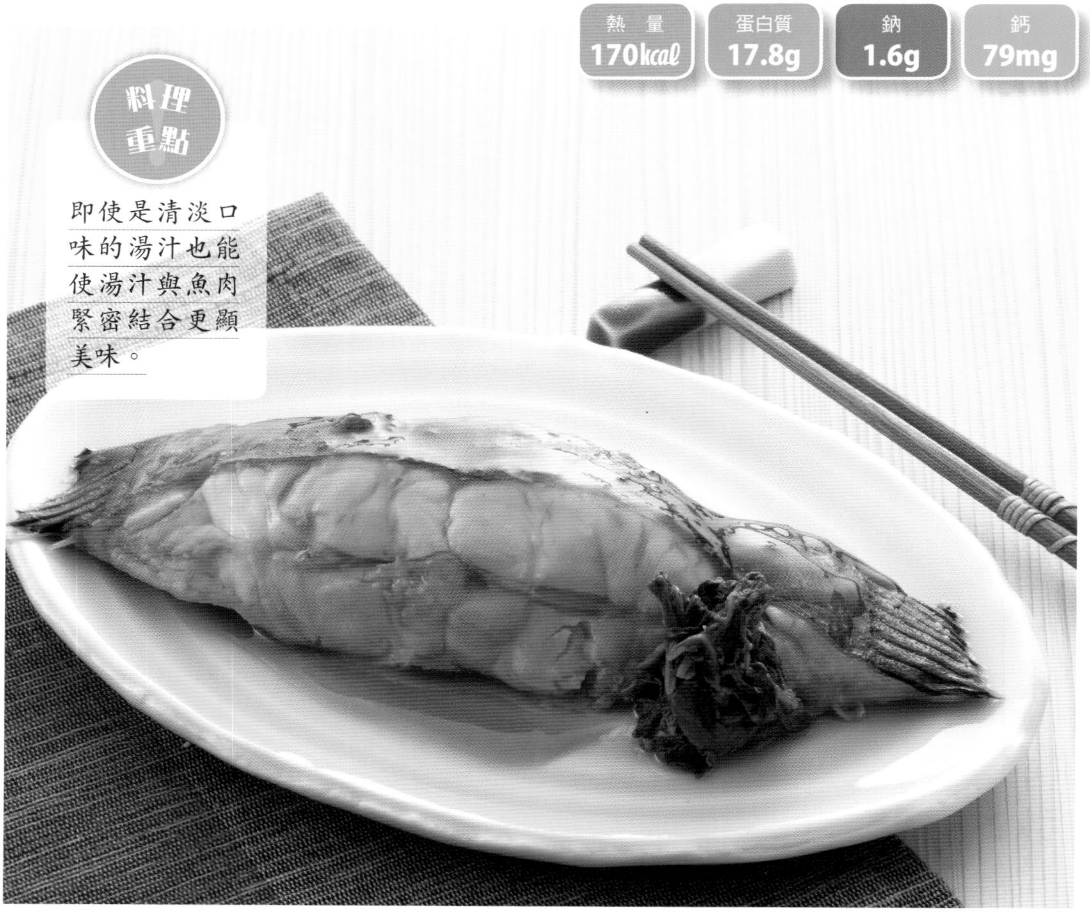

令人食慾大增的招牌料理

醬燒鰈魚

材料（2 人份）

- 鰈魚（魚排）…2 切片
- 湯汁
  - 醬油・酒…各 1 大匙
  - 味醂…2 小匙
  - 砂糖…1 小匙
- 水……………………1 杯
- 太白粉…………2 小匙
- 水……………………2 小匙
- 茼蒿……………1/2 株

這樣做更易吞嚥！

・若介意鰈魚魚皮部分，可以不食用

作法

1 取茼蒿的葉子部分，汆燙片刻後切段。

2 將水（1 杯）及湯汁的材料倒入平底鍋中用大火烹煮，等滾沸後再將鰈魚並排放入。

3 滾沸後將湯汁以畫圓的方式淋在魚排上，鋪蓋上用鋁箔紙作成的小鍋蓋，再用中強火燜煮 8 ～ 9 分。

4 將鰈魚盛盤後，把剩餘的湯汁煮沸，倒入以水調勻的太白粉水勾芡，將芡汁淋在料理上，再擺上**作法 1** 的食材即可。

熱量	蛋白質	鈉	鈣
200kcal	24.2g	1.4g	23mg

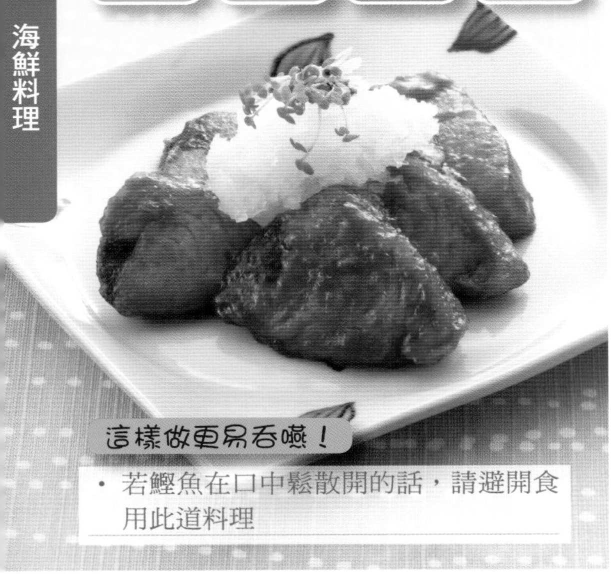

這樣做更易吞嚥！

- 若鰹魚在口中鬆散開的話，請避開食用此道料理

薑燒鰹魚

材料（2 人份）

- 鰹魚（生魚片用）……180g
- 太白粉……適量
- 醬油・味醂……各 1 大匙
- 酒……1 又 1/2 大匙
- 薑泥……1 小匙
- 芝麻油……1/2 大匙
- 蘿蔔泥……80g
- 豆苗……適量

作法

1 將鰹魚切 1 ～ 1.5cm 的厚度，再放進用醬油、味醂、酒、薑泥拌勻的醬汁裡，醃漬約 20 分鐘。

2 稍微瀝乾**作法 1** 的醬汁，再撒上太白粉。

3 將油倒入平底鍋熱鍋，將**作法 1** 的材料並排放入鍋內用中強火煎烤，呈現金黃色後先熄火一次，以畫圓的方式淋上醃漬的醬汁，再開中火將煮汁煮到緊密結合。

4 盛盤，最後擺上蘿蔔泥和豆苗妝點。

竹筴魚肉餅

材料（2 人份）

- 竹筴魚……2 尾
- 薑泥……1 小匙
- 洋蔥（切碎）…1/6 顆
- 芝麻油……1/2 大匙
- 味噌……2 小匙
- 雞蛋……1/2 顆
- 綠紫蘇葉……6 片
- 蘿蔔泥……100g

作法

1 將竹筴魚切成三片，去腹骨、小骨及魚皮後，剁碎備用。

2 搗碎竹筴魚並放進洋蔥、薑泥，一邊敲碎一邊拌勻，再加入味噌、雞蛋、切絲的綠紫蘇葉（4 片）輕輕混合攪拌。

3 魚泥分成 4 ～ 6 等分的圓餅形狀，將芝麻油倒入平底鍋熱鍋，煎至兩面呈金黃色，再蓋上鍋蓋燜煮 3 ～ 4 分鐘，打開鍋蓋讓水分揮發完全再熄火。

4 將綠紫蘇葉鋪在盤子上，再將**作法 3** 的魚肉餅放上，最後擺上蘿蔔泥妝點。

熱量	蛋白質	鈉	鈣
171kcal	19.3g	1.0g	56mg

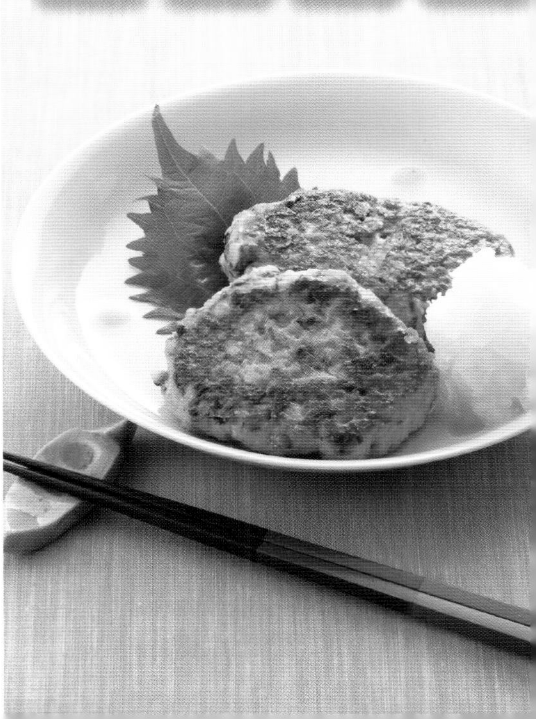

熱量 294kcal | 蛋白質 11.7g | 鈉 1.2g | 鈣 22mg

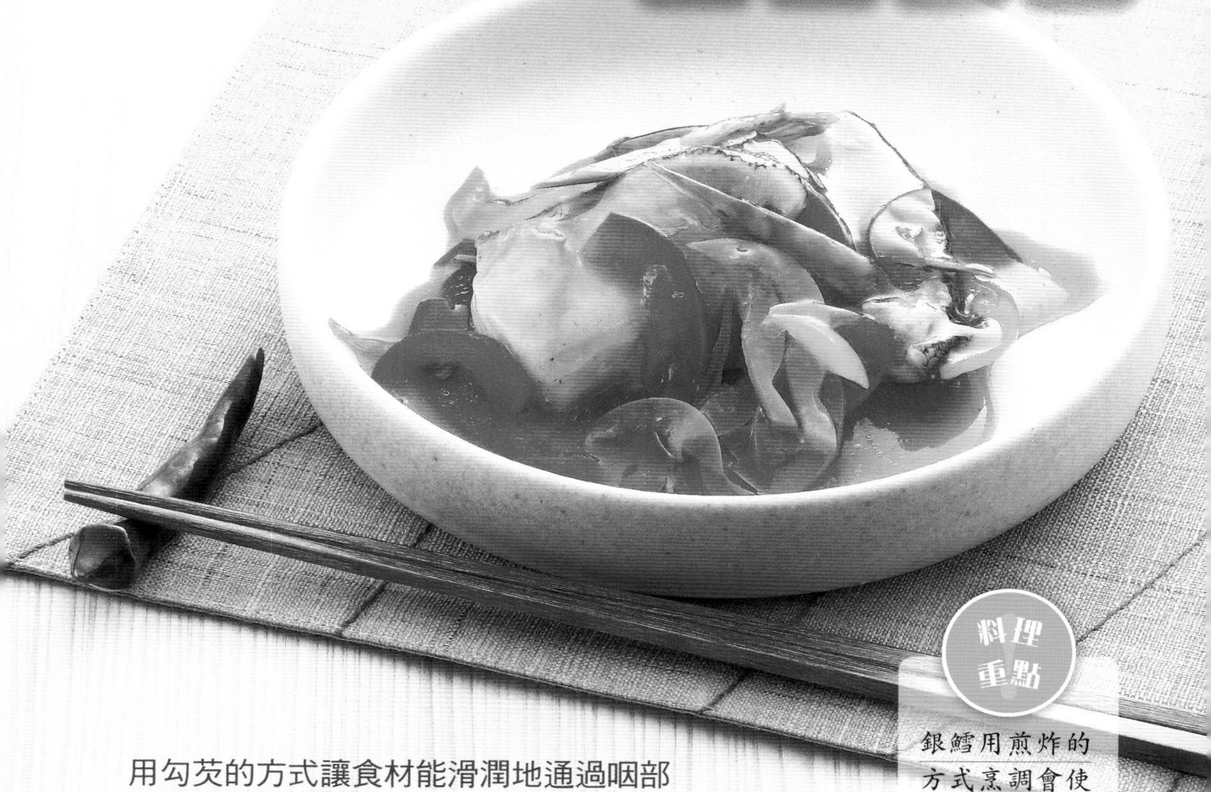

料理重點

銀鱈用煎炸的方式烹調會使味道更加濃郁。

用勾芡的方式讓食材能滑潤地通過咽部

糖醋銀鱈

材料（2 人份）

- 銀鱈（魚排）…2 切片（160g）
- 太白粉………適量
- 紅、黃甜椒…………各 1/4 顆
- 碗豆莢…………4 片
- 油炸油…………適量
- 糖醋醬
  - 高湯…1/2 杯
  - 醋…1/2 大匙
  - 砂糖…2 小匙
  - 醬油…2 小匙
  - 番茄醬…1 小匙
- 太白粉……1/2 大匙
- 水…………1/2 大匙

作法

1 將銀鱈挾放在廚房紙巾中拭去多餘的水分，再撒上太白粉，把油倒入平底鍋熱鍋，炸完後將油份瀝乾盛盤。

2 甜椒擺橫切 5mm 寬，碗豆莢斜切細。

3 將糖醋的材料放入鍋內攪拌煮沸，再倒入以水調勻的太白粉水勾芡至濃稠狀，淋到**作法 1** 的食材上即可。

這樣做更易吞嚥！

- 當吞嚥障礙較嚴重時，請避開碗豆莢
- 若覺得醋味嗆鼻的話，請調整醋的用量
- 若介意甜椒皮的話，可以先切對半後放入耐熱盤，鬆鬆地覆蓋上包鮮膜，放入微波爐（600W）加熱 2 分鐘，再翻面加熱 2 分鐘後，放至溫冷去薄皮

熱量	蛋白質	鈉	鈣
231kcal	18.6g	1.7g	45mg

芝麻風味與味噌香味是最佳組合

和風味噌煮鯖魚

材料（2 人份）

- 鯖魚…2 片（160g）
- 味噌………1 大匙多
- 白芝麻粉……2 小匙
- 太白粉……1/2 小匙
- 水……………1 小匙
- 切絲的薑（依個人喜好加入）………………適量
- 調味醬汁
  - 生薑（切薄片）…3 片
  - 高湯…1 杯
  - 酒…2 大匙
  - 砂糖…1 大匙

作法

1 在鯖魚肉上劃一道淺的切口，再對半切，挾放在廚房紙巾中拭去多餘水分。

2 將調味醬汁的材料倒入鍋內烹煮，煮沸後將鯖魚放入鍋中，再將味噌緩緩溶入攪拌煮開，鋪蓋上用鋁箔紙做成的小鍋蓋，用中火燜煮 7 ～ 8 分鐘。

3 等醬汁的量收汁成 1/3 左右的程度後，加入白芝麻粉混合，再倒入以水調勻的太白粉水勾芡調至濃稠狀。

4 連同醬汁一同盛盤，最後再依個人喜好在魚肉上擺放薑絲妝點即可。

料理重點

添加濃稠狀的調味醬汁即使味道淡也能感覺滿足。

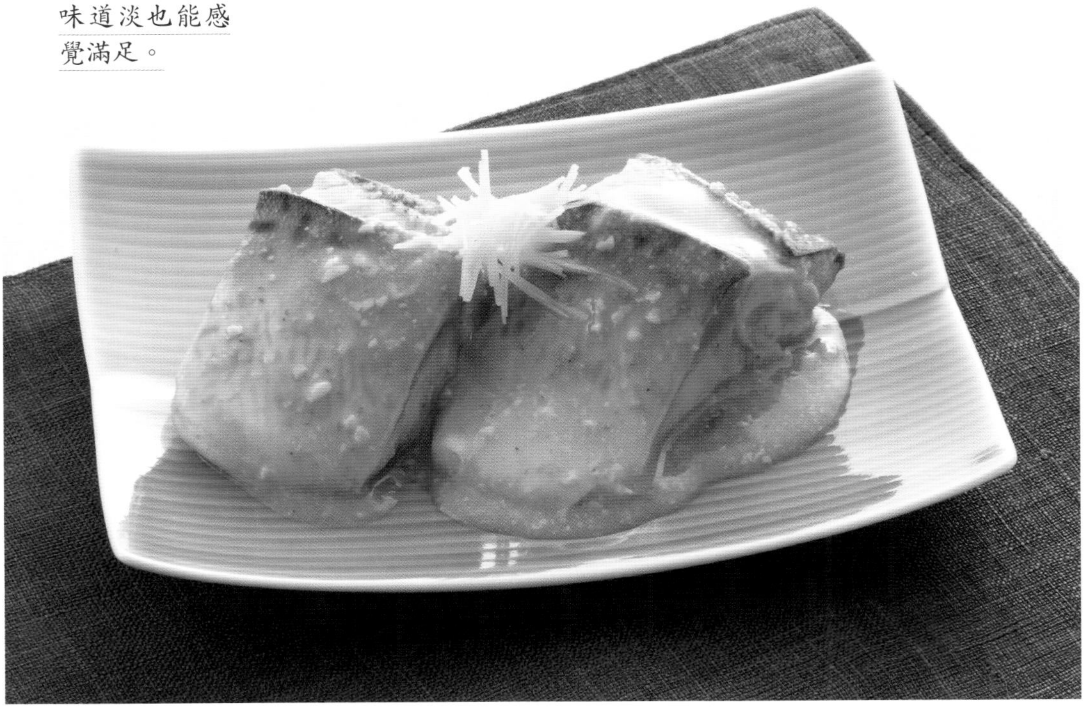

熱量	蛋白質	鈉	鈣
188kcal	23.3g	1.7g	16mg

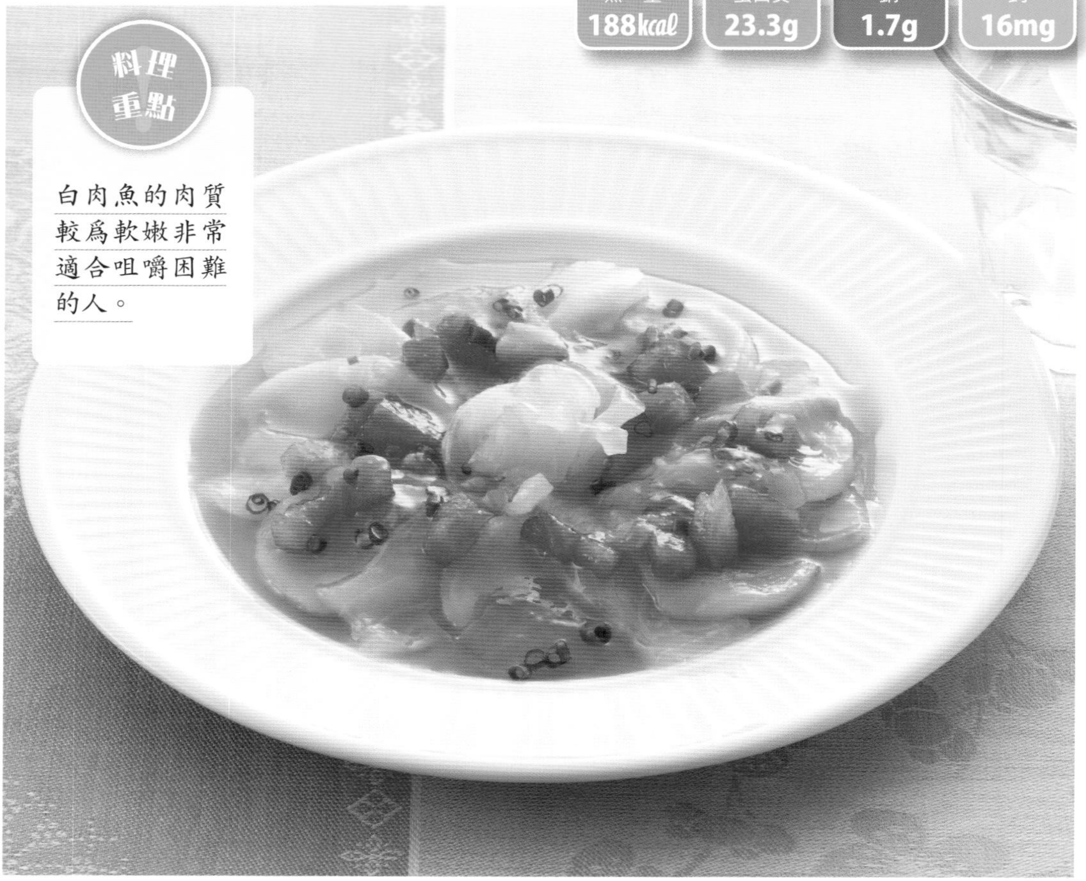

料理重點

白肉魚的肉質較爲軟嫩非常適合咀嚼困難的人。

對咀嚼困難的人來說是最適合的一道料理

義式生干貝鯛魚凍

材料（2 人份）

- 帆立貝柱（生魚片用）……100g
- 鯛魚（生魚片用）……120g
- 番茄……1/4 顆
- 初榨橄欖油……1 小匙
- 細蔥……少許
- 高湯……120ml
- 淡味醬油……1 大匙
- 味醂……1 大匙
- 吉利丁粉……1/2 袋（2.5g）

這樣做更易吞嚥！

・若覺得番茄較難咀嚼吞嚥時，可以將番茄磨成糊狀或改用番茄調味醬

作法

1 將吉利丁粉倒入 1 大匙水中（水另備）溶解備用，番茄煮沸過後剝皮，切成容易食用的大小。

2 將高湯、味醂、醬油倒入鍋內煮沸，等煮開後先熄火，再將**作法 1** 倒入混合，接著倒入容器內放進冰箱冷藏凝固。

3 將干貝切成容易食用的厚度，鯛魚斜切片後擺放在盤子上，淋上橄欖油，再淋上**作法 2** 的醬汁，最後將絲蔥切蔥花撒在料理上即可。

熱量	蛋白質	鈉	鈣
167kcal	19.9g	1.2g	62mg

魚與貝類的精華湯汁
完全滲透入食材內

義式鄉村煮竹筴魚

（譯注：義大利拿坡里的漁夫的鄉土料理，以魚類爲主的海鮮，加上蔬菜、番茄、香草和橄欖油燴煮成的海鮮料理。）

材料（2 人份）

- 竹筴魚…………2 尾
- 蛤蜊（帶殼）…100g
- 大蒜（切薄片）…1 片
- 大頭菜…………1 顆
- 綠花椰菜……1/2 朵
- 白酒…………1/4 杯
- 水……………1 杯
- 橄欖油………1 小匙
- 鹽 ・ 胡椒粉…………各少許

作法

1 將竹筴魚的魚鱗、內臟去除，用水洗淨後拭去水分，蛤蜊泡水吐沙，將殼用水搓揉洗淨。花椰菜分小朵，大頭菜切成 8 等分的半弧形狀。

2 將油、大蒜放入鍋內熱鍋，放進竹筴魚，稍微煎煮魚的兩面。

3 放進蛤蜊、白酒，等酒精揮發後，再加進花椰菜、大頭菜，倒入水之後蓋上鍋蓋蒸煮。

4 等魚、蔬菜煮熟後再用鹽、胡椒粉調味。

這樣做更易吞嚥！

- 不食用蛤蜊
- 當吞嚥障礙較嚴重時，將花椰菜及大頭菜煮至熟爛呈黏稠狀

料理重點

蛤蜊煮熟時肉質會變硬，不要直接食用，而是享受從蛤蜊流出的美味湯汁。

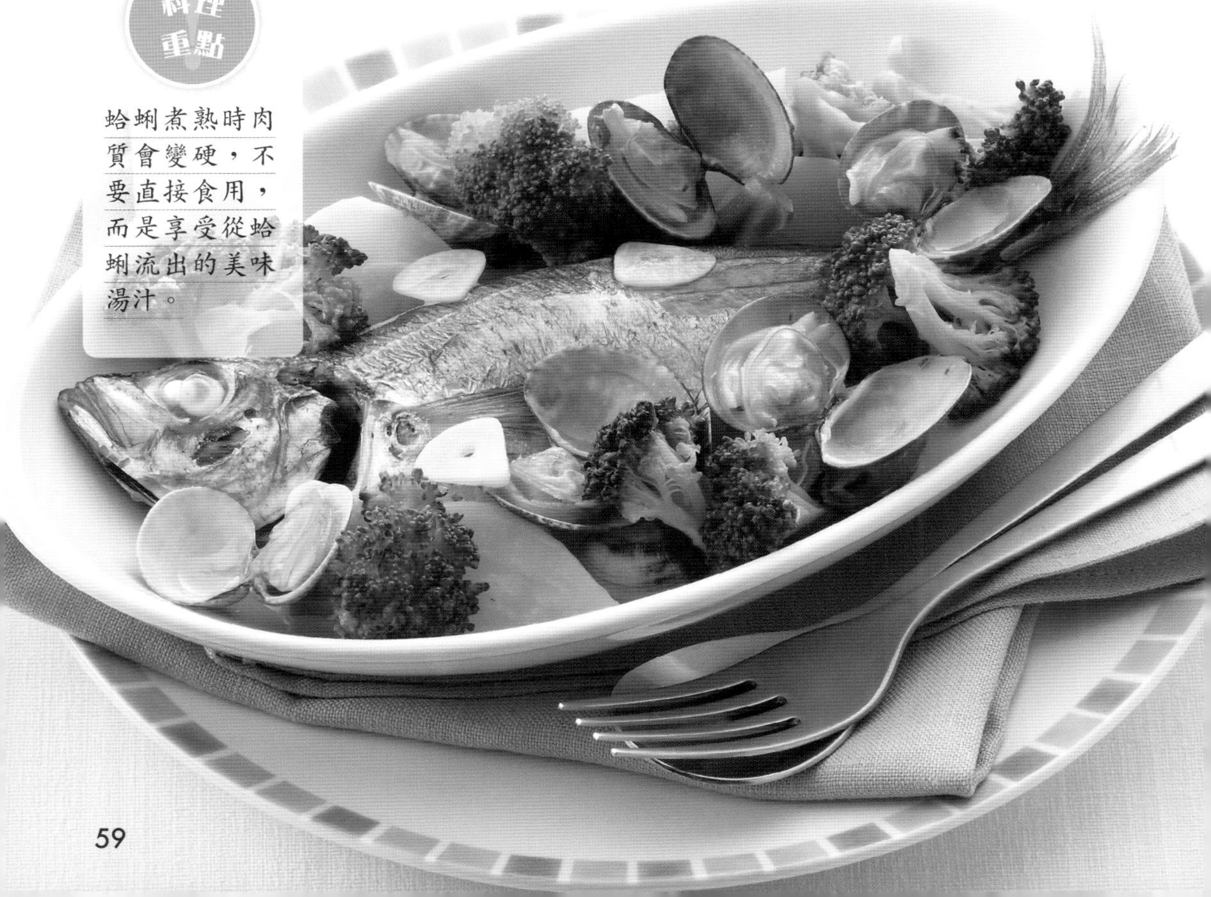

熱量	蛋白質	鈉	鈣
204kcal	18.8g	1.2g	27mg

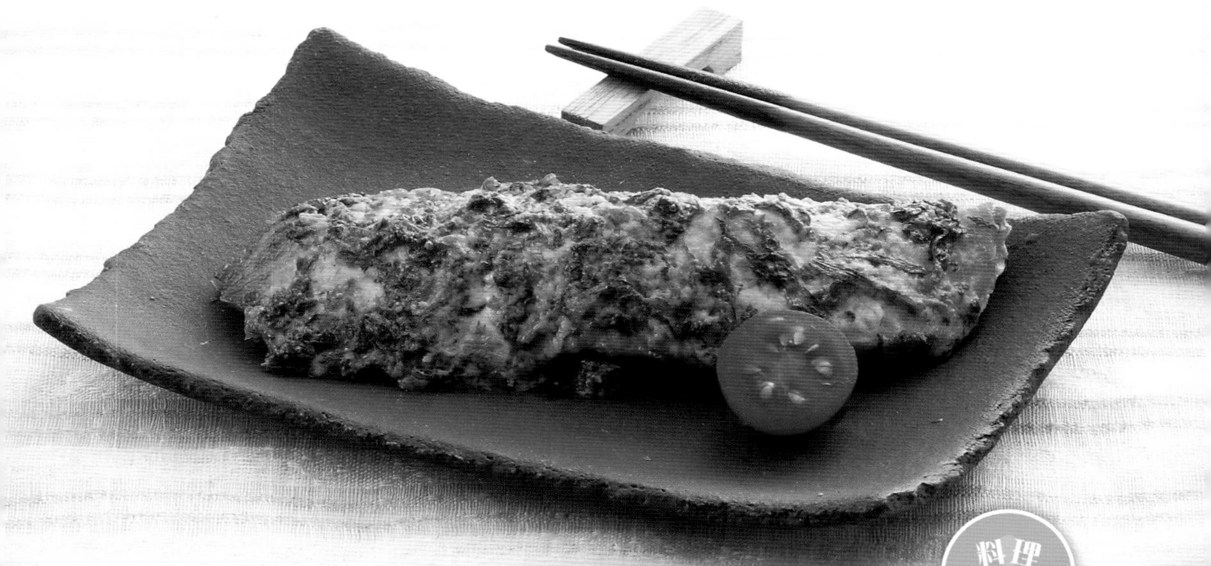

料理重點

鮭魚裡含有防止老化的蝦紅素等豐富的營養成分。

美乃滋的濃郁味道
會讓鮭魚變得容易入口

烤鮭魚

材料（2 人份）

- 生鮭魚（魚片）……2 切片
- 酒……1 大匙
- 美乃滋……2 大匙
- 鹽……1/4 小匙
- 砂糖・胡椒粉……各少許
- 油菜……50g
- 小番茄……適量

這樣做更易吞嚥！

- 若介意鮭魚皮的部分，可在調理完後將魚皮剝除
- 若番茄不容易咀嚼或吞嚥，可以不食用

作法

1. 將酒撒在鮭魚片上，放進烤箱烤約 5 分鐘。
2. 將美乃滋、鹽、砂糖、胡椒粉倒入大碗內混合拌勻，油菜取葉子的部分用保鮮膜包好放入微波爐（600W）內加熱 1 分鐘，用水洗淨後將水分瀝乾切細，與大碗內的調味醬攪拌均勻。
3. 將**作法 2** 的調味醬淋在鮭魚片上，再放進烤箱烤約 5 分鐘至呈現出烤色。
4. 將**作法 3** 盛盤後，再將切對半的小番茄添放在盤子上妝點。

熱量	蛋白質	鈉	鈣
228kcal	18.2g	1.8g	52mg

蜂蜜是南蠻醬汁的提味祕方

烤竹筴魚南蠻漬

材料（2 人份）

- 竹筴魚⋯⋯⋯⋯2 尾
- 太白粉⋯⋯⋯適量
- 洋蔥⋯⋯1/2 顆（100g）
- 紅蘿蔔⋯⋯1/2 條（80g）
- 綠紫蘇葉（切絲）⋯⋯⋯⋯3～4 片
- 食用油⋯⋯⋯2 大匙
- 醃漬醬汁
  - 醬油⋯2 大匙
  - 砂糖⋯1 大匙
  - 蜂蜜⋯1 小匙
  - 醋⋯1 又 1/2 大匙
  - 高湯⋯2 大匙
  - 紅辣椒（切圓片）⋯適量

作法

1. 洋蔥切薄片將纖維切斷，紅蘿蔔斜切後切絲，放進水裡煮至軟爛。
2. 將醃漬的醬汁佐料倒入大碗中，再將**作法 1** 的食材水分瀝乾，放進大碗醃漬。
3. 將竹筴魚分切三片後斜切成容易食用的大小，輕拍抹上太白粉，將油倒入平底鍋熱鍋後，放入炸烤。
4. **作法 3** 完成後，直接放進**作法 2** 的醃漬醬汁內醃漬約 15 分鐘，使肉質軟化，味道完全入味，盛盤後再放上綠紫蘇葉妝點即可。

料理重點

用醃漬醬汁醃漬會使食材變得較軟嫩。

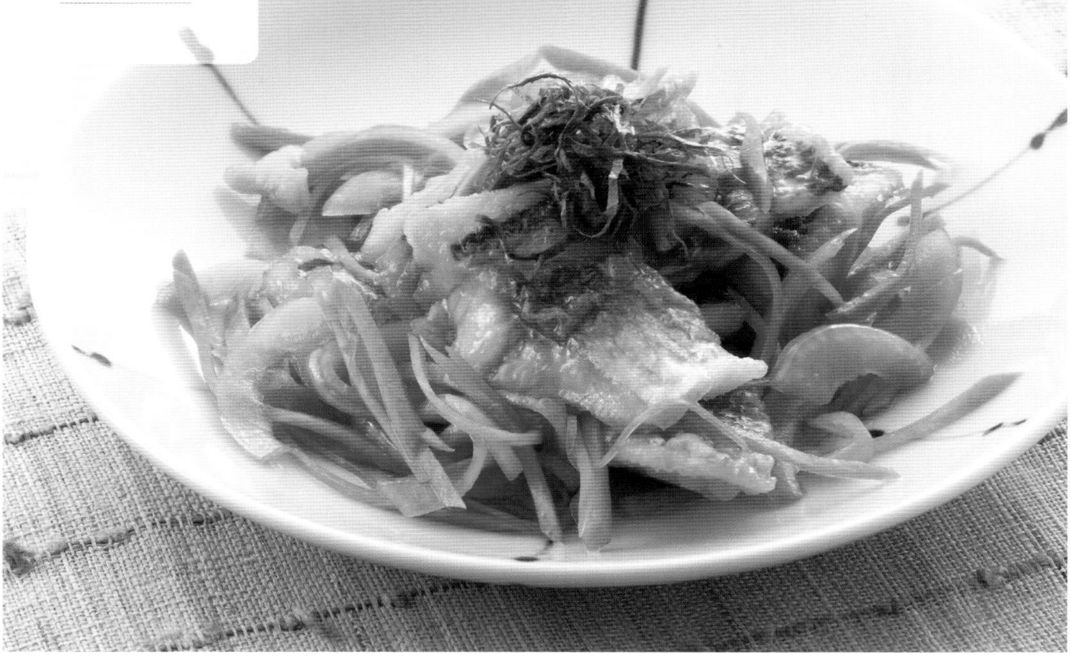

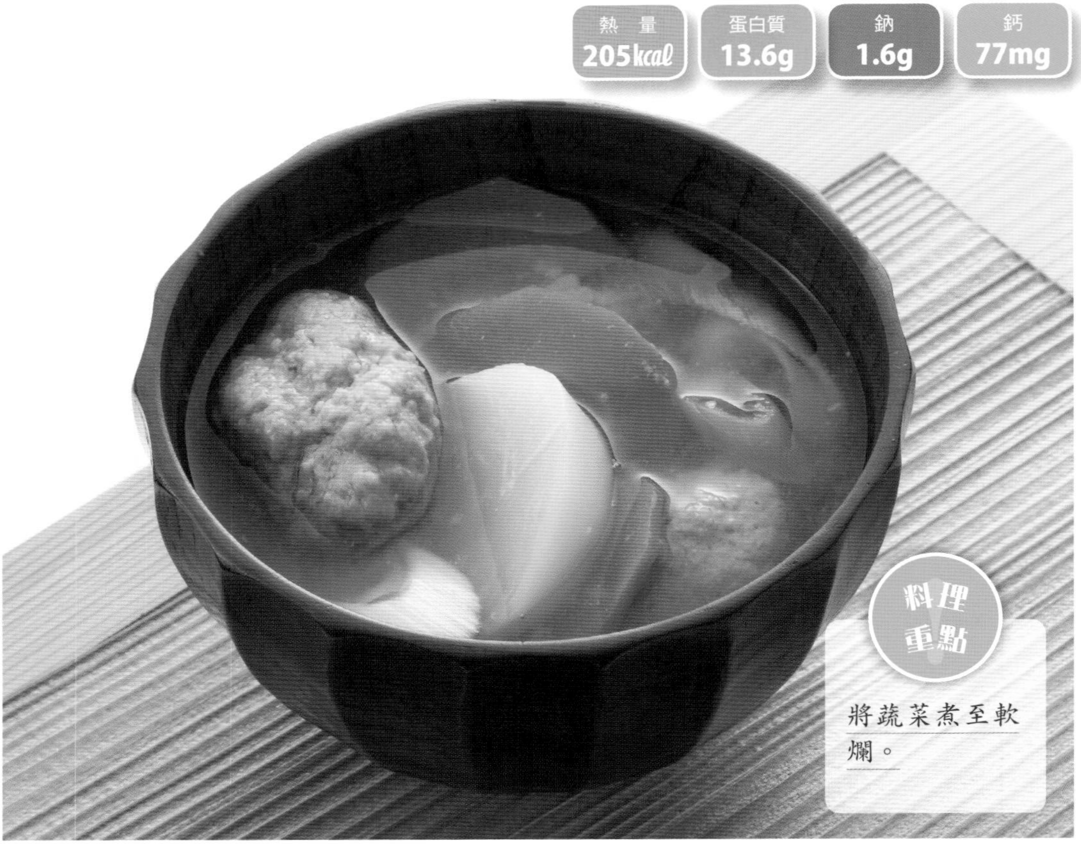
熱 量
205kcal
蛋白質
13.6g
鈉
1.6g
鈣
77mg
料理重點
將蔬菜煮至軟爛。

利用鹽麴使食材變得軟嫩

沙丁魚丸湯

材料（2 人份）

- 大頭菜…………1 顆
- 蔥（斜切片）…1/2 支
- 紅蘿蔔（切半月薄片形）……………1/4 條
- 高湯 ……2 又 1/2 杯
- 鹽麴………… 1 大匙
- 味醂 ………1/2 大匙
- 醬油………1/2 小匙
- 魚丸材料
  - 沙丁魚…2 尾
  - 薑汁…1 小匙
  - 蔥…3 公分
  - 太白粉…1 大匙
  - 味噌…1/2 小匙
  - 雞蛋…半顆
  - 山藥（磨泥）…50g

這樣做更易吞嚥！

- 吞嚥障礙較嚴重時，可將大頭菜、蔥、紅蘿蔔煮到黏稠，再將增稠劑加入高湯裡，調整至有一些糊狀勾芡即可

作法

1 將大頭菜切成 12 等分半弧形狀。

2 沙丁魚切除頭部，用手輕輕剝開魚腹，將內臟魚刺取出洗淨後，再與魚丸的材料一起放入食物調理機內攪拌。

3 將高湯、鹽麴、紅蘿蔔、大頭菜放進鍋內，煮至沸騰後，轉中小火將蔬菜煮至軟爛，再加入蔥、味醂、醬油，轉中強火，將**作法 2** 的食材搓揉成容易食用的丸狀大小放進湯頭中。

4 用中火煮至丸子浮起為止，取出浮渣後再稍微烹煮即可。

※ 也可用味噌代替鹽麴。

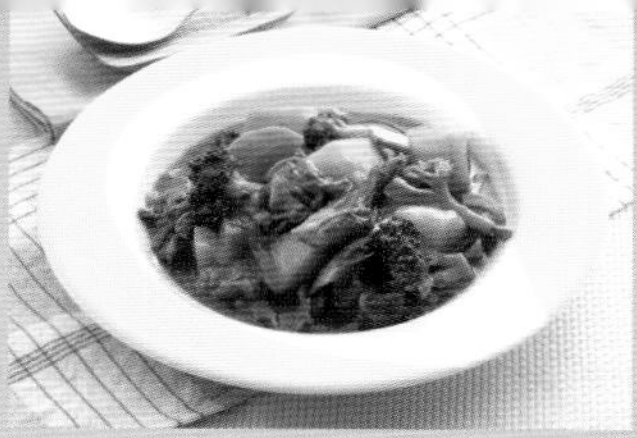

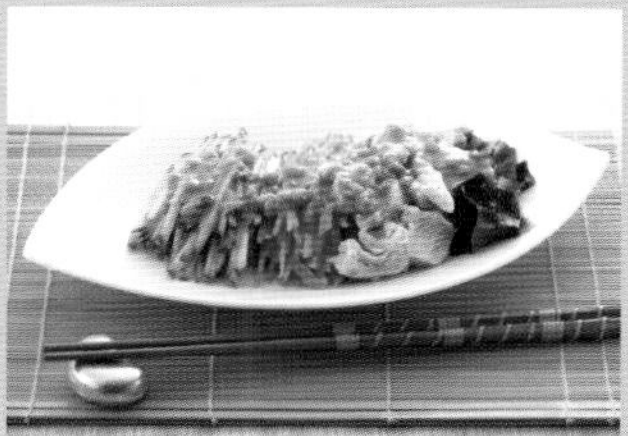

Part 3

美味易食的
肉類料理

肉類中含豐富優質的蛋白質，是維持健康不可或缺的食材，此章節將介紹如何使用薄切肉片或附有豐富脂肪的肉，來做出容易吞嚥的料理，以及添加黏稠性材料後，使口中的食糰容易成形的烹飪方法。

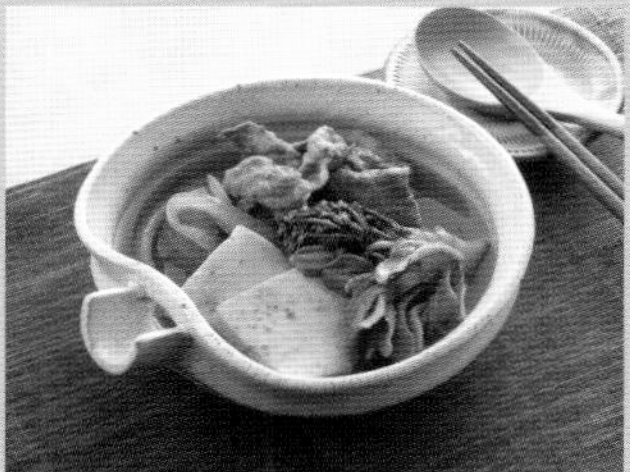

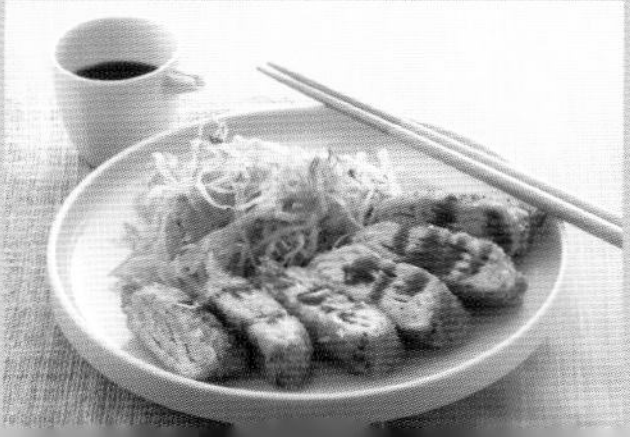

熱量	蛋白質	鈉	鈣
563kcal	19.5g	2.4g	69mg

利用咖哩濃稠的醬汁
使絞肉在口中容易成食糰

蔬菜牛肉咖哩

材料（2 人份）

- 牛絞肉⋯⋯⋯⋯120g
- 茄子⋯⋯1 大條（80g）
- 紅甜椒⋯⋯⋯1/4 顆
- 南瓜⋯⋯⋯⋯⋯100g
- 四季豆⋯⋯⋯⋯4 條
- 水煮番茄⋯⋯1 杯（200g）
- 洋蔥（切末）⋯⋯1/4 顆（50g）
- 蒜泥 · 薑泥⋯⋯⋯⋯各 1 小匙
- 橄欖油⋯⋯1/2 大匙
- 咖哩粉⋯⋯⋯1 大匙
- 麵粉⋯⋯⋯⋯3 大匙
- 砂糖⋯⋯⋯⋯2 小匙
- 水⋯⋯⋯⋯⋯1 大杯
- 高湯粉⋯⋯⋯1 小匙
- 日式豬排醬⋯⋯⋯⋯⋯2 小匙
- 鹽 · 胡椒粉⋯⋯⋯⋯⋯各少許
- 白飯⋯⋯⋯⋯⋯260g

這樣做更易吞嚥！

- 若介意甜椒皮，可以先切半後放入耐熱盤，鬆鬆地覆蓋上包鮮膜，放入微波爐（600W）加熱 2 分鐘，再翻面加熱 2 分鐘後，放至溫冷去薄皮
- 當吞嚥困難較嚴重時，請不要食用四季豆
- 若介意茄子皮的部分，可削去後再調理

作法

1. 將茄身削成數條條紋後，切 1cm 厚度的圓片，甜椒切 7mm 寬度，南瓜切 7mm 厚度的半弧形狀，四季豆剝絲後切成 3 等分。
2. 用深度較厚的鍋子倒入油熱鍋，將大蒜、薑、洋蔥、牛絞肉放入拌炒至絞肉變色，再加入咖哩粉與麵粉，拌炒均勻入味。
3. 在**作法 2** 裡加入番茄、砂糖拌炒均勻，再倒入水、高湯粉、日式豬排醬拌攪燉煮。
4. 等湯汁燒滾後，將**作法 1** 的食材倒入鍋內，再蓋上鍋蓋燉煮至蔬菜軟爛，最後用鹽、胡椒粉調味。最後將咖哩淋在白飯上即可。

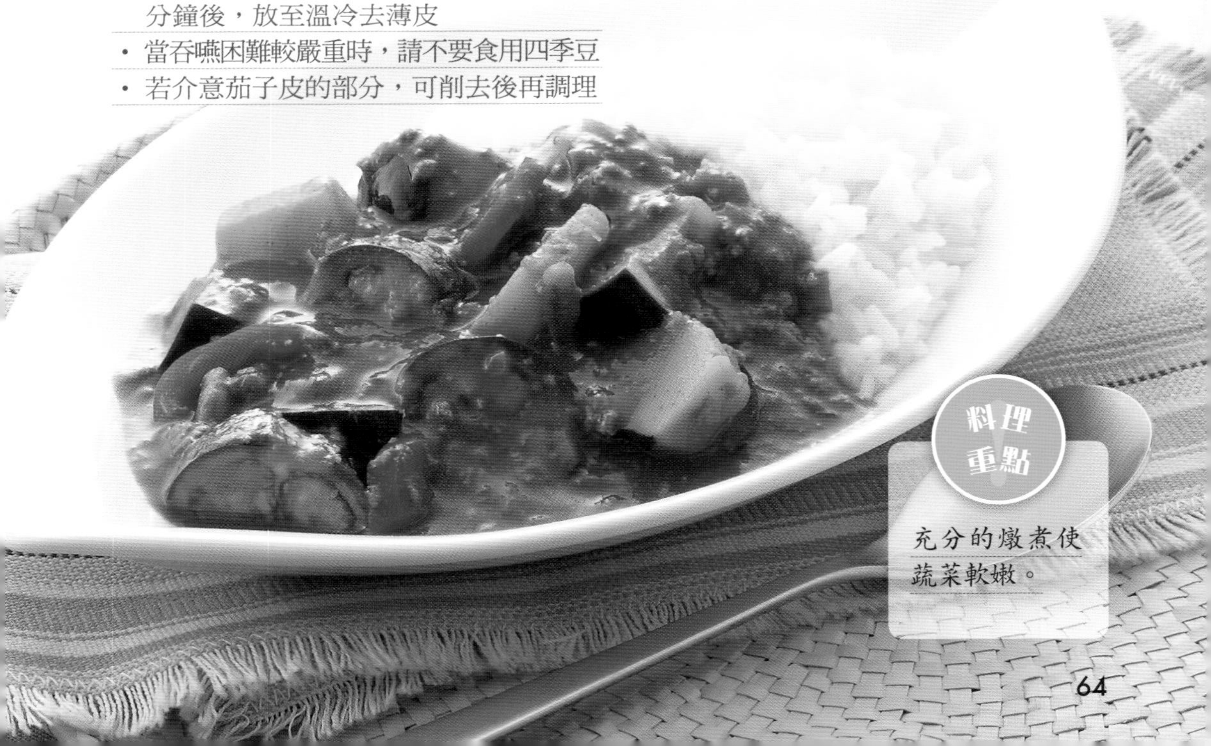

料理重點

充分的燉煮使蔬菜軟嫩。

熱　量	蛋白質	鈉	鈣
466kcal	25.7g	2.2g	55mg

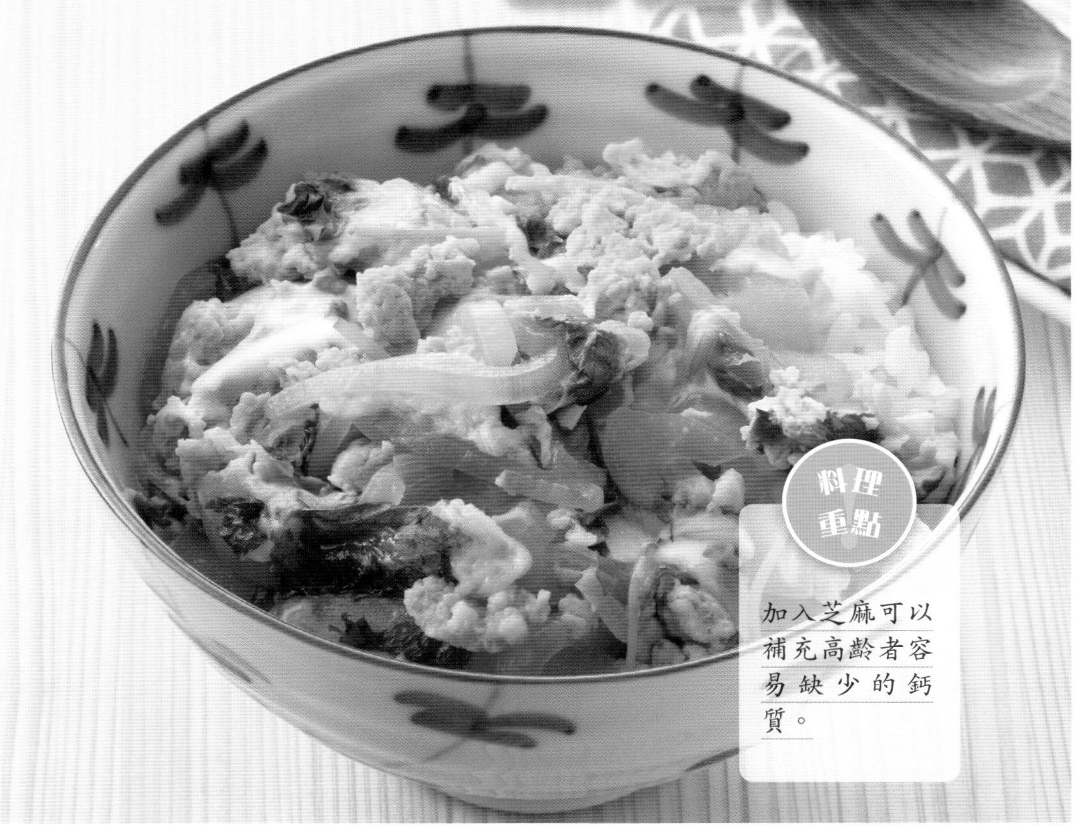

料理重點

加入芝麻可以補充高齡者容易缺少的鈣質。

半熟蛋比較容易吞嚥

親子丼

材料（2 人份）

- 雞絞肉…………140g
- 酒……………1 大匙
- 洋蔥…………1/3 顆
- 山芹菜
  ………1 束（20g）
- 雞蛋……………2 顆
- 白飯……………260g
- 調味醬汁
  - 高湯…1 杯
  - 砂糖…1 大匙
  - 味醂…1 小匙
  - 醬油…1 又 1/3 大匙

這樣做更易吞嚥！

・當吞嚥障礙較嚴重時，可將雞絞肉磨成糊狀，或者將洋蔥煮至十分軟爛但不放入山芹菜

作法

1 洋蔥用逆紋切法切 5 ～ 6cm 厚度，將纖維切斷，山芹菜切 3cm 長度。

2 將雞絞肉、酒倒入鍋內持續攪拌煮至變色，再將洋蔥與調味醬汁的 1/3 量倒入鍋內混合，煮至醬汁變少。

3 再將剩下的煮汁倒入鍋內煮開，撈去浮渣，以劃圓的方式淋上蛋液，再撒上山芹菜，立即蓋上鍋蓋用小火燉煮 1 ～ 2 分鐘至半熟。

4 盛好白飯後，再將**作法 3** 淋在白飯上。

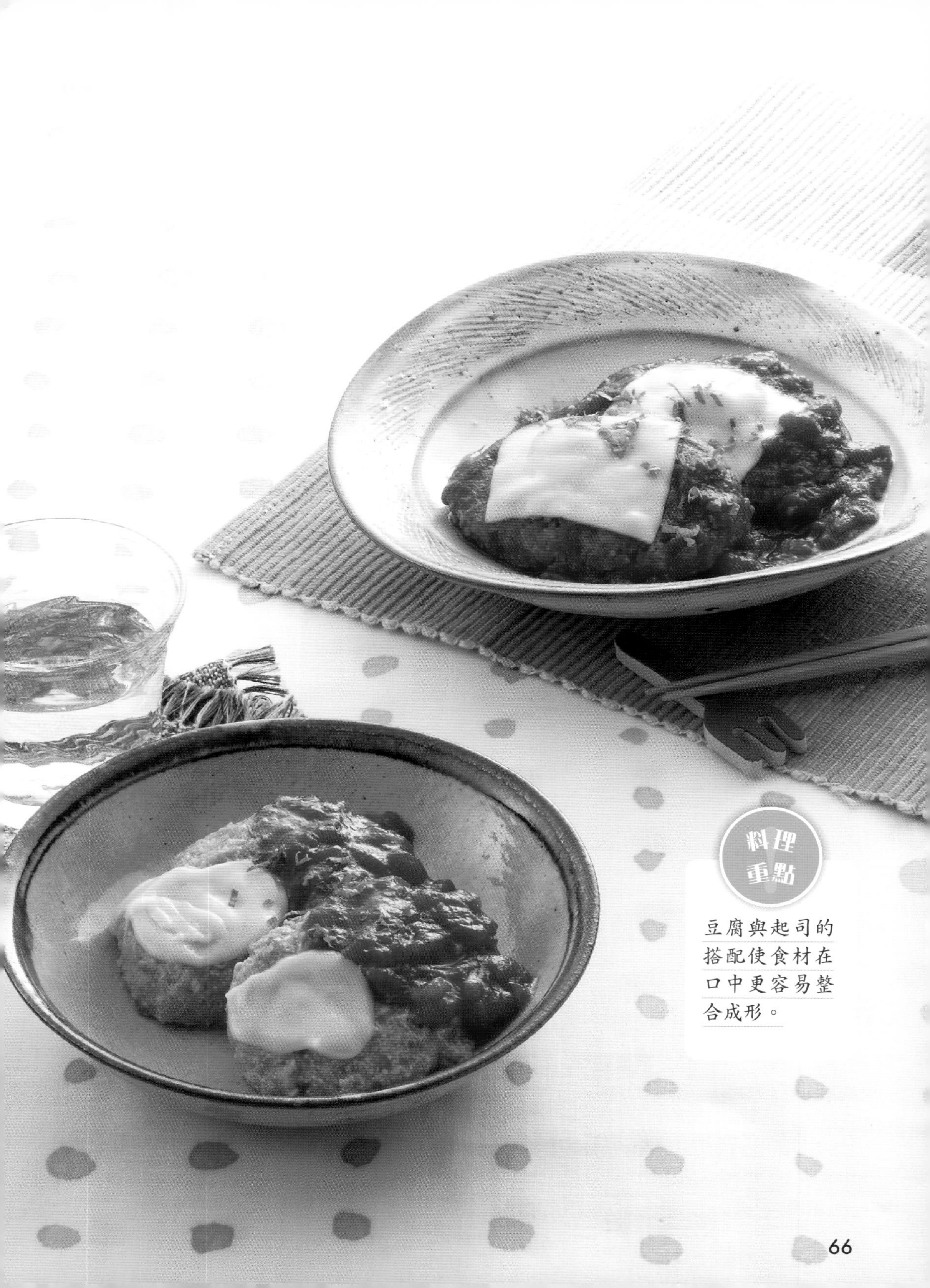

料理重點

豆腐與起司的搭配使食材在口中更容易整合成形。

熱量 276kcal | 蛋白質 18.1g | 鈉 1.8g | 鈣 168mg

在口中成形的能力令人驚豔
豆腐漢堡排

材料（2 人份）
- 木棉豆腐（板豆腐）…………1/2 塊（150g）
- 混合絞肉…………100g
- 洋蔥…………1/8 顆
- 鹽…………少許
- 麵包粉…………3 大匙
- 荳蔻粉…………少許
- 食用油…………1/2 大匙
- 水煮番茄（切塊）…………3/4（150g）
- 水…………1/3 杯
- 砂糖…………1/2 小匙
- 日式豬排醬…………1 大匙
- 鹽 · 胡椒粉…………各少許
- 薄片起司（加熱融化型）…………1 片
- 香芹（切末）…………適量

作法

1 將豆腐放在紙質較厚的廚房紙巾上，輕輕絞碎，洋蔥切細末，用保鮮膜鬆鬆地覆蓋，放入微波爐（600W）內加熱約 40 秒後，使其冷卻。

2 將絞肉和鹽放入大碗中均勻揉捏，再將**作法 1** 的洋蔥及麵包粉、荳蔻粉加入混合，最後再加入豆腐揉捏，分成 4 等分圓餅狀。

3 將油倒入平底鍋熱鍋後，煎烤**作法 2** 的圓餅兩面，再將水煮番茄、水、砂糖、日式豬排醬、鹽、胡椒粉加入調味後，蓋上鍋蓋燉煮 5 ～ 6 分鐘。

4 將起司片切半放在盛盤的漢堡肉上，再撒上香芹即可。

熱量 167kcal | 蛋白質 10.9g | 鈉 0.8g | 鈣 110mg

入口即化的軟嫩口感
豆腐漢堡排【軟食】

材料（2 人份）

煮熟的漢堡排…………160g
湯…………4 大匙
增稠劑（依增稠劑上標示的份量使用）
- 番茄醬…………適量
- 薄片起司…………1/2 片
- 切末的香芹（依個人喜好加入）…………適量

※ 增稠劑的使用方法因個別商品而異，請遵照產品標示使用

作法

1 先將漢堡肉用手撕碎，再放入杯中壓碎。

2 將湯和增稠劑倒入杯中攪拌約 30 秒，放 2 ～ 3 分鐘後再攪拌一次，用保鮮膜等材料揉成圓餅型。

3 盛盤後，將融化的起士片淋在漢堡肉上，再用湯匙背部抹上滑潤的醬汁，最後依照個人喜好撒上香芹末。

熱量	蛋白質	鈉	鈣
256kcal	13.9g	1.5g	95mg

充分攝取豐富的蛋白質
來增強免疫力

牛肉豆腐壽喜燒

材料（2 人份）

- 牛里肌火鍋肉片……………………100g
- 嫩豆腐……1/3 塊（100g）
- 洋蔥…1/3 顆（約 70g）
- 舞菇…1/2 包（50g）
- 茼蒿…………1/2 把
- 調味醬汁
  - 高湯…1 又 1/3 杯
  - 酒・味醂・砂糖…各 1 又 1/2 大匙
  - 醬油…2 大匙

這樣做更易吞嚥！

・吞嚥障礙嚴重時，不要食用舞菇及豆腐

作法

1 洋蔥用逆紋切法切 1cm 寬，將纖維切斷，豆腐切成容易吞入的大小。

2 將調味醬汁的佐料倒入鍋內烹煮，放進**作法 1** 的食材烹煮約 5 分鐘。

3 舞菇切成容易吞入的大小，放入**作法 2** 的醬汁內，再鋪上牛肉片，蓋上鍋蓋烹煮 3 ～ 4 分鐘，取茼蒿葉子前端的部份切 2cm 放入鍋內煮至軟爛為止。

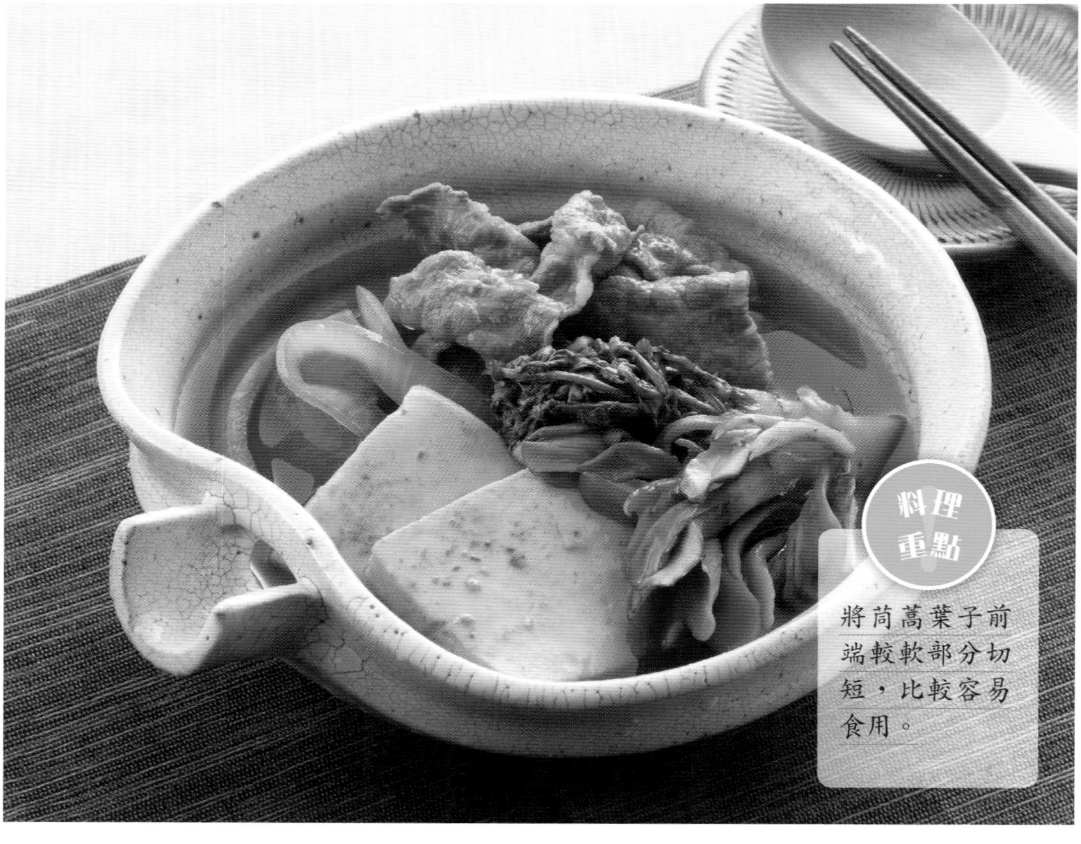

料理重點

將茼蒿葉子前端較軟部分切短，比較容易食用。

熱量	蛋白質	鈉	鈣
378kcal	26.4g	1.4g	155mg

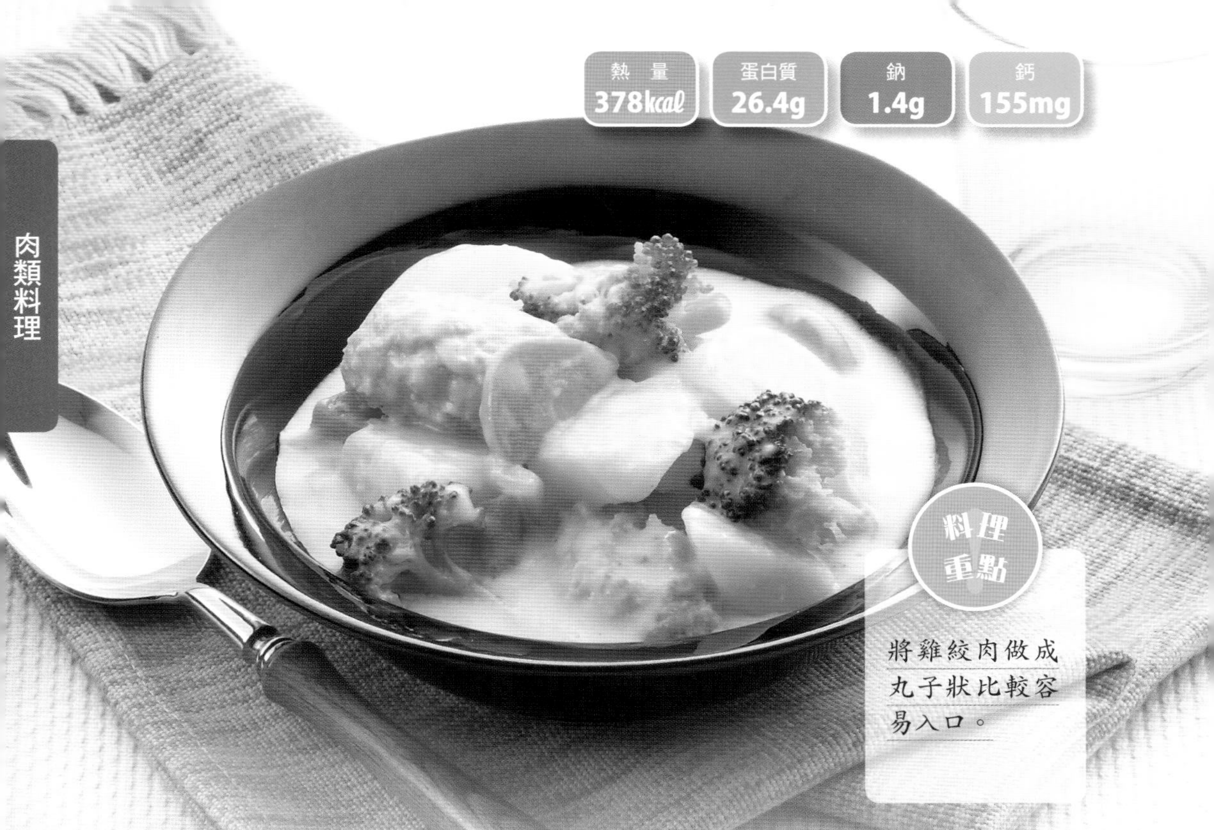

料理重點

將雞絞肉做成丸子狀比較容易入口。

將雞絞肉做成丸子狀變得容易吞嚥

雞肉丸奶油燉蔬菜

材料（2 人份）

- 雞肉丸子
  - 雞絞肉…180g
  - 雞蛋…1/2 顆
  - 味醂・醬油…各 1/2 小匙
- 馬鈴薯（切 8 等分）………1 顆（150g）
- 紅蘿蔔………1/3 條
- 綠花椰菜……1/4 朵
- 洋蔥…………1/4 顆
- 水………1 又 1/2 杯
- 橄欖油……1/2 大匙
- 高湯粉……1/2 小匙
- 牛奶……………1 杯
- 鹽・胡椒粉…少許
- 太白粉…1 又 1/2 大匙
- 水……………2 大匙

這樣做更易吞嚥！

・當吞嚥障礙較為嚴重時，可用壓力鍋將食材燉煮得更軟，使食物更容易入口

作法

1 將紅蘿蔔切 7mm 厚的半月形，綠花椰菜去梗再撕成小朵，洋蔥用逆紋切法切薄片，將纖維切斷。

2 將雞肉丸子的材料放進大碗內攪拌均勻。

3 將水倒入鍋內，用湯匙將雞肉泥舀成丸子狀，放入鍋內約 3～4 分鐘煮至變色。

4 倒入油熱鍋，放入洋蔥、紅蘿蔔、馬鈴薯，將洋蔥拌炒至軟嫩，再放入**作法 3** 的食材與高湯粉邊攪拌邊燉煮，蓋上鋁箔紙當小鍋蓋燜煮約 15 分鐘。

5 打開小鍋蓋後，放入花椰菜稍微燉煮，再加入牛奶、鹽、胡椒粉調味，最後倒入以水調勻的太白粉水勾芡，攪拌至濃稠狀即可。

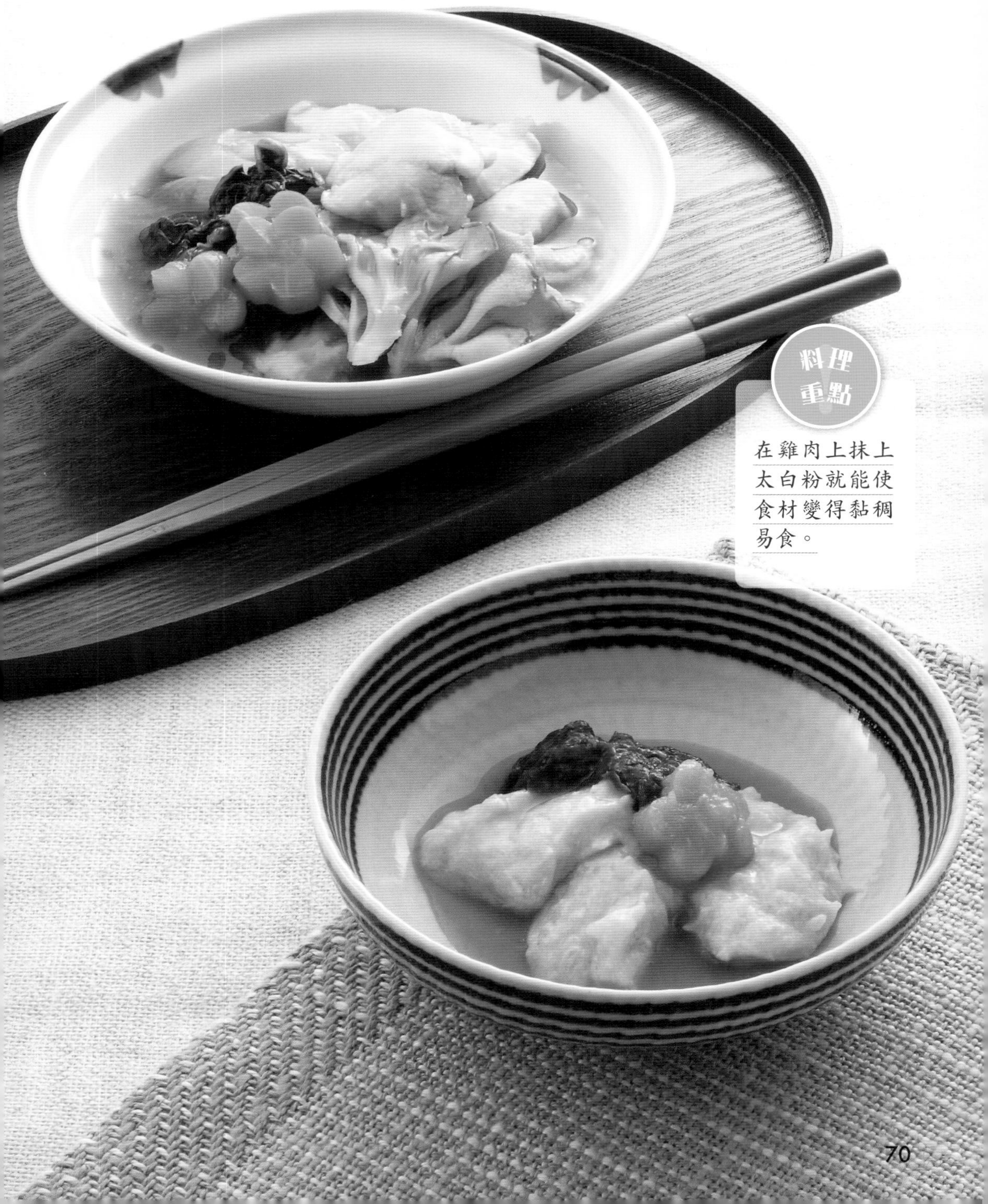

料理重點

在雞肉上抹上太白粉就能使食材變得黏稠易食。

熱量	蛋白質	鈉	鈣
155kcal	20.2g	1.6g	35mg

有黏稠的芡汁搭配主食可以安心食用

雞肉治部煮

材料（2 人份）

- 雞柳……3 條（150g）
- 太白粉……適量
- 菠菜……1/3 株
- 蔥……1/2 支
- 舞菇……1/2 包
- 紅蘿蔔……40g
- 高湯……1 又 3/4 杯
- 味醂……1 又 1/2 大匙
- 醬油……1 又 1/3 大匙
- 酒……1 大匙

這樣做更易吞嚥！

・吞嚥障礙較為嚴重時，不要食用舞菇

作法

1 雞肉斜切成容易食用的薄片，將菠菜的莖和葉子分開，依序汆燙莖和葉子後，切 2cm 長度，再將水分瀝乾。

2 蔥斜切，切細成容易食用的長度，將舞菇撕散，紅蘿蔔切 7mm 厚度花片狀。

3 將高湯、味醂、醬油、酒倒入鍋內，放入紅蘿蔔用中火烹煮，再放入撒上太白粉的雞肉。

4 將蔥、舞菇、菠菜放入鍋內，蓋上鍋蓋燜煮 3 ～ 4 分鐘。

（譯註：治部煮是指日本金澤典型的當地料理，主要是使用鴨肉以及加糖的微甜湯汁製成。治部煮原是使用天然野鴨肉，現已演變用飼養鴨或雞肉代替。）

熱量	蛋白質	鈉	鈣
107kcal	14.5g	0.9g	32mg

既能滿足味蕾又能兼具視覺感官享受

雞肉治部煮【軟食】

材料（2 人份）

- 雞柳（已煮熟）……100g
- 高湯……100ml
- 增稠劑（依增稠劑上標示的份量使用）

- 菠菜（已煮熟）……50g
- 高 湯……50ml
- 增稠劑（依增稠劑上標示的份量使用）

- 紅蘿蔔（已煮熟）……50g
- 高 湯……50ml
- 增稠劑（依增稠劑上標示的份量使用）

※ 增稠劑的使用方法因個別商品而異，請遵照產品標示使用

作法

1 若雞柳太大塊，先撕開一部分，再與高湯一起放入攪拌機內攪拌，倒入增稠劑攪拌後，用保鮮膜包起來，塑形成容易入口的大小後，擺放在盤子上。

2 在不同的容器裡各別放入菠菜和紅蘿蔔，加入高湯攪拌，再加入增稠劑攪拌均勻，放入容器內等冷藏定形後切開，擺放在色彩豐富的盤子上，最後用湯汁作成的芶芡淋在食材上。

熱量	蛋白質	鈉	鈣
387kcal	15.9g	1.7g	31mg

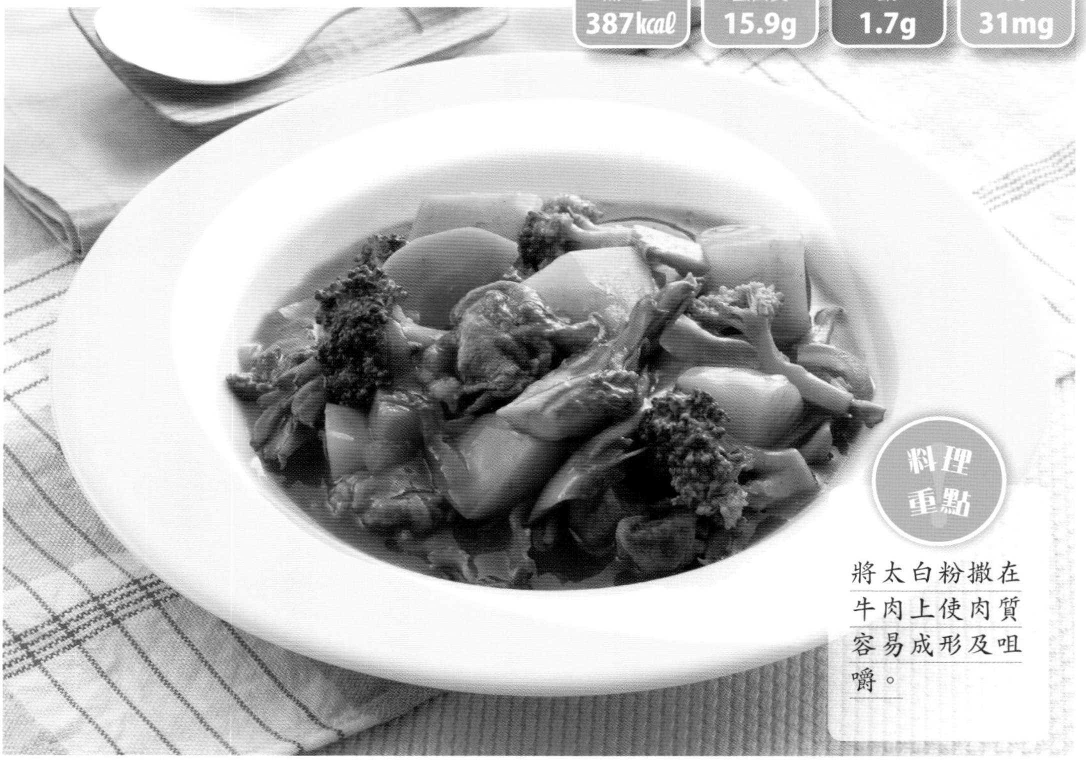

料理重點

將太白粉撒在牛肉上使肉質容易成形及咀嚼。

將牛肉製成小丸子狀較易食用

燉牛肉

材料（2 人份）

- 牛里肌火鍋肉片（容易食用的大小）……140g
- 舞菇……1/2 包
- 馬鈴薯……1 顆
- 洋蔥……1/3 顆
- 紅蘿蔔……1/4 條
- 綠花椰菜……1/4 朵
- 水……1 又 1/2 杯
- 太白粉……1 又 2/3 大匙
- A
  - 多明格拉斯醬（罐頭）…70g
  - 高湯粉…1/3 小匙
  - 番茄醬…1 大匙
  - 紅酒…1/4 杯
  - 醬油…1 小匙

這樣做更易吞嚥！

- 若覺得綠花椰菜不易咀嚼，切除菜梗的部份再調理即可
- 當吞嚥障礙較為嚴重時，不要食用舞菇
- 當吞嚥障礙較為嚴重時，用壓力鍋調理使食材變得更軟

作法

1 將太白粉撒在牛肉上，用手輕輕搓揉成比一口再小一點的丸子狀。

2 將馬鈴薯切成 8 等分，舞菇、綠花椰菜撕成小塊狀，紅蘿蔔切 1cm 厚度的半月形狀，洋蔥用逆紋切法切 5mm 寬，將纖維切斷。

3 將水、花椰菜以外的蔬菜放進鍋中用中火煮，等滾沸後將**作法 1** 的食材放入鍋內，蓋上鍋蓋用中弱火燜煮 7 ～ 8 分鐘。

4 將 A 的材料放進**作法 3** 的食材內混合，煮約 10 分鐘，烹煮期間要攪拌幾次，等蔬菜變軟後，再放入花椰菜，烹煮 2 ～ 3 分鐘。

熱量	蛋白質	鈉	鈣
217kcal	16.7g	1.6g	61mg

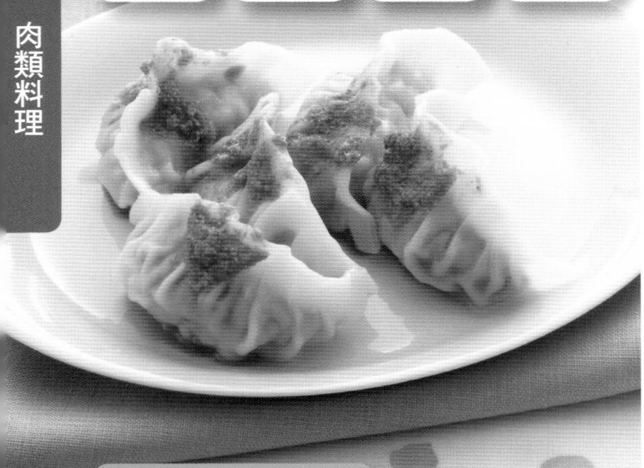

這樣做更易吞嚥！

・將餃子包小一些較容易入口

水餃

材料（2 人份）

- 豬絞肉（胛心肉）……110g
- 高麗菜……2 片（100g）
- 韭菜……1/4 支
- 醬油……1/2 小匙
- 芝麻油……1/2 小匙
- 太白粉……1 小匙
- 餃子皮……10 片
- 沾醬
  - 醬油…1 大匙
  - 醋…1 小匙
  - 白芝麻粉…2 小匙
  - 辣油…少許

作法

1 高麗菜切半用保鮮膜包起來，放進微波爐（600W）加熱 1 分 30 秒，放置溫冷後，用攪拌機攪成糊狀再將水分瀝乾。

2 將豬絞肉、油、醬油放入大碗中，搓揉均勻至有黏性為止，再將**作法 1** 的食材與切碎的韭菜、太白粉倒入大碗中均勻攪拌至整體入味。

3 取**作法 2** 適量的肉餡，包在餃子皮上，放入沸水中煮至沸騰，盛盤後，淋上拌勻的沾醬。

燒賣

材料（2 人份）

- 蝦仁……50g
- 豬絞肉……100g
- 洋蔥（切末）……1/8 顆
- 燒賣皮……10 片
- 酒 ・ 味醂……各 1 小匙
- 薑汁……1 小匙
- 太白粉……2 小匙

作法

1 用菜刀將蝦仁拍碎。

2 將豬絞肉、酒、味醂放入大碗中均勻搓揉至出現黏性為止，再放進蝦仁、洋蔥、太白粉後攪拌均勻。

3 燒賣皮切 3 ～ 4mm 寬的細度。

4 將**作法 2** 的食材搓揉成容易入口的丸子狀，再將**作法 3** 的食材均勻鋪上包覆，最後放入已冒出熱氣的蒸鍋內蒸約 10 分鐘。

熱量	蛋白質	鈉	鈣
205kcal	15.8g	1.2g	24mg

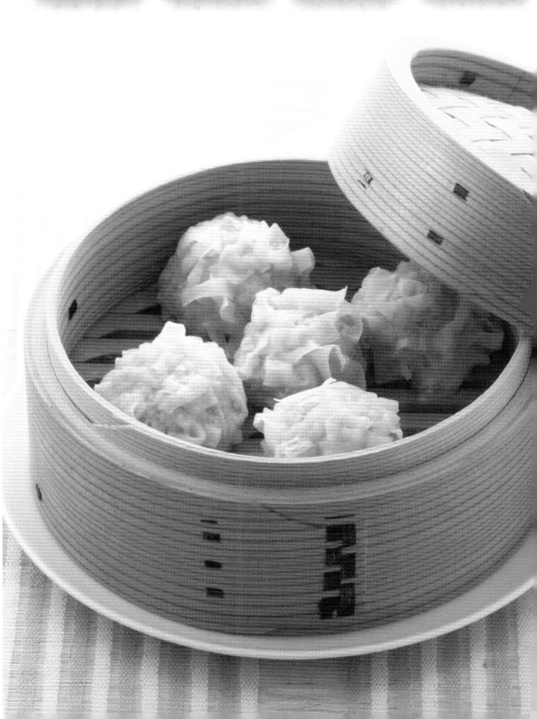

熱量	蛋白質	鈉	鈣
200kcal	19.8g	1.3g	36mg

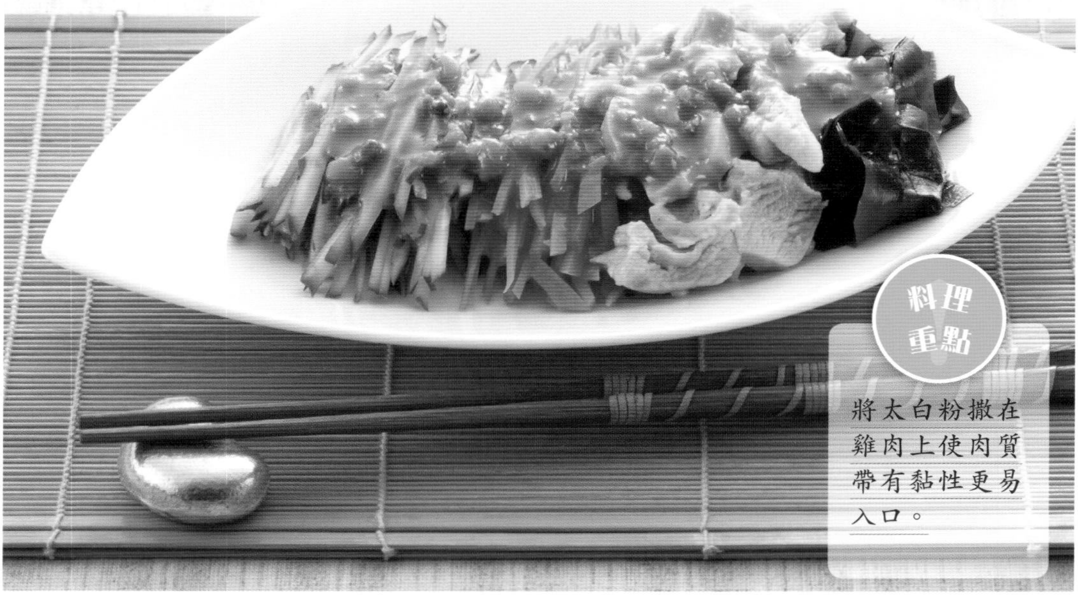

料理重點

將太白粉撒在雞肉上使肉質帶有黏性更易入口。

花生醬的香味能使食慾大增

雞肉蔬菜棒棒雞

材料（2 人份）

- 雞腿肉（去皮）……………………140g
- 太白粉…………適量
- 紅蘿蔔……1/3 條（60g）
- 小黃瓜…………1 條
- 鹽漬裙帶菜……20g
- 醬汁
  - 奶油花生醬…1 又 1/2 大匙
  - 高湯…1 大匙
  - 醬油…2 小匙
  - 砂糖・醋…各 1 小匙
  - 辣油…1/4 ～ 1/2 小匙
  - 蒜泥…1/2 小匙

作法

1 將紅蘿蔔斜切片再切絲，用水將鹽漬裙帶菜的鹽分沖洗掉，再切成容易入口的大小，小黃瓜斜切片再切絲，將雞肉纖維切開再切絲後，撒上太白粉備用。

2 將鍋內的水煮沸後，紅蘿蔔絲放在濾網上用水煮沸後撈起，裙帶菜稍微汆燙，雞肉絲也同樣放入鍋內汆燙。

3 雞肉、紅蘿蔔、裙帶菜、小黃瓜盛盤後，將醬汁均勻混合至滑潤後，淋在料理上。

這樣做更易吞嚥！

・此道料理不適合重度吞嚥困難者

熱量	蛋白質	鈉	鈣
413kcal	19.3g	1.4g	23mg

多層薄肉片比較容易食用

千層炸豬排

材料（2 人份）

- 豬里肌火鍋肉片……………………180g
- 鹽 ・ 胡椒粉……………………各少許
- 麵粉、蛋液、麵包粉……………………各適量
- 油炸用油……適量
- 萵苣……………………3 片
- 綠紫蘇葉………2 片
- 日式豬排醬…4 小匙

這樣做更易吞嚥！

- 多淋一些醬汁在豬排上能使食物在口中更易成形
- 吞嚥障礙較嚴重時，萵苣可以拌一些有黏稠性的調味醬，不要勉強食用

作法

1 豬肉上大面積撒上鹽、胡椒粉，以一半的分量為一組交叉疊起，將萵苣切細水煮，綠紫蘇葉切絲，再依麵粉、蛋液、麵包粉的順序裹粉。

2 平底鍋內倒入 2cm 左右的油熱鍋，將**作法 1** 的食材排放進鍋內，中間要反覆上下翻面油炸到整體都呈現金黃色為止。

3 將**作法 2** 的食材切成容易食用的大小後盛盤，淋上日式豬排醬，再擺上萵苣及綠紫蘇葉妝點。

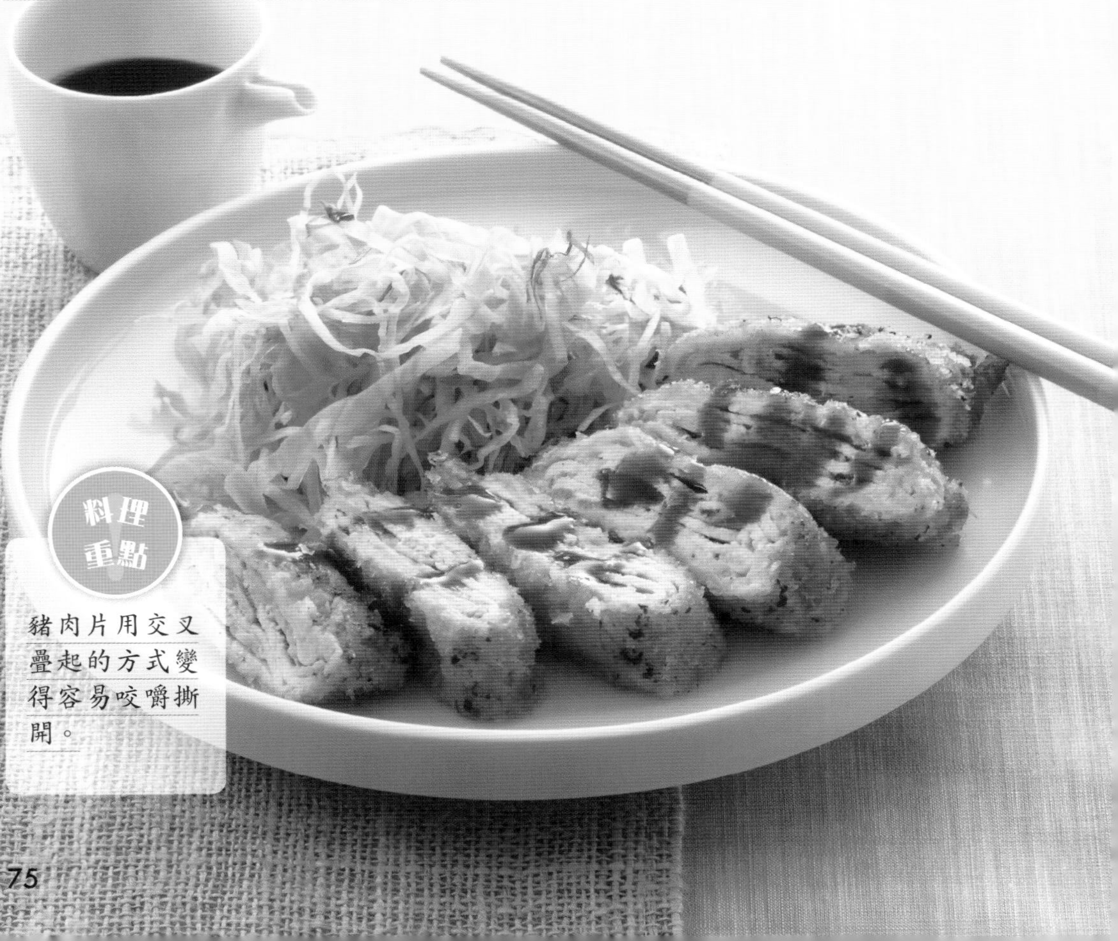

料理重點

豬肉片用交叉疊起的方式變得容易咬嚼撕開。

熱量	蛋白質	鈉	鈣
196kcal	15.2g	1.7g	55mg

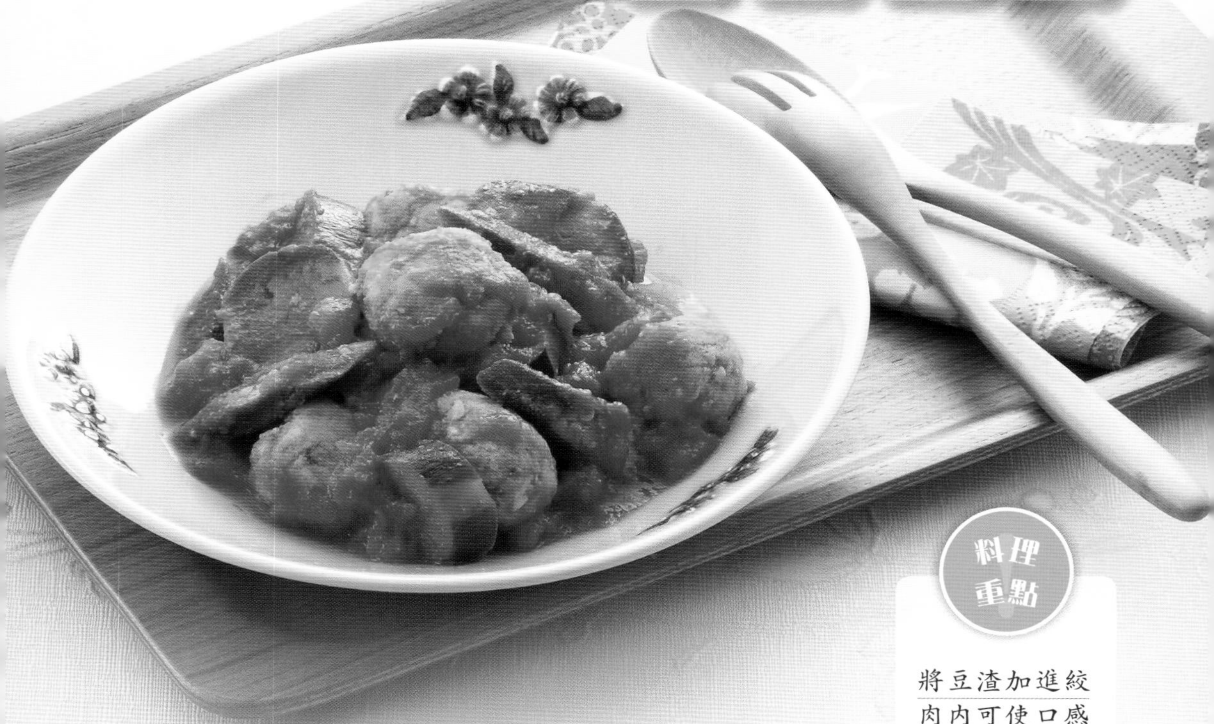

料理重點

將豆渣加進絞肉內可使口感變得滑嫩。

容易咬嚼的肉丸子
是令人期待的一道料理

茄汁燉煮肉丸子

材料（2 人份）

- 肉丸子
  - 雞絞肉…100g
  - 豆渣…50g
  - 香菇（切末）…1 片
  - 雞蛋…1/2 顆
- 茄子…1 條（60g）
- 秋葵……3 條
- 橄欖油……1/2 大匙
- 水……3/4 杯
- 水煮番茄罐頭（切丁）……1 杯（200g）
- 高湯粉……1/2 小匙
- 砂糖……1 小匙
- 鹽 ・ 胡椒粉……各少許

這樣做更易吞嚥！

- 若介意茄子皮，可削去皮之後再調理
- 吞嚥障礙較嚴重時，將秋葵切小圓薄片狀再食用

作法

1 將絞肉、豆渣、蛋液倒入大碗中，混合攪拌均勻，再加進香菇後，搓揉成容易入口大小的丸子狀。

2 將茄身削成數條條紋後，切 1cm 厚度的圓片，秋葵斜切成容易入口的長度。

3 將油倒入平底鍋熱鍋後，邊煮邊滾動**作法 1** 的食材，等表皮顏色變色後，再加入水、水煮番茄、高湯粉、砂糖調味。

4 煮開後放入茄子，再撒上鹽、胡椒粉調味後，蓋上鍋蓋燜煮約 7 ～ 8 分鐘，最後放入秋葵再煮約 5 分鐘。

熱量	蛋白質	鈉	鈣
205kcal	19.0g	1.7g	29mg

利用鹽麴發酵的功能
讓雞肉肉質變得十分軟嫩

炸雞拌蘿蔔泥

肉類料理

材料（2 人份）

- 雞腿肉（去皮）……1 片（180g）
- 鹽麴…………2 小匙
- 雞蛋…………1/4 顆
- 太白粉………1 大匙
- 麵粉…………1 大匙
- 油炸油…………適量
- 蘿蔔泥…………150g
- 酸桔醋醬油…2 大匙
- 細蔥（切蔥花）…………適量

這樣做更易吞嚥！

- 盡可能將雞肉切小塊
- 吞嚥障礙較嚴重時，在酸桔醋醬油裡加入增稠劑勾芡
- 此道料理不適合嚴重吞嚥困難者，請勿勉強食用

作法

1 以斜切方式將雞肉纖維切斷，去除多餘脂肪的部分備用。

2 將**作法 1** 的食材、鹽麴、蛋液倒入碗中，用手揉捏均勻，醃漬 10 ～ 20 分鐘。

3 將**作法 2** 的食材依序均勻裹上太白粉與麵粉，放入油鍋（170℃）油炸 6 ～ 7 分鐘。

4 將**作法 3** 的食材盛盤後，擺上蘿蔔泥再淋上酸桔醋醬油，最後撒上細蔥花即可。

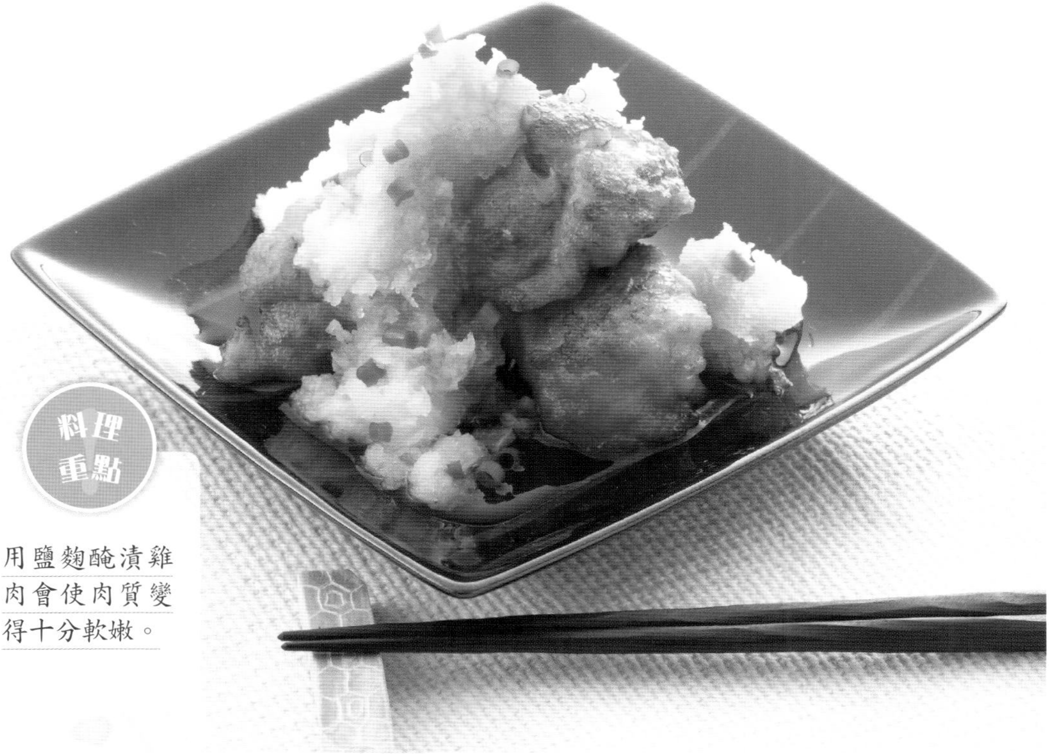

料理重點

用鹽麴醃漬雞肉會使肉質變得十分軟嫩。

熱量	蛋白質	鈉	鈣
199kcal	16.2g	1.5g	80mg

充分的燉煮使白菜在口中入口即化

白菜捲

材料（2 人份）

- 大白菜…………3片
- 肉餡
  - 雞絞肉…120g
  - 水…2 小匙
  - 雞蛋…1/2 顆
  - 洋蔥（切末）…1/8 棵
  - 香菇（切碎）…2 片
  - 鹽・胡椒粉…各少許
- 太白粉…………適量
- 高湯……………2杯
- 醬油…………1小匙
- 味醂………1/2 大匙
- 鹽…………1/4 小匙
- 太白粉………4小匙
- 水……………4 小匙

這樣做更易吞嚥！

- 若覺得白菜不易咀嚼咬斷的話，取葉片前端的部分重疊後包餡即可
- 吞嚥障礙較嚴重時，避開白菜只取內餡的絞肉食用

作法

1 削去大白菜硬芯放在耐熱盤上，用保鮮膜包覆放進微波爐（600W）加熱 5～6 分鐘，加熱完成後保持原狀，放在微波爐內用餘溫加熱。

2 將絞肉餡的材料放入大碗中，揉捏至出現黏性。

3 將白菜葉一片一片打開，內側用濾茶器撒上薄薄一層的太白粉，從大白菜的軸心劃上幾刀切斷纖維，再將已分成三等分的**作法 2** 食材放在白菜葉上，邊從底端往葉片尾端捲，邊將兩端的葉子往內捲，捲成白菜捲。

4 將高湯、醬油、味醂、鹽放入鍋內混合，再將**作法 3** 的白菜捲，尾端朝下並排放入鍋內開火煮，蓋上用鋁箔紙做的小鍋蓋，再蓋上鍋蓋燜煮約 15 分鐘。

5 切成容易入口的大小後盛盤，用劃圓的方式將太白粉水倒入煮剩的湯汁裡勾芡，直至產生黏性後，淋在料理上。

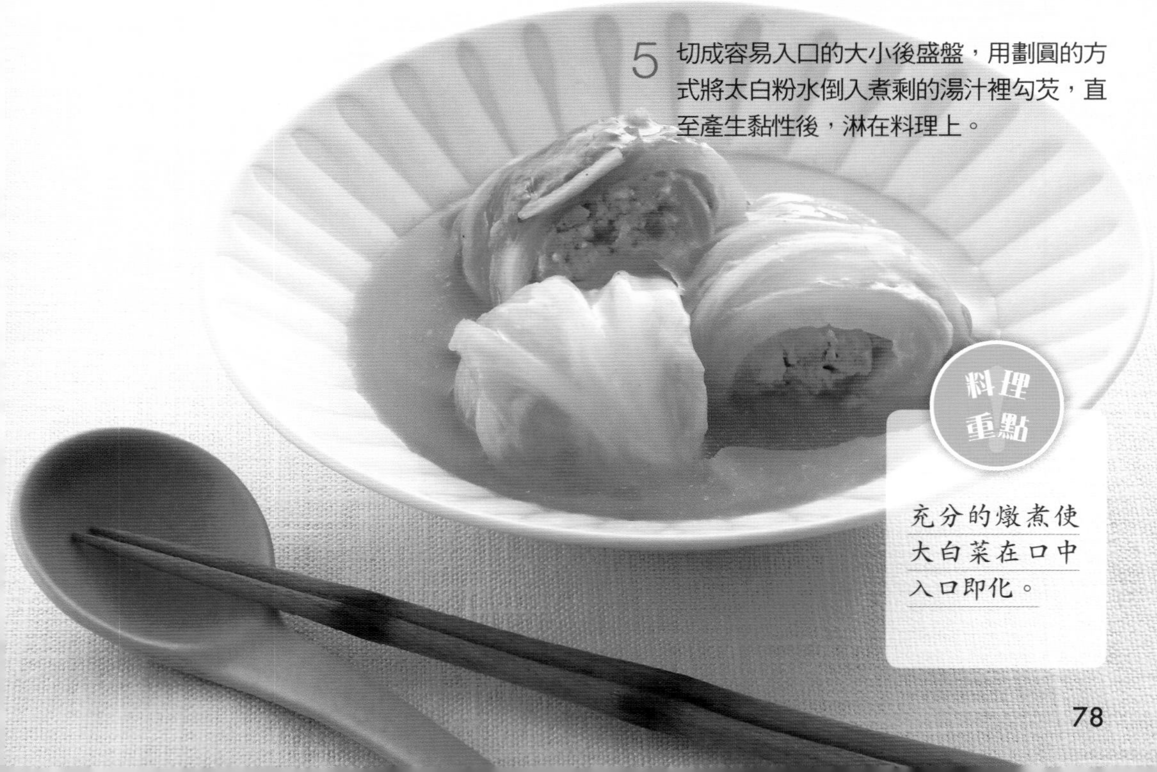

料理重點

充分的燉煮使大白菜在口中入口即化。

豆渣雞塊

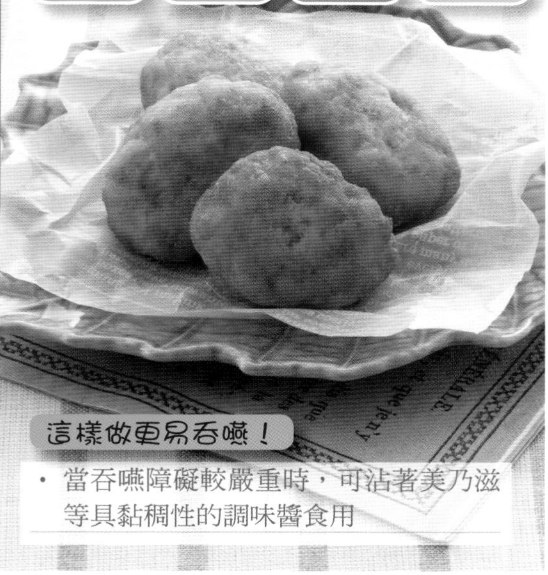

熱量 233kcal ｜ 蛋白質 16.6g ｜ 鈉 1.3g ｜ 鈣 29mg

這樣做更易吞嚥！

・當吞嚥障礙較嚴重時，可沾著美乃滋等具黏稠性的調味醬食用

材料（2 人份）

- 雞絞肉…………140g
- 鹽………………少許
- 豆渣……………40g
- 美乃滋………1 大匙
- 洋蔥泥………2 大匙
- 太白粉……2 小匙
- 醬油…………1 小匙
- 砂糖………1/2 小匙
- 麵粉……………適量
- 油炸油…………適量

作法

1 將鹽放進絞肉內，均勻攪拌至有黏性，放入豆渣、美乃滋、洋蔥泥、太白粉、醬油、砂糖後拌勻，搓揉出容易入口大小的丸子狀。

2 在平底鍋內倒入 2cm 左右的油熱鍋，將**作法 1** 的食材整體輕拍抹上麵粉後，放入鍋內油炸。

涮豬肉拌毛豆

材料（2 人份）

- 豬里肌火鍋肉片…………120g
- 番茄……………1 顆
- 高麗菜…………3 片
- 山芹菜…………1 株
- 毛豆（去殼）…1/2 杯
- 牛奶…………1/4 杯
- 太白粉………適量
- 白芝麻醬…1 大匙（若無白芝麻醬可用白芝麻粉 1 大匙代替）
- 鹽…………1/4 小匙
- 醬油………1/2 大匙

作法

1 將番茄用水煮沸後剝皮，切成薄的半月形，去掉高麗菜芯並切成容易入口的大小，山芹菜也切成容易入口的大小。

2 太白粉均勻抹在豬肉片上，將高麗菜、山芹菜放進煮沸的鍋內汆燙後撈起，再放入豬肉片烹煮，放在平底盤上瀝乾水分。

3 剝除毛豆外層的薄皮，與牛奶、白芝麻醬、醬油一起倒進食物處理機裡絞拌成黏糊狀，再與豬肉片、蔬菜拌勻。

熱量 249kcal ｜ 蛋白質 15.1g ｜ 鈉 1.4g ｜ 鈣 125mg

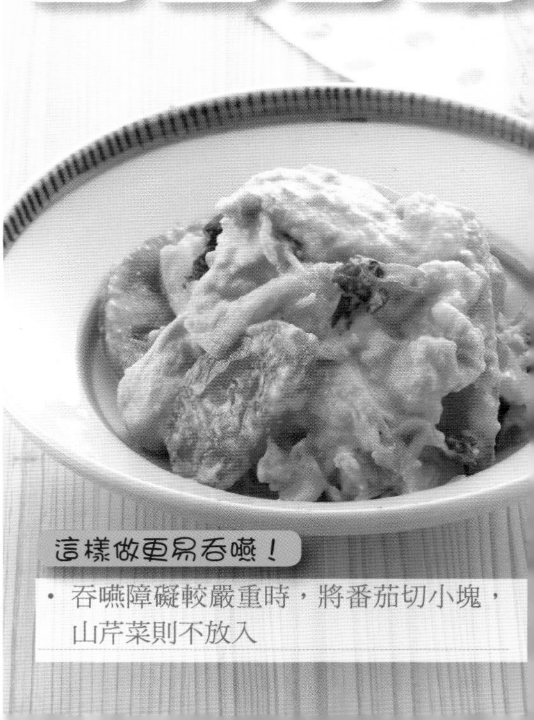

這樣做更易吞嚥！

・吞嚥障礙較嚴重時，將番茄切小塊，山芹菜則不放入

熱量 279kcal | 蛋白質 15.5g | 鈉 1.4g | 鈣 14mg

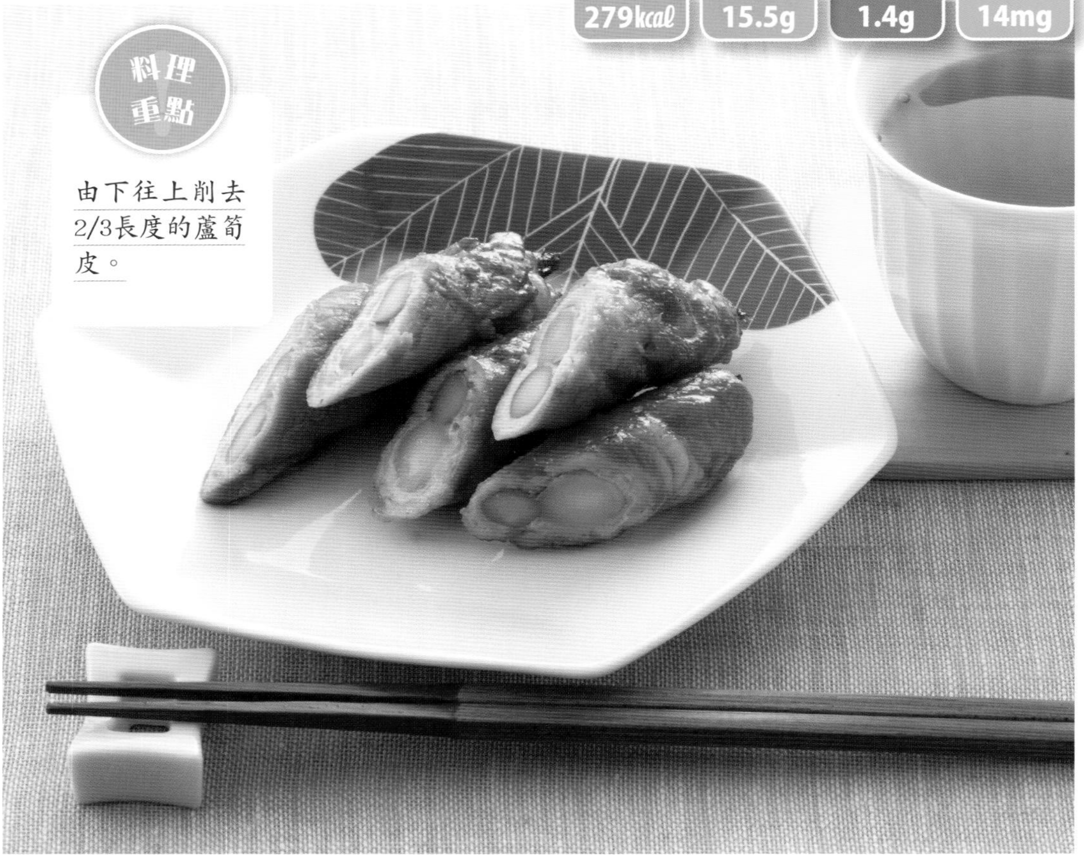

料理重點

由下往上削去2/3長度的蘆筍皮。

同時享受 2 種不同口感

照燒豬肉蘆筍捲

材料（2 人份）

- 豬里肌火鍋肉片……140g
- 蘆筍……5 根
- 麵粉……適量
- 食用油……1 小匙
- 醬汁
  - 醬油・酒・味醂…各 1 大匙
  - 砂糖…1 大匙

這樣做更易吞嚥！

・當吞嚥困難較嚴重時，不要勉強食用

作法

1. 用刨刀將蘆筍皮削掉，對半切後，用水汆燙備用。
2. 將豬肉片平鋪，放上**作法 1** 的蘆筍，捲起來後，輕拍抹上麵粉。
3. 將油倒入平底鍋熱鍋後，將**作法 2** 的食材反覆翻轉煎烤至呈現焦黃色，再以劃圓的方式淋上醬汁，煮至醬汁緊密結合後，切成容易入口大小盛盤。

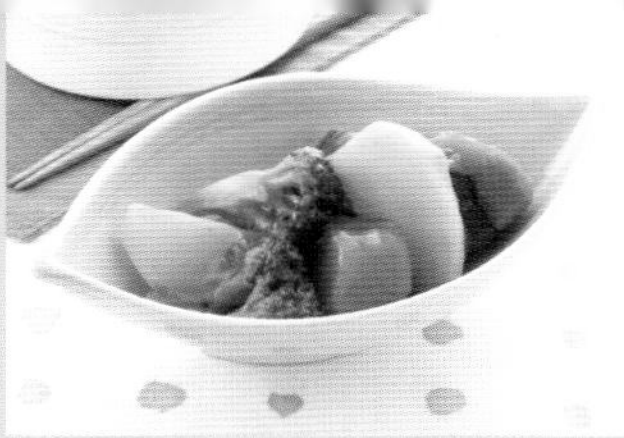

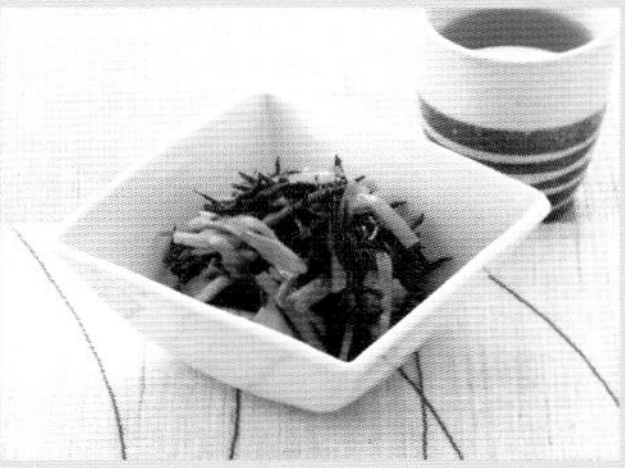

Part 4

美味易食的
蔬菜料理

蔬菜裡含有豐富的維他命與礦物質，但也因為纖維質豐富的關係，對咀嚼與吞嚥困難的人來說，可說是較難入口的食材，本章節將介紹多種利用煮、蒸、炸等烹調方式，將食材變得容易入口的食譜。

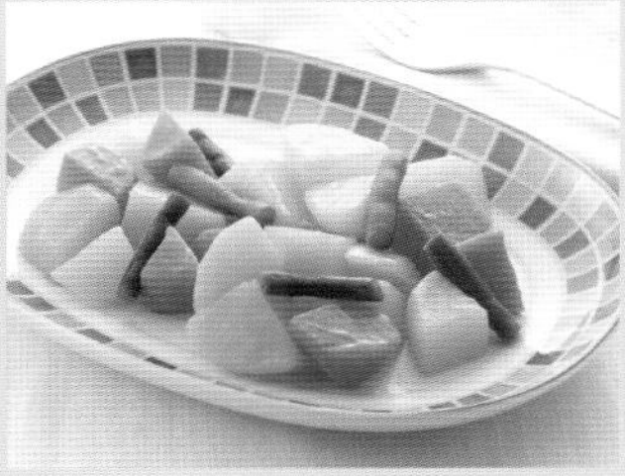

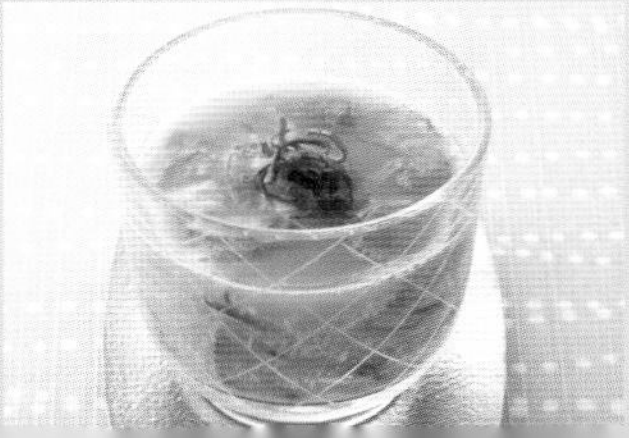

熱量	蛋白質	鈉	鈣
79kcal	2.9g	1.1g	34mg

具有黏性
使食物在口中成食糰的效果變好

彩蔬燴什錦

材料（2 人份）

- 綠花椰菜⋯⋯⋯60g
- 大頭菜⋯⋯⋯⋯1 顆
- 南瓜⋯⋯⋯⋯⋯80g
- 高湯⋯⋯⋯⋯⋯1 杯
- 酒⋯⋯⋯⋯⋯1 大匙
- 淡味醬油⋯⋯1 小匙
- 鹽⋯⋯⋯⋯⋯⋯少許
- 太白粉⋯⋯⋯2 小匙
- 水⋯⋯⋯⋯⋯4 小匙

這樣做更易吞嚥！

・不容易咀嚼時，將綠花椰菜的梗切除後，再調理即可

作法

1 將綠花椰菜撕成小朵，大頭菜切成 8 等分，南瓜削皮後再切成與大頭菜一樣的大小。

2 將高湯、酒、淡味醬油、鹽放入鍋中煮開，放入南瓜、大頭菜煮 3 ～ 4 分鐘，再加入綠花椰菜後，將蔬菜煮至軟爛（2 ～ 3 分鐘）。

3 淋上以水調勻的太白粉水勾芡，產生黏稠狀後盛盤。

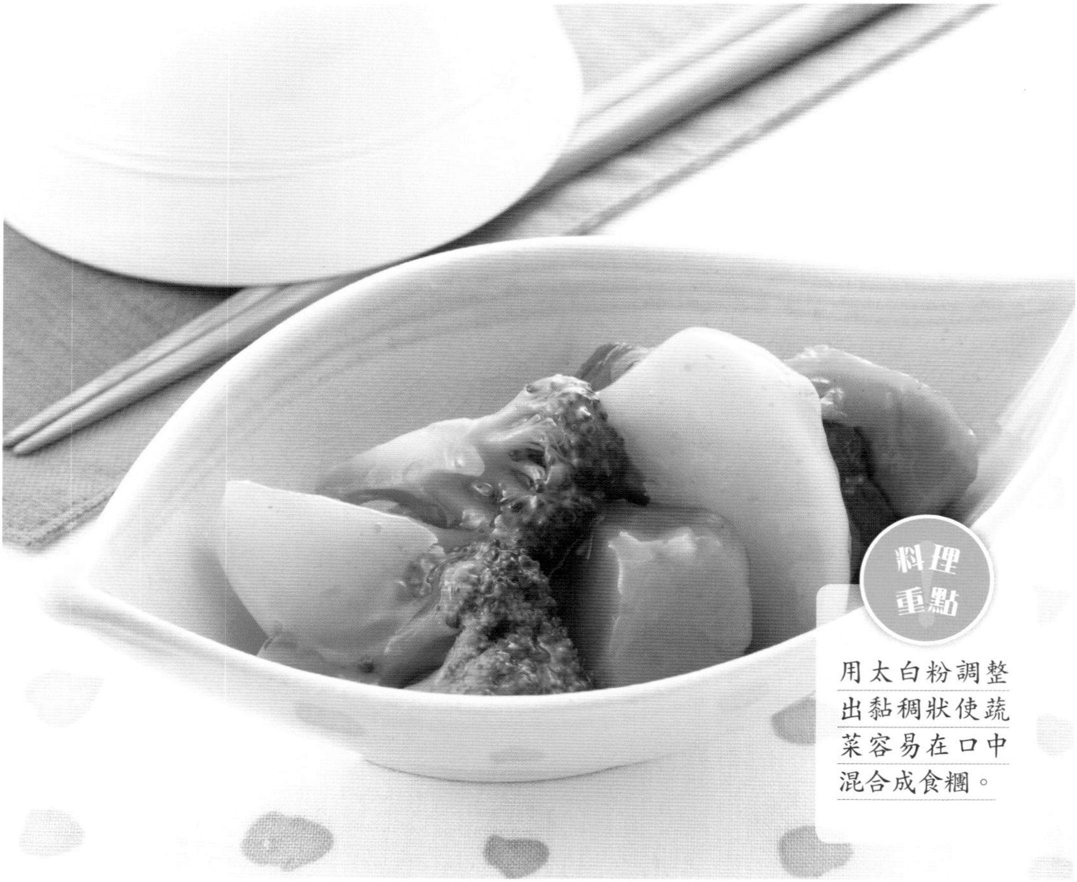

料理重點

用太白粉調整出黏稠狀使蔬菜容易在口中混合成食糰。

熱量	蛋白質	鈉	鈣
82kcal	2.2g	1.0g	30mg

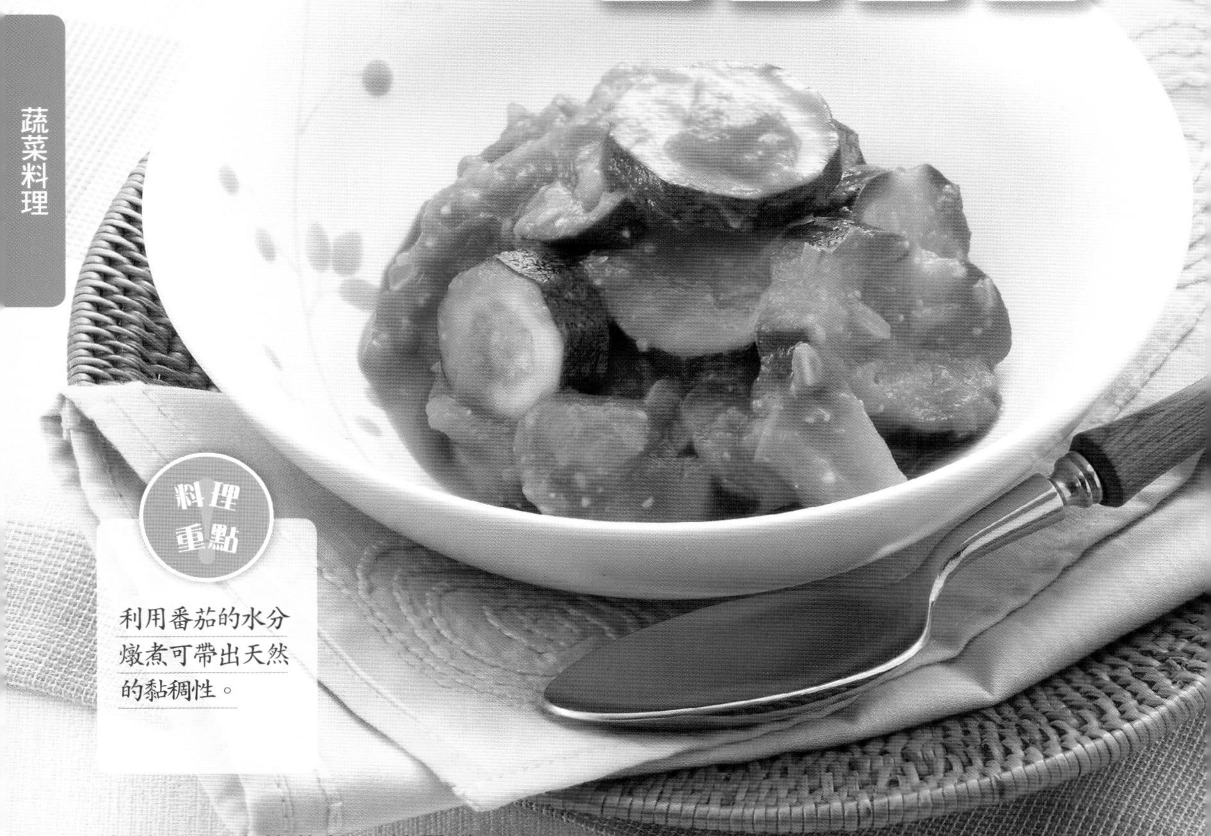

料理重點

利用番茄的水分燉煮可帶出天然的黏稠性。

完整地品嚐蔬菜的天然風味

普羅旺斯風味菜

材料（2 人份）

- 茄子…2 條（120g）
- 櫛瓜…1/2 條（80g）
- 番茄…………1 大顆
- 大蒜（切末）……1 片
- 芹菜（切末）……15g
- 橄欖油………1/2 大匙
- 蜂蜜…………1 小匙
- 鹽………1/3 小匙
- 胡椒粉………少許

這樣做更易吞嚥！

- 不容易咀嚼、吞嚥障礙較嚴重時，不要食用芹菜
- 若介意茄子皮，可削皮之後再調理

作法

1 將茄子、櫛瓜切 7 ～ 8mm 厚的圓片，番茄用水煮過後，剝皮切小丁狀。

2 將油倒入平底鍋熱鍋，將大蒜、芹菜放入爆香，再放進番茄、蜂蜜慢慢地拌炒，至番茄呈濃稠糊狀為止。

3 加入茄子、櫛瓜後，蓋上鍋蓋燜熟，最後撒上鹽、胡椒粉調味。

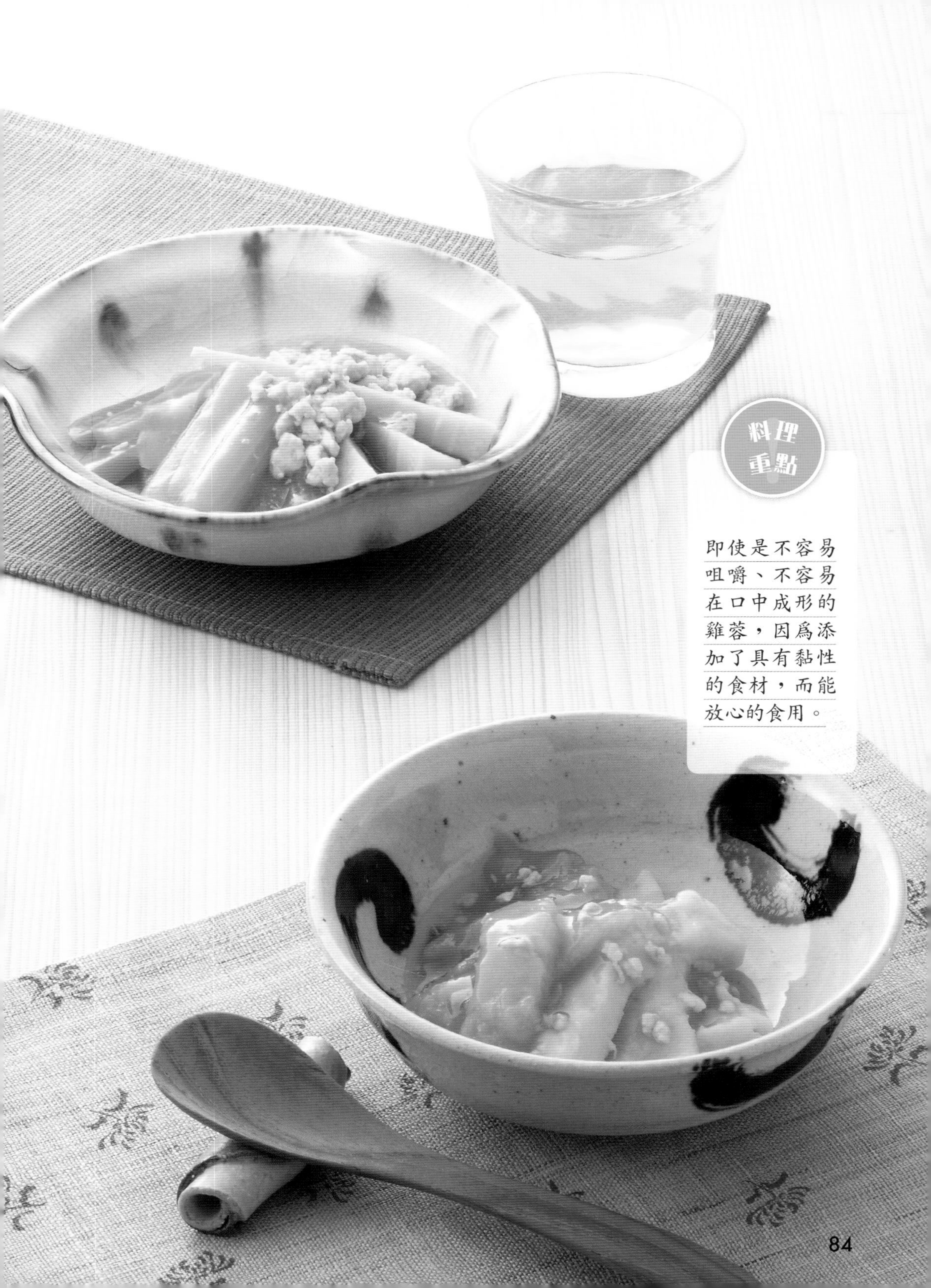

料理重點

即使是不容易咀嚼、不容易在口中成形的雞蓉，因爲添加了具有黏性的食材，而能放心的食用。

熱量	蛋白質	鈉	鈣
126kcal	8.8g	1.3g	41mg

纖維豐富的食材
經過這樣烹飪也能安心食用

竹筍蜂斗菜燴雞蓉

材料（2 人份）

- 蜂斗菜……80g
- 水煮竹筍（筍尖的部份）……80g
- 紅蘿蔔……1/2 條（80g）
- 薑泥……1 小匙
- 雞絞肉……60g
- 食用油……1 小匙
- 高湯……1 杯
- 味醂・酒……各 1/2 大匙
- 醬油……1/2 大匙
- 鹽……少許
- 太白粉……1/2 大匙
- 水……1/2 大匙

這樣做更易吞嚥！

・此道料理較不適合重度吞嚥障礙者，請勿勉強食用，或做成軟食後再食用

作法

1 將蜂斗菜切成容易入鍋的長度，撒上鹽巴放入鍋內水煮，瀝乾水分後剝皮再用水洗去澀味，用桿麵棒等工具敲碎纖維後，切 2cm 長度。

2 竹筍直切切薄片，紅蘿蔔切 2cm 薄長方形。

3 將油倒入鍋內熱鍋，先將薑泥、雞絞肉放入鍋內爆香，再放入紅蘿蔔、竹筍拌炒。

4 倒入高湯煮滾後，再將味醂、酒、醬油倒入鍋內，等第二次滾沸後放入蜂斗菜，蓋上鍋蓋大約燜煮約 15 分鐘至蔬菜煮軟為止，最後淋上以水調勻的太白粉水勾芡後盛盤。

熱量	蛋白質	鈉	鈣
82kcal	5.9g	0.7g	33mg

保持竹筍與蜂斗菜的原本風味

竹筍蜂斗菜燴雞蓉【軟食】

材料（2 人份）

- 煮熟的蜂斗菜……80g
  高湯……80ml
  增稠劑（依增稠劑上標示的份量使用）
- 煮熟的竹筍……50g
  高湯……1/4 杯
  增稠劑（依增稠劑上標示的份量使用）
- 紅蘿蔔（煮熟）……50g
  高湯……1/4 杯
  增稠劑（依增稠劑上標示的份量使用）
- 芶芡雞蓉……已做好的

作法

1 將煮熟的蜂斗菜、竹筍、紅蘿蔔個別倒入高湯汁，再放增稠劑攪拌 15 秒以上。

2 將**作法 1** 的食材倒入平底盤內放涼，再分別將竹筍切成三角形狀，蜂斗菜與紅蘿蔔切條狀盛盤。

3 將芶芡雞蓉的雞絞肉壓碎弄散，撒在**作法 2** 的食材上。

※ 增稠劑的使用方法因個別商品而異，請遵照產品標示使用

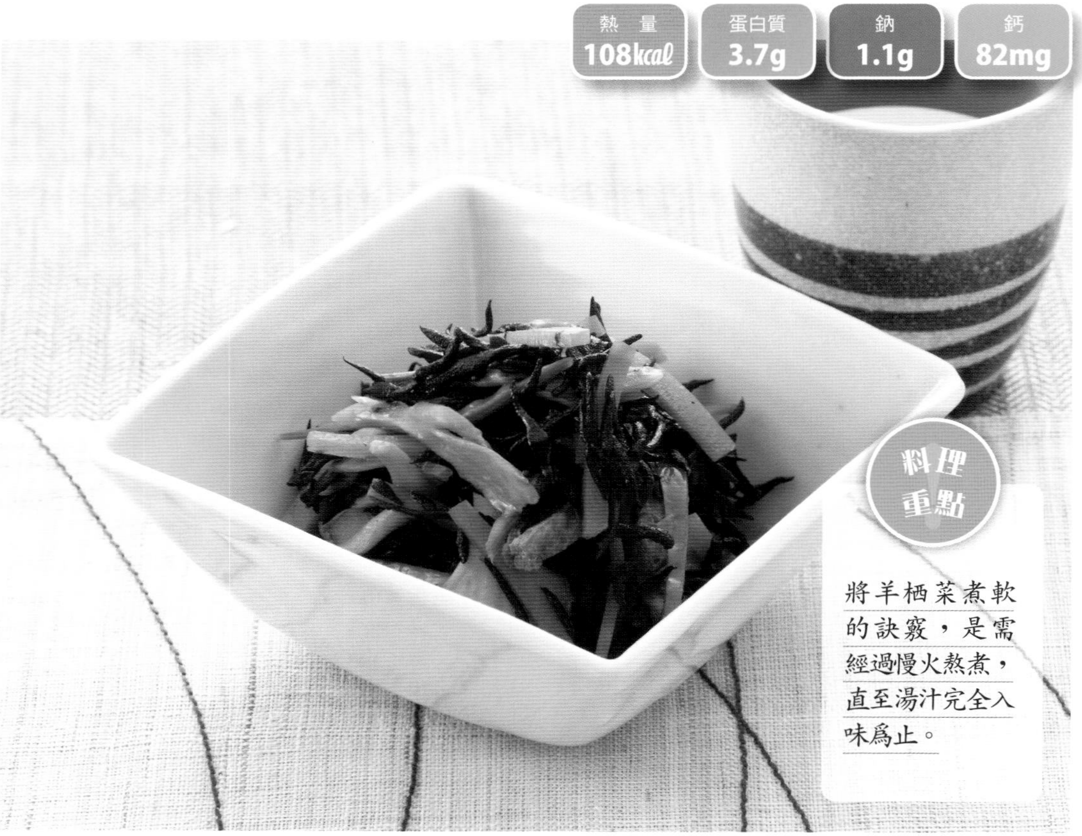
熱量
108kcal
蛋白質
3.7g
鈉
1.1g
鈣
82mg
料理重點
將羊栖菜煮軟的訣竅，是需經過慢火熬煮，直至湯汁完全入味爲止。

運用訣竅烹調羊栖菜即可安心食用

燉煮羊栖菜

材料（2 人份）

- 羊栖菜芽（乾燥）……6g
- 紅蘿蔔……30g
- 舞菇……30g
- 油豆腐……20g
- 碗豆莢……10g
- 芝麻油……1 小匙
- 綜合調味料
  - 高湯…3/4 杯
  - 酒…1 大匙
  - 醬油…2 小匙
  - 砂糖…1/2 大匙
  - 味醂…2 小匙
  - 鹽…一小撮

這樣做更易吞嚥！

- 此道料理較不適合重度吞嚥障礙者，請勿勉強食用

作法

1. 將羊栖菜芽浸泡在水裡 20 ～ 30 分鐘泡軟，再拭去水分。
2. 紅蘿蔔切 1cm 長度的細絲，油豆腐切成與紅蘿蔔一樣的大小，以劃圓的方式淋上熱水去油，再將舞菇撕碎，碗豆莢斜切成細片。
3. 將芝麻油倒入鍋內熱鍋，依序將紅蘿蔔、羊栖菜、油豆腐、舞菇放進鍋內拌炒，再將綜合調味料倒入鍋內，等湯汁收汁至 1/3 左右的程度，再將碗豆莢放入煮 3 ～ 4 分鐘後盛盤。

芝麻醋拌白菜紅蘿蔔

熱量	蛋白質	鈉	鈣
52kcal	1.9g	0.9g	82mg

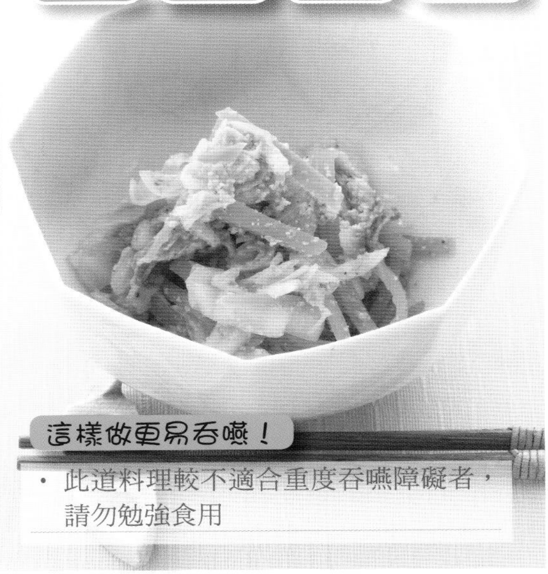

這樣做更易吞嚥！

・此道料理較不適合重度吞嚥障礙者，請勿勉強食用

材料（2 人份）

- 大白菜…………2 片
- 紅蘿蔔……1/4 條（40g）
- 綜合調味料
  - 白芝麻粉…1 大匙
  - 醋…1 小匙
  - 砂糖…1/2 大匙
  - 醬油…2 小匙

作法

1 將大白菜的葉片與芯分開，葉片切 1cm 寬度的片狀，芯的部分，將纖維切斷後，再細切成 5mm 寬度的細絲，紅蘿蔔斜切薄片後再切絲。

2 將**作法 1** 的食材放入耐熱鍋內，用保鮮膜鬆鬆地包覆起來，放進微波爐（600W）內加熱 1 分 30 秒，等溫冷後將水分瀝乾。

3 綜合調味料混合完成後與**作法 2** 的食材拌勻即可。

白醬拌菠菜

材料（2 人份）

- 菠菜…1 株（160g）
- 柴魚露（3 倍濃縮）…………1 小匙
- 白芝麻醬……1 大匙
- 嫩豆腐………1/4 塊（略少於 80g）
- 砂糖………1/2 大匙
- 醬油…………1 小匙

作法

1 將菠菜的梗與葉片分開，梗用熱水汆燙，瀝乾水分後，切 2cm 的長度，淋上柴魚露輕輕攪拌至入味。

2 將嫩豆腐放入耐熱盤內用微波爐（600W）加熱 2 分鐘去除水分。

3 將**作法 2** 的豆腐放進大碗內，用打泡器攪碎混合，放入白芝麻醬、砂糖、醬油，攪拌至滑嫩口感，再將**作法 1** 的食材放入拌勻。

熱量	蛋白質	鈉	鈣
78kcal	4.9g	0.7g	111mg

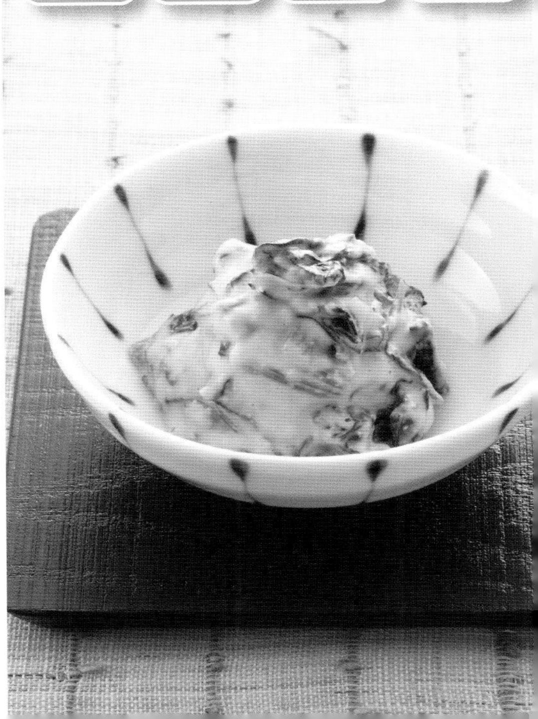

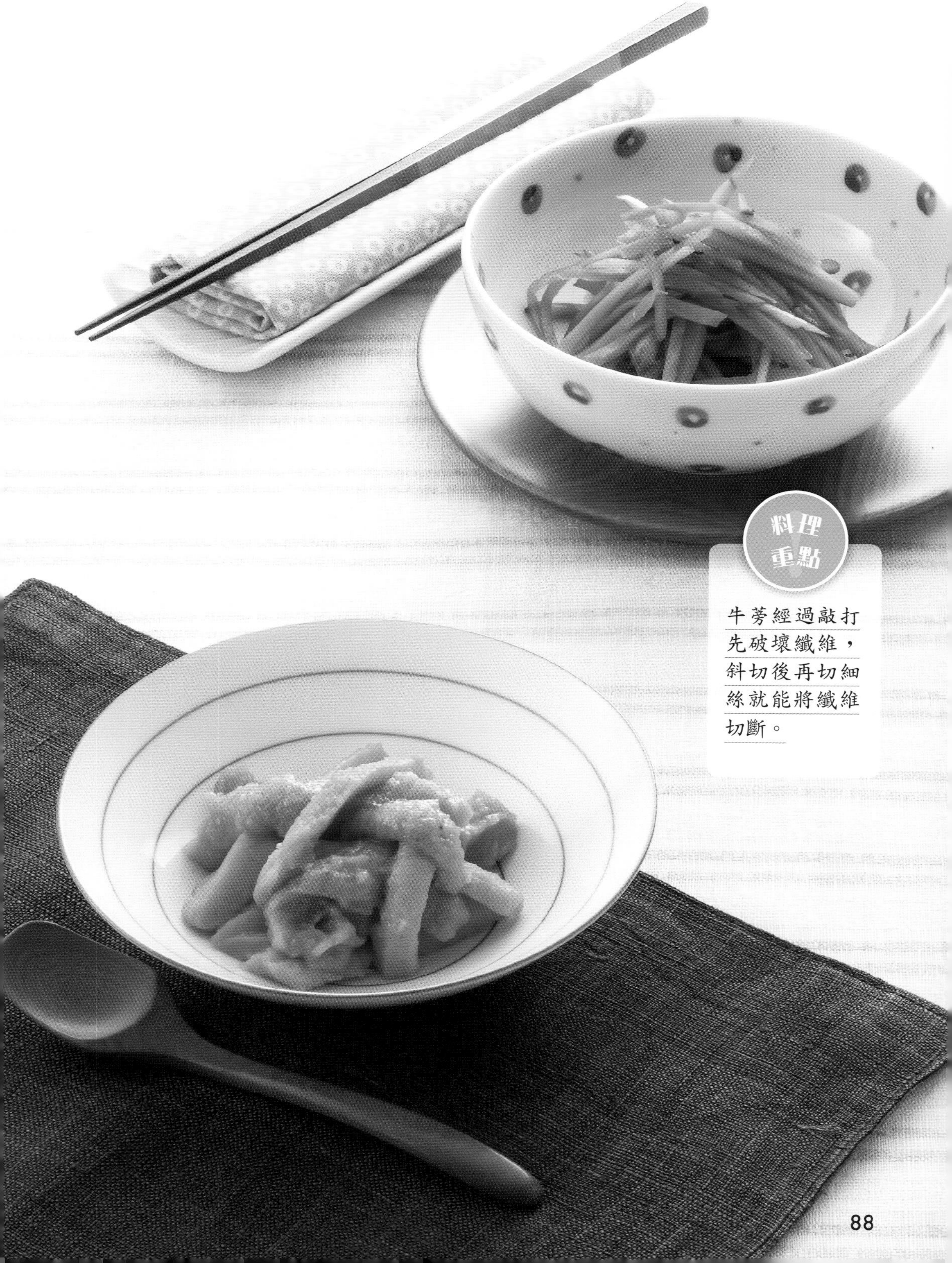

料理重點

牛蒡經過敲打先破壞纖維，斜切後再切細絲就能將纖維切斷。

熱量	蛋白質	鈉	鈣
95kcal	1.7g	1.0g	32mg

敲打牛蒡將纖維切斷

金平牛蒡絲

材料（2 人份）

- 牛蒡……80g
- 紅蘿蔔……1/3 條（60g）
- 芝麻油……1/2 大匙
- 高湯……1 杯
- 綜合調味料
  - 醬油…2 小匙
  - 味醂…2 小匙
  - 酒…1/2 大匙
  - 砂糖…1 小匙

這樣做更易吞嚥！

- 此道料理較不適合重度吞嚥障礙者，請勿勉強食用，或做成軟食後再食用

作法

1 削去牛蒡皮，用桿麵棒等工具敲打，破壞纖維再切細絲，用水沖洗去澀味，再用濾網將水分瀝乾。

2 紅蘿蔔斜切薄片，再細切 3～4cm 長度。

3 將油倒入平底鍋內熱鍋，炒**作法 1** 與 **2** 的食材，接著倒入高湯煮約 5 分鐘，再放入綜合調味料，蓋上鍋蓋用中火燉煮至湯汁收乾為止。

熱量	蛋白質	鈉	鈣
65kcal	1.2g	0.7g	22mg

只將牛蒡做成軟食也可以

金平牛蒡絲【軟食】

材料（2 人份）

- 煮熟的牛蒡……50g
- 高湯……1/4 杯
- 增稠劑（依增稠劑上標示的份量使用）

- 煮熟的紅蘿蔔……50g
- 高湯……1/4 杯
- 增稠劑（依增稠劑上標示的份量使用）

※ 增稠劑的使用方法因個別商品而異，請遵照產品標示使用

作法

1 將煮熟的牛蒡、紅蘿蔔放入不同的大碗中，各倒入高湯再放進攪拌器內攪拌。

2 將增稠劑加入**作法 1** 的食材內混合，放平底盤上定型後，分別切成條狀再盛盤。

熱量	蛋白質	鈉	鈣
138kcal	2.1g	1.0g	32mg

咀嚼力差的人也能安心食用

糖漬溜蔬菜

材料（2 人份）

- 馬鈴薯⋯⋯⋯1 顆（150g）
- 紅蘿蔔⋯⋯1/2 條（80g）
- 大頭菜⋯⋯⋯1 顆（100g）
- 四季豆⋯⋯⋯⋯3 條
- 高湯粉⋯⋯1/2 小匙
- 奶油⋯⋯⋯⋯1 大匙
- 砂糖⋯⋯⋯⋯1 小匙
- 鹽 ・ 胡椒粉⋯⋯⋯⋯⋯各少許

這樣做更易吞嚥！

・吞嚥障礙較嚴重時，不食用四季豆，撒上切碎的香芹代替即可

作法

1 馬鈴薯切 2cm 塊狀，紅蘿蔔切 1cm 塊狀，大頭菜切半弧形並分 6 等分的、再對半切，四季豆切 2cm 長度。

2 將馬鈴薯、紅蘿蔔放入鍋內，倒入與食材相同高度的水（水另備）與高湯粉，用中火燉煮約 5 分鐘。

3 放進大頭菜、四季豆，再加入砂糖、鹽、胡椒粉，蓋上用烘培紙做成的小鍋蓋，不時地滾動鍋子，將湯汁煮至完全收汁蔬菜變軟為止。

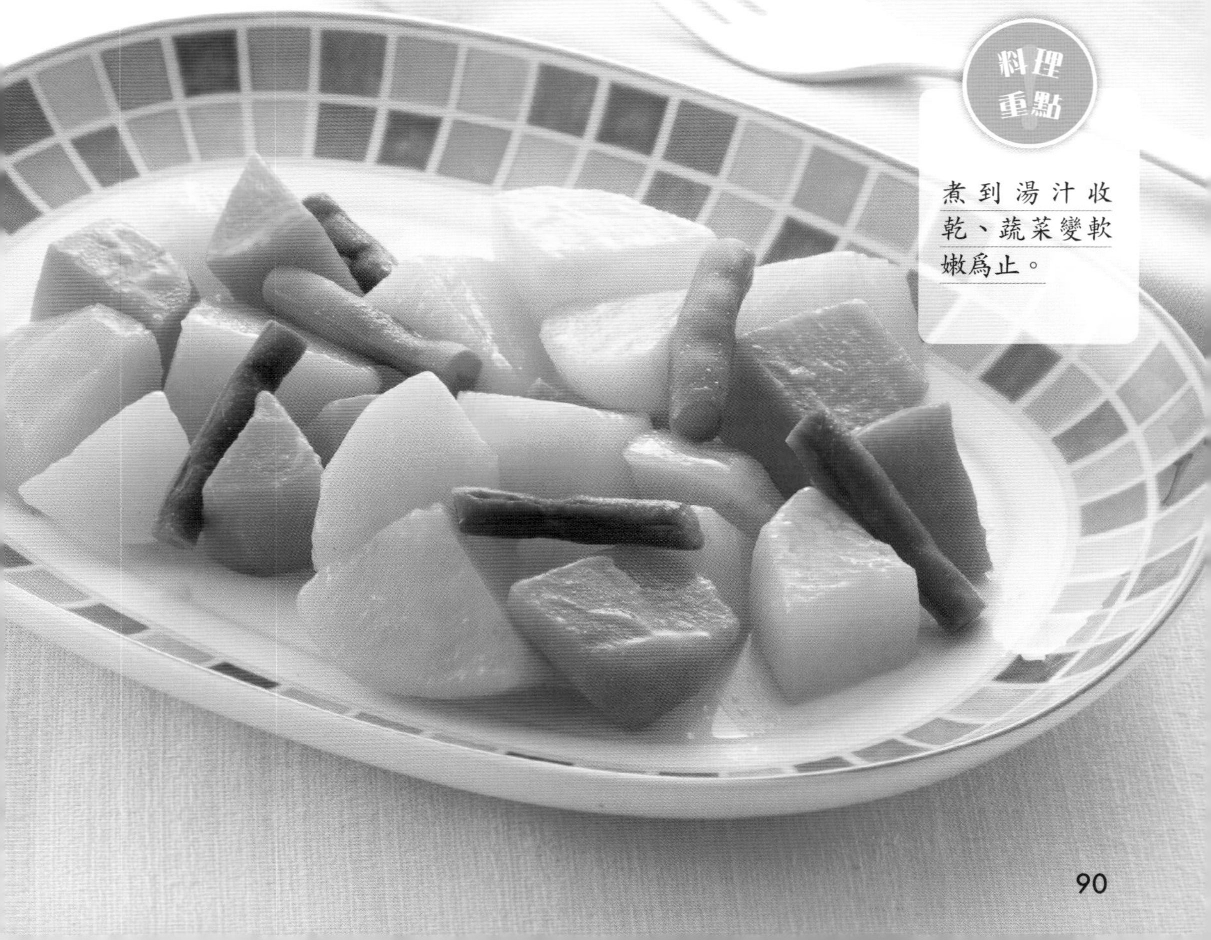

料理重點

煮到湯汁收乾、蔬菜變軟嫩爲止。

熱量	蛋白質	鈉	鈣
191kcal	7.4g	1.0g	157mg

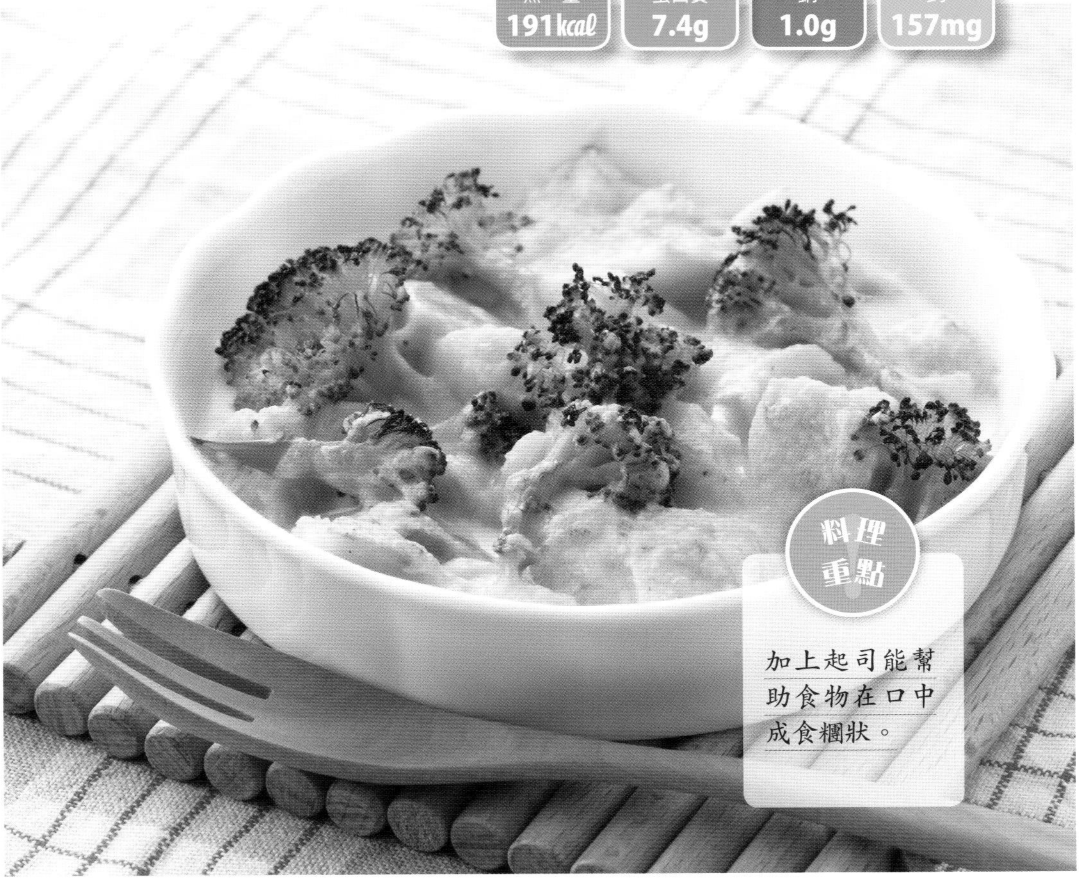

料理重點

加上起司能幫助食物在口中成食糰狀。

不使用白奶油也能輕鬆做出焗烤料理

芋香焗烤花椰菜

材料（2 人份）

- 芋頭 ⋯⋯⋯3 顆（140g）
- 綠花椰菜 ⋯⋯⋯1/3 朵（60g）
- 鮮奶油⋯⋯⋯2 大匙
- 牛奶⋯⋯⋯⋯1/4 杯
- 大蒜泥⋯⋯1/3 小匙
- 鹽 ・ 胡椒粉 ⋯⋯⋯⋯⋯各少許
- 披薩起司⋯⋯⋯30g

這樣做更易吞嚥！

- 綠花椰菜不易咀嚼時，將菜梗切除後再調理即可

作法

1 芋頭帶皮蒸 30 分鐘，在蒸好前 2 分鐘放入分成小朵的綠花椰菜一起蒸。

2 剝除芋頭皮切成 4 等分，將鮮奶油、牛奶、大蒜泥放進大碗內，放進芋頭混合後一起搗碎，再放入綠花椰菜、鹽、胡椒粉混合攪拌。

3 將**作法 2** 的食材放入焗烤盤內，鋪上披薩起司，用烤箱烤約 5 分鐘，直到呈現焦黃色為止。

熱量	蛋白質	鈉	鈣
54kcal	2.0g	0.9g	64mg

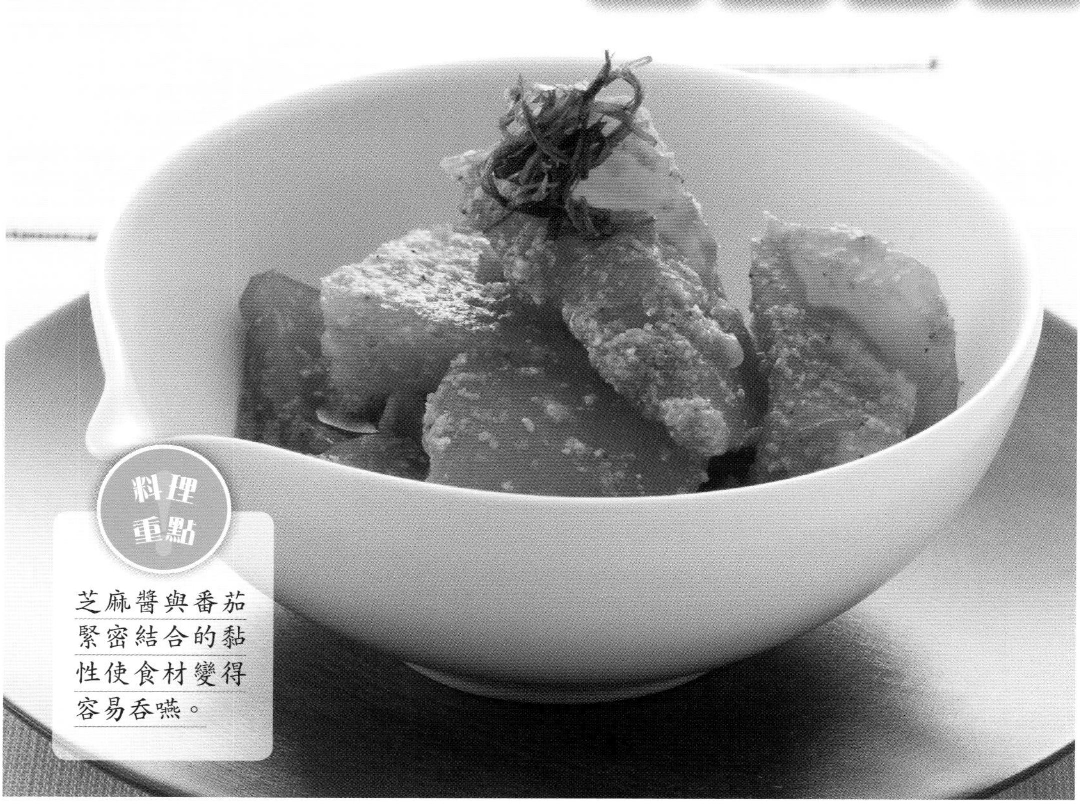

料理重點

芝麻醬與番茄緊密結合的黏性使食材變得容易吞嚥。

利用芝麻醬的油讓食材變得滑潤入口

芝麻醬拌番茄

材料（2 人份）

- 番茄⋯⋯⋯⋯1 大顆
- 白芝麻粉⋯⋯1 又 1/2 大匙
- 醬油⋯⋯⋯⋯2 小匙
- 砂糖⋯⋯⋯⋯1 小匙
- 切絲的綠紫蘇葉（依個人喜好加入）⋯⋯⋯⋯1 ～ 2 片

作法

1 去番茄的蒂頭，底部則切出淺淺的十字狀，蒂頭處朝下放入耐熱盤內，不用保鮮膜包覆直接放入微波爐加熱 40 ～ 50 秒，將皮剝除後再切 1cm 塊狀。

2 將芝麻粉、醬油、砂糖放進大碗內混合，再加入**作法 1** 的食材涼拌，最後依個人喜好放上綠紫蘇葉妝點。

熱量	蛋白質	鈉	鈣
123kcal	1.2g	1.1g	25mg

在口裡散開出清爽的風味

蘿蔔泥涼拌炸蔬菜

材料（2 人份）

- 茄子……1 大條（80g）
- 青椒……2 顆（70g）
- 番茄……1/4 顆（50g）
- 白蘿蔔……100g
- 醋……1 大匙
- 砂糖……1 小匙
- 鹽……1/3 小匙
- 醬油……1～2 滴
- 油炸油……適量

這樣做更易吞嚥！

・若介意茄子皮，可削去皮後再調理

・當吞嚥障礙較嚴重時，不要勉強食用青椒

作法

1 茄子切 1cm 厚度的半月形，青椒對半直切後再橫切 1cm 寬度，番茄用水汆燙過後，切 7mm 塊狀。

2 倒入 1cm 左右的油至平底鍋內，預熱到 180℃左右，油炸完茄子與青椒後，瀝乾油分備用。

3 蘿蔔磨成泥稍微瀝乾水分，倒入醋、砂糖、鹽、醬油混合，再與**作法 2** 的食材混合攪拌即可。

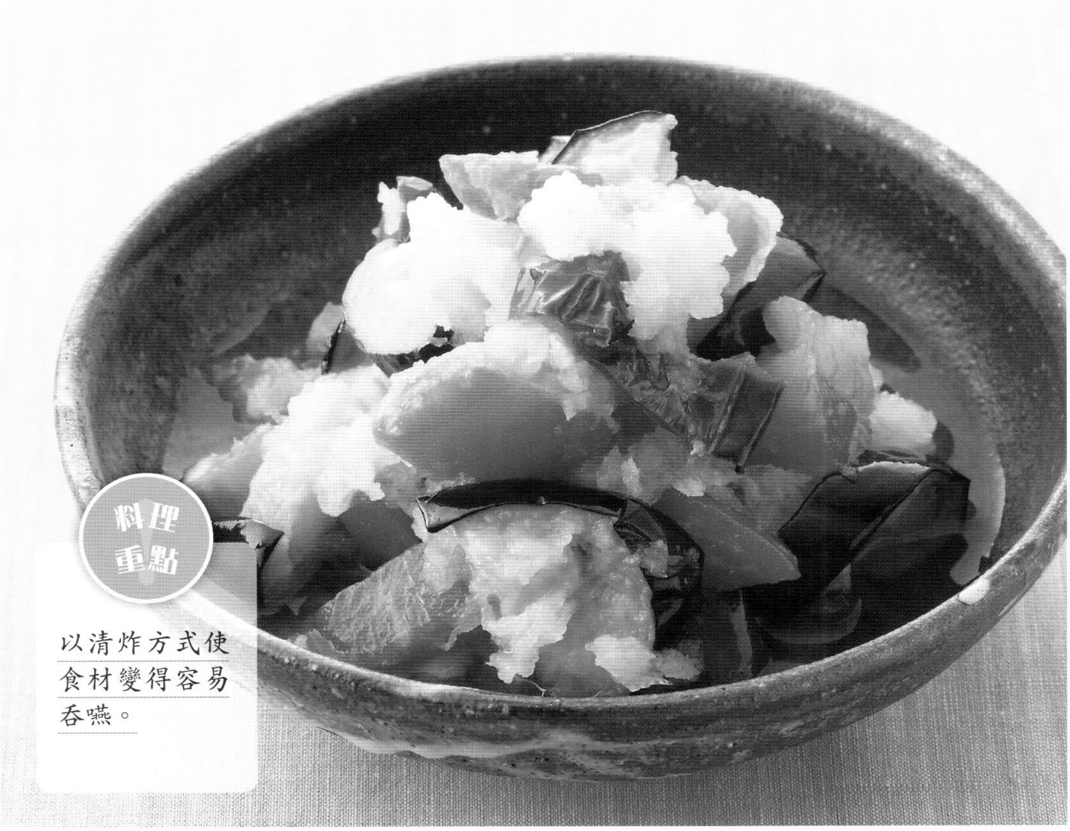

料理重點

以清炸方式使食材變得容易吞嚥。

熱量	蛋白質	鈉	鈣
58kcal	1.6g	0.8g	18mg

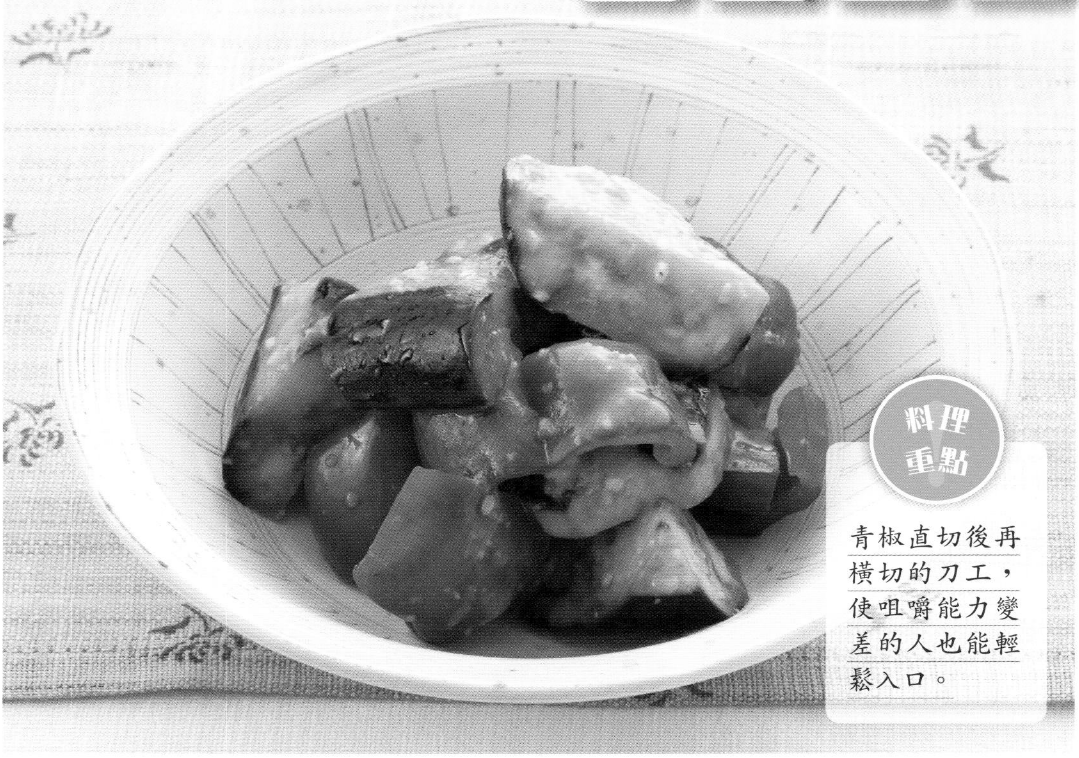

料理重點

青椒直切後再橫切的刀工，使咀嚼能力變差的人也能輕鬆入口。

費點心思在切青椒的刀工上
使食材更易咀嚼

醬烤茄子青椒

材料（2 人份）

- 茄子 ……1 大條（80g）
- 青椒 ………2 個（70g）
- 芝麻油………1 小匙
- 綜合調味料
  - 味噌…2 小匙
  - 高湯…2 大匙
  - 味醂…1/2 大匙

這樣做更易吞嚥！

- 若介意茄子皮，可削去皮後再調理
- 當吞嚥障礙較困難時，不要勉強食用青椒

作法

1. 將茄身削成條狀後，再切成一口大小的滾刀塊，青椒對半直切後，再橫切。
2. 將油倒入平底鍋裡熱鍋，將帶皮的茄子部分朝下，放入鍋內用中火煎烤。
3. 放入青椒與綜合調味料混合，蓋上鍋蓋燜熟，等蔬菜變軟後，打開鍋蓋用拌炒的方式，直到湯汁完全收汁，出現光澤為止。

熱量	蛋白質	鈉	鈣
138kcal	3.1g	1.1g	50mg

根菜類食材經過烹煮
也可以變成常備菜

燉煮根菜

材料（2 人份）

- 紅蘿蔔……1/3 條（60g）
- 芋頭……2 顆
- 蓮藕……50g
- 牛蒡……50g
- 蒟蒻……1/4 片
- 碗豆莢……4 片
- 芝麻油……2 小匙
- 砂糖……1/2 小匙
- 高湯……2 杯
- 醬油……2 小匙
- 味醂……2 小匙

這樣做更易吞嚥！

- 此道料理較不適合重度吞嚥障礙者，請勿勉強食用
- 用壓力鍋調理使食材變得更軟

作法

1 芋頭削皮後切一口大小，牛蒡用桿麵棒等工具敲打，破壞纖維後再切成一口大小的不規則狀，蓮藕切 7mm 厚度的圓片狀（或半月狀），蒟蒻兩面用刀子劃上格子狀，稍微汆燙後瀝乾水分，紅蘿蔔切成容易入口大小的塊狀，碗豆莢剝絲後切半。

2 將油倒入鍋內熱鍋，放入**作法 1** 的食材拌炒至出現光澤，再放入砂糖煮至整體緊密結合。

3 倒入高湯後蓋上鍋蓋燜煮，等煮汁剩一半時，再倒入醬油、味醂，邊燉煮邊將浮渣撈起至湯汁剩 2 成程度，大約燉煮約 15 分鐘。

4 放入碗豆莢，再煮 5 分鐘後連湯汁一同盛盤。

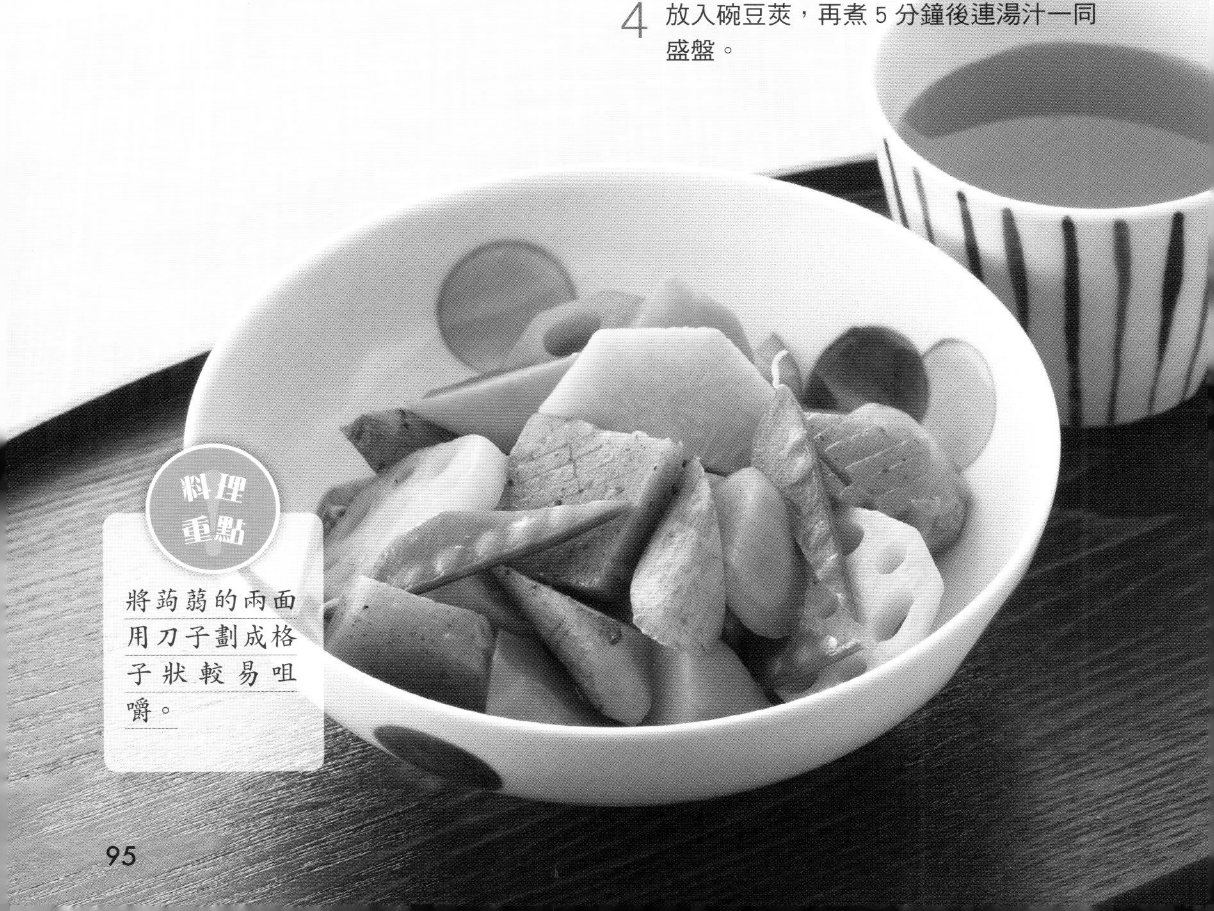

料理重點

將蒟蒻的兩面用刀子劃成格子狀較易咀嚼。

熱量	蛋白質	鈉	鈣
118kcal	2.5g	0.7g	19mg

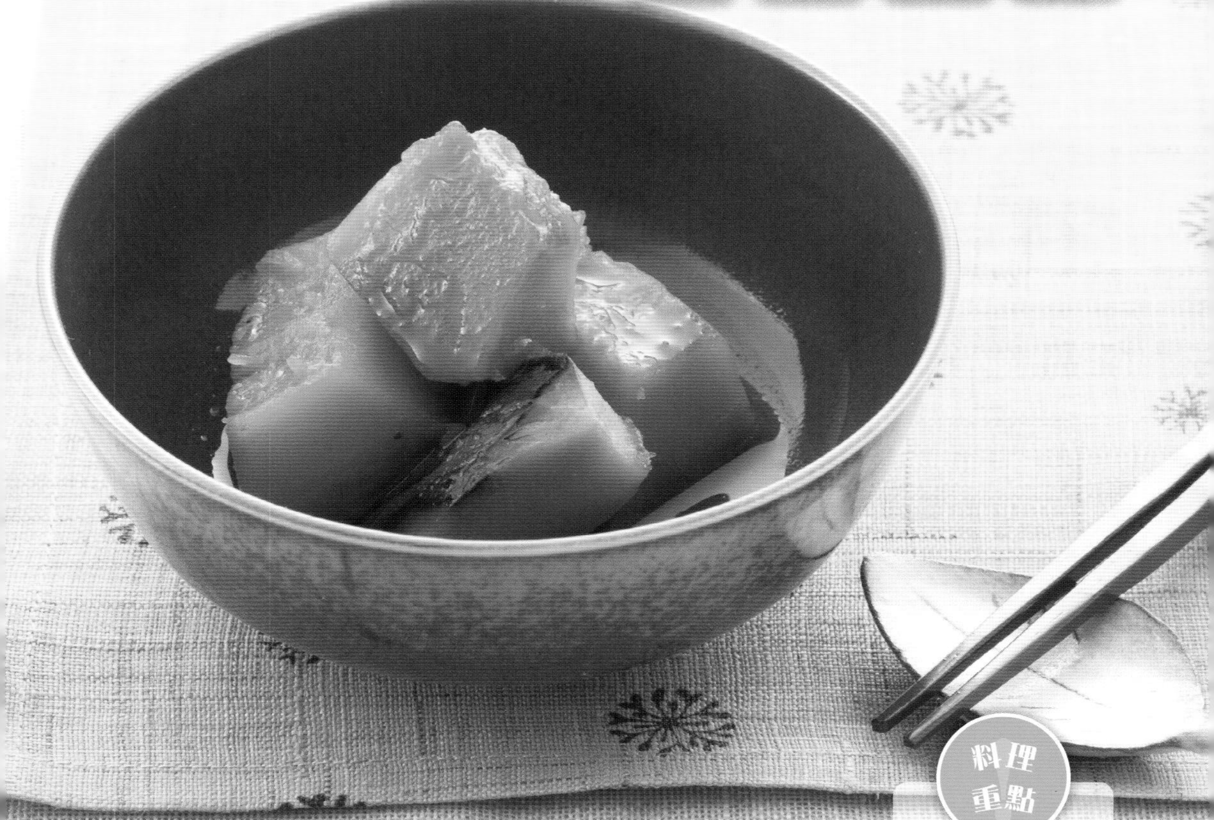

料理重點

用大量高湯汁燉煮使南瓜變軟嫩。

維他命豐富的招牌煮物料理

甜煮南瓜

材料（2 人份）

- 南瓜……1/8 顆（200g）
- 高湯…………3/4 杯
- 酒…………1 大匙
- 味醂…………2 小匙
- 醬油………1/2 大匙

這樣做更易吞嚥！

- 若介意南瓜皮可去皮後再食用

作法

1 將南瓜切 2cm 塊狀，削去一部分的南瓜皮。

2 將帶有南瓜皮的部分朝下並排放入鍋內，倒入高湯、酒、味醂、醬油，蓋上鍋蓋後用大火烹煮，等滾沸後用中火煮約 10 分鐘至南瓜變軟，連同湯汁一起盛盤。

用一點訣竅就能使白蘿蔔變軟嫩

燉蘿蔔

材料（2 人份）

- 白蘿蔔…………200g
- 高湯……………1 杯
- 太白粉………1 小匙
- 水……………2 小匙
- 青海苔…………適量
- 田樂味噌
  - 味噌…1 大匙
  - 味醂 · 酒…各 1 大匙
  - 醬油…1/3 小匙
  - 砂糖…1 小匙
  - 高湯…1/4 杯

※ 譯註：田樂味噌是用味噌、砂糖、味醂調製而成，相比一般味噌口味偏甜。

熱量	蛋白質	鈉	鈣
78kcal	1.9g	1.3g	38mg

作法

1 白蘿蔔切 3cm 厚度的圓片狀，削去一層厚皮，單面用刀劃入十字型，並排放在鍋內，倒入能覆蓋蘿蔔高度的水（水另備），用中火煮軟後用水稍微沖洗，再瀝乾水分。

2 高湯煮滾後，放進**作法 1** 的食材，燉煮 5 分鐘後，熄火浸泡入味，盛盤。

3 將田樂味噌醬的材料放入小鍋內開中火煮開，倒入以水調勻的太白粉水勾芡產生黏性後，淋在**作法 2** 的食材上，撒上青海苔即可。

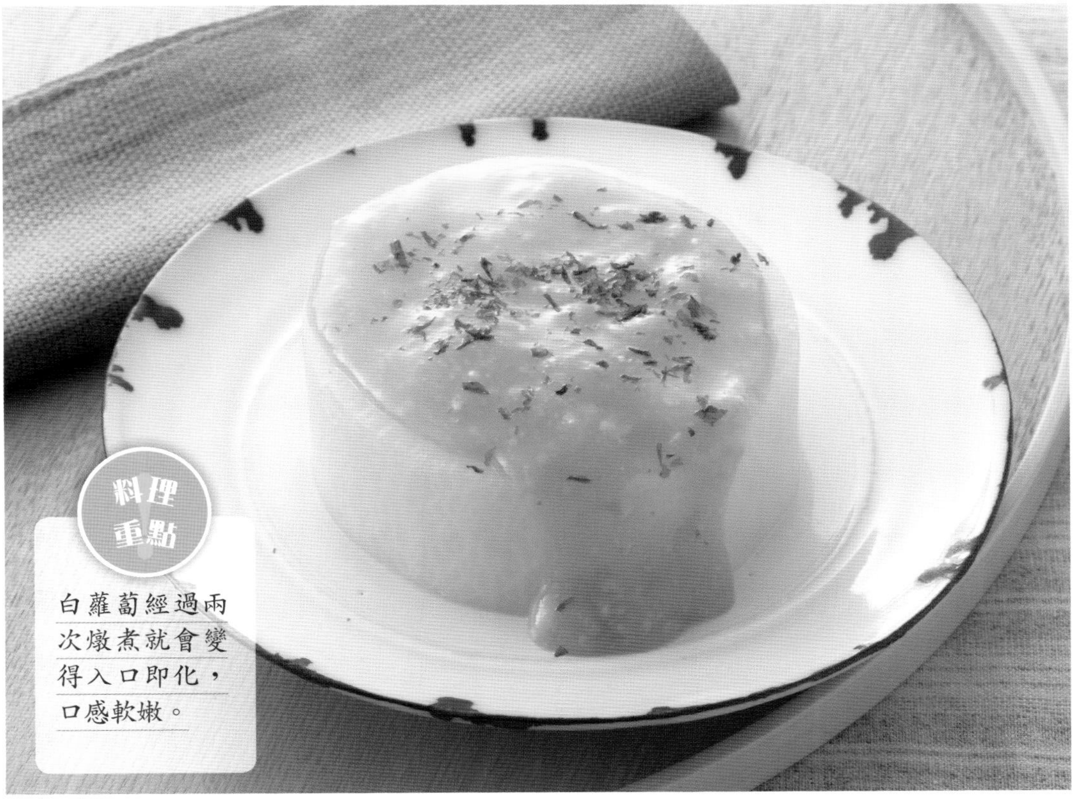

料理重點

白蘿蔔經過兩次燉煮就會變得入口即化，口感軟嫩。

熱量	蛋白質	鈉	鈣
176kcal	4.4g	1.0g	69mg

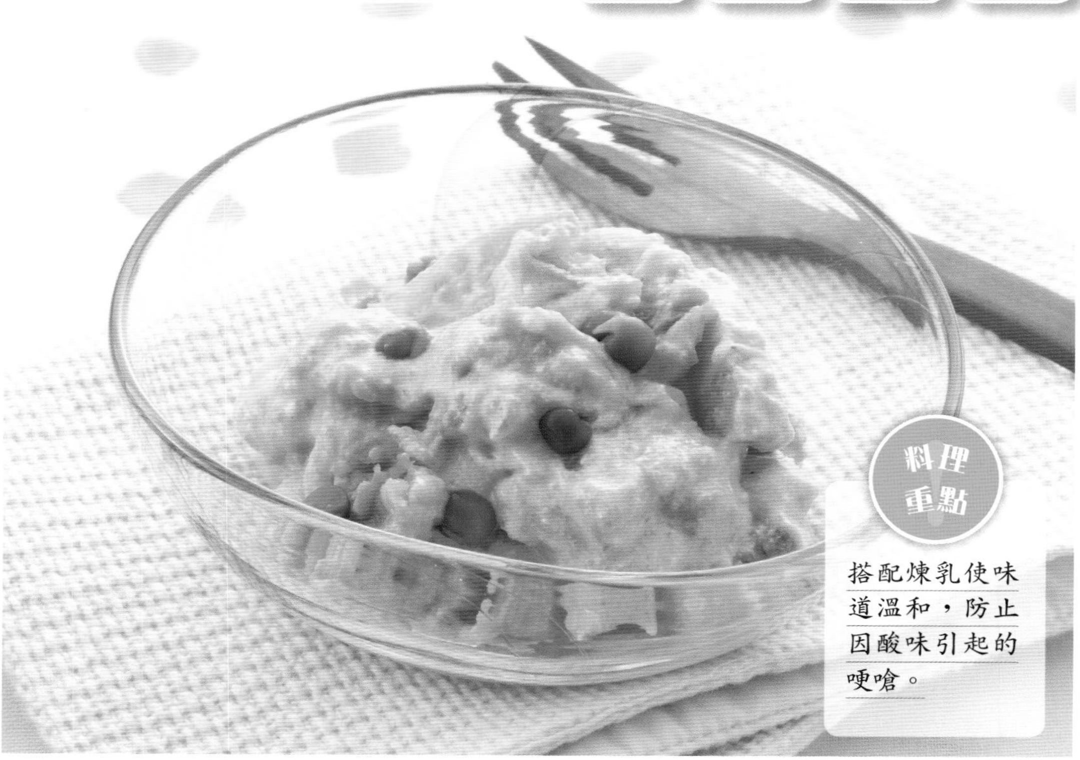

料理重點

搭配煉乳使味道溫和，防止因酸味引起的哽嗆。

優格與美乃滋的搭配使食材有滑潤口感

優格南瓜沙拉

材料（2 人份）

- 紅蘿蔔（切 1/4 圓）……1/4 條（50g）
- 碗豆（冷凍）……40g
- 南瓜……………180g
- 優格（瀝乾水分）……………2 大匙
- 美乃滋………1 大匙
- 煉乳…………1 小匙
- 鹽…………1/4 小匙
- 胡椒粉………少許

這樣做更易吞嚥！

- 吞嚥障礙較嚴重時，不食用碗豆，撒上切末的香芹代替即可

作法

1 用滾水煮紅蘿蔔及碗豆，將碗豆皮剝去備用。

2 南瓜切一口大小並排放入耐熱盤中，用保鮮膜鬆鬆的包覆起來，放進微波爐（600W），加熱 3 分鐘後再搗碎。

3 將優格、美乃滋、煉乳放入大碗內混合，再放入鹽、胡椒粉調味，接著與**作法 1 和作法 2** 的食材混合攪拌均勻後，盛盤。

熱量	蛋白質	鈉	鈣
176kcal	1.6g	0g	39mg

彷彿甜點般的入口即化口感

橙汁煮地瓜

材料（2 人份）

- 地瓜……2/3 條（150g）
- 柳橙汁（100%）……1 杯
- 砂糖……2 大匙

這樣做更易吞嚥！

- 因酸味容易引起哽嗆時，可多加些砂糖或蜂蜜
- 若介意地瓜皮的部分，請勿勉強食用

作法

1 地瓜連皮洗乾淨，切 7mm 寬的半月形。

2 將地瓜、柳橙汁、砂糖放入鍋內，倒入水至淹蓋過地瓜（水另備），蓋上用烘焙紙做成的小鍋蓋，煮到湯汁剩一半左右，讓湯汁滲透與地瓜融合入味。

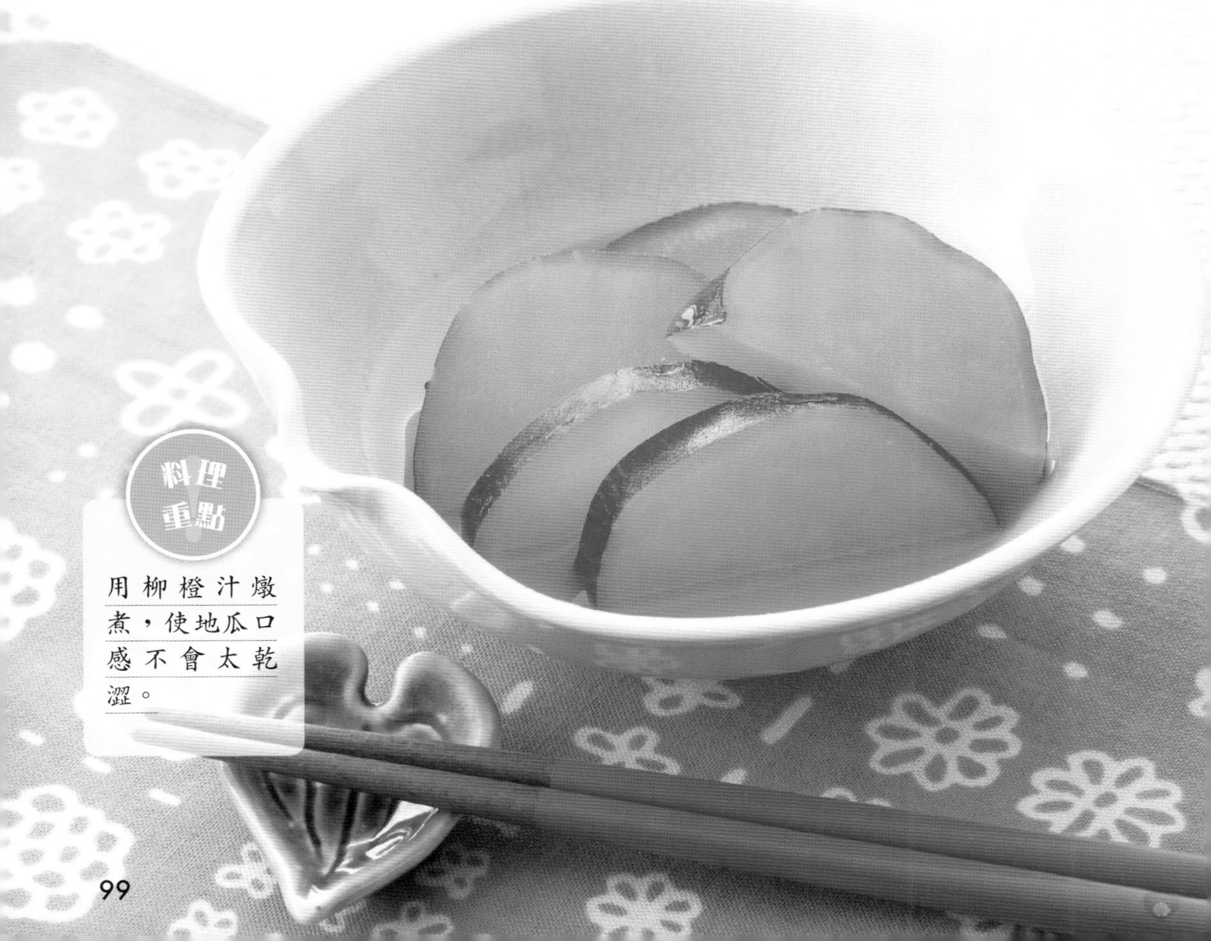

料理重點

用柳橙汁燉煮，使地瓜口感不會太乾澀。

熱量	蛋白質	鈉	鈣
109kcal	4.9g	1.3g	52mg

含有豐富蔬菜的營養湯品

雜煮湯

材料（2 人份）

- 嫩豆腐…………100g
- 紅蘿蔔……1/3 條（60g）
- 白蘿蔔…………80g
- 芋頭……………1 個
- 舞菇…………1/3 包
- 碗豆莢…………3 片
- 薑泥…………1 小匙
- 芝麻油……1/2 大匙
- 高湯……………3 杯
- 酒……………1 大匙
- 鹽…………1/4 小匙
- 醬油…………2 小匙

這樣做更易吞嚥！

- 當吞嚥障礙較嚴重時，不食用舞菇、碗豆莢。用汆燙後的茼蒿，再切成容易入口的長度代替
- 湯汁不容易吞嚥時，可加進以水調勻的太白粉水勾芡，或以增稠劑調整出適當的濃稠狀

作法

1 紅蘿蔔、白蘿蔔切成 7mm 寬、1/4 圓，芋頭切 6mm 厚度的半月形，舞菇撕散，碗豆莢剝絲後切斜片。

2 將油到入鍋內熱鍋，將**作法 1** 的食材及舞菇放入鍋內拌炒，等整體都出現光澤時倒入高湯煮滾，再放入酒和鹽調味。

3 等蔬菜煮熟變軟後，放入碗豆莢、醬油、薑泥，邊弄碎豆腐邊放入鍋內煮 1 ～ 2 分鐘。

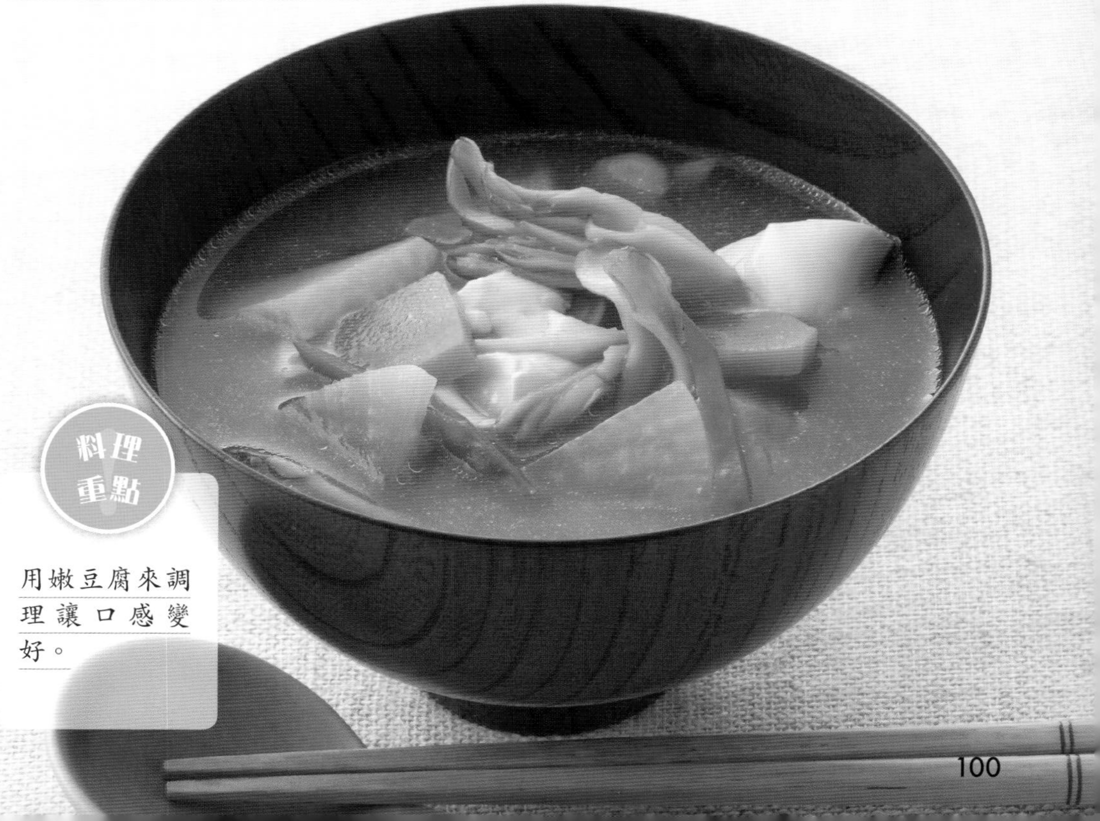

料理重點

用嫩豆腐來調理讓口感變好。

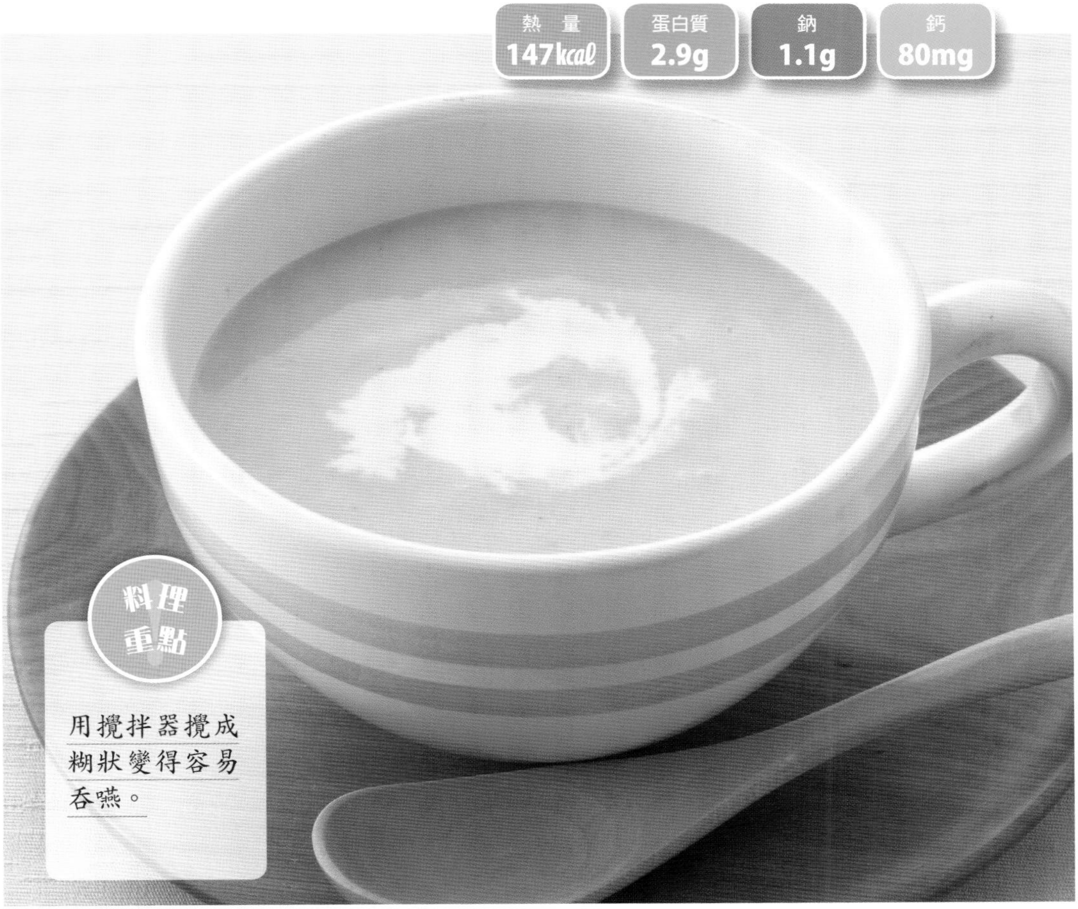
熱 量
147kcal
蛋白質
2.9g
鈉
1.1g
鈣
80mg
料理重點
用攪拌器攪成糊狀變得容易吞嚥。

適當的濃稠狀可以預防誤嚥發生

地瓜玉米濃湯

材料（2 人份）

- 地瓜……1/2 條（100g）
- 水………………1 杯
- 牛奶…………1/2 杯
- 玉米醬…………50g
- 洋蔥（切末）……………1/6 顆
- 高湯粉……1/2 小匙
- 橄欖油………1 小匙
- 鹽 ・ 胡椒粉……………各少許
- 鮮奶油（依個人喜好加入）……………適量

作法

1. 削去地瓜的皮後切塊狀，包上保鮮膜，放入微波爐（600W）加熱 2 分鐘。
2. 將油、洋蔥放入鍋中用小火拌炒，等洋蔥炒到變透明時，將**作法 1** 的食材與水倒入鍋中，蓋上鍋蓋煮軟。
3. 將牛奶、玉米醬、高湯粉倒入**作法 2** 內混合、放進攪拌機內攪拌成黏糊狀，再放回鍋內攪拌保溫，放入鹽、胡椒粉調味。
4. 盛盤後，可依個人喜好加點鮮奶油妝點。

熱　量	蛋白質	鈉	鈣
117kcal	4.8g	1.0g	33mg

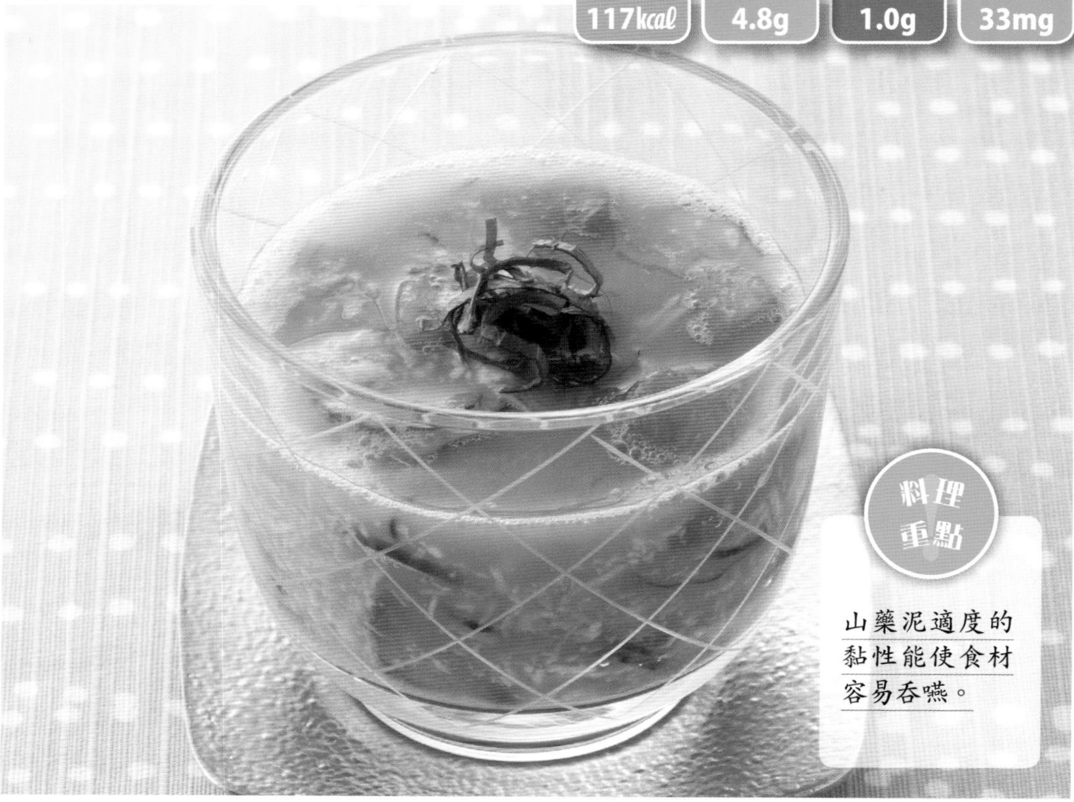

料理重點

山藥泥適度的黏性能使食材容易吞嚥。

大和芋山藥的口感與佐料的最佳搭配

冰涼山藥汁

材料（2人份）

- 大和芋山藥……………………150g
- 高湯……………………1杯
- 柴魚露（3倍濃縮）…1～1又1/2大匙
- 番茄……1/2顆（80g）
- 小黃瓜……1條（80g）
- 綠紫蘇葉（切絲）……………………3片

作法

1. 將大和芋山藥磨泥，倒入高湯汁溶開，再倒入柴魚露混合。
2. 番茄用水燙過後剝皮，再切比一口再小一點的滾刀塊，小黃瓜切薄圓形狀。
3. 將**作法2**的食材放進**作法1**內攪拌均勻，大約5分鐘使整體入味後放進冰箱冷藏，取出後放上綠紫蘇葉妝點。

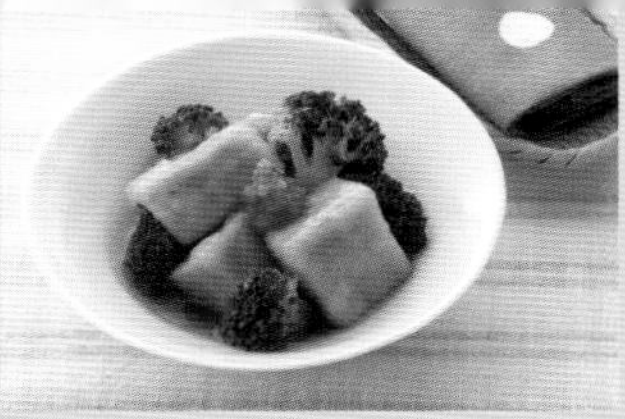

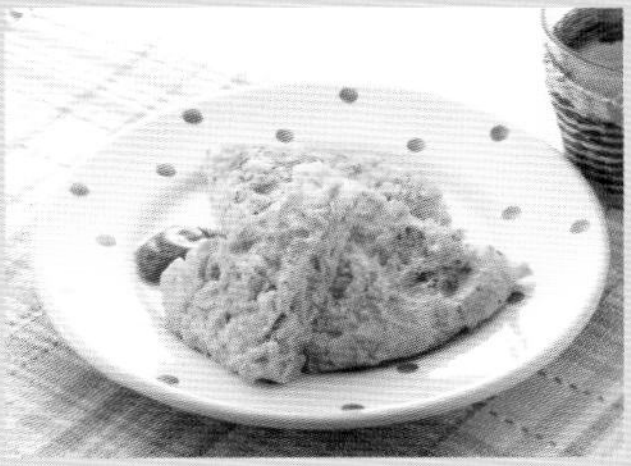

Part 5

美味易食的
雞蛋、大豆製品料理

雞蛋、大豆製品是每天都令人想吃的營養均衡食品，特別是雞蛋的黏稠性，能讓食物在口中更易形成食糰。本章節將介紹用雞蛋、大豆製作容易吞嚥又美味的食譜。

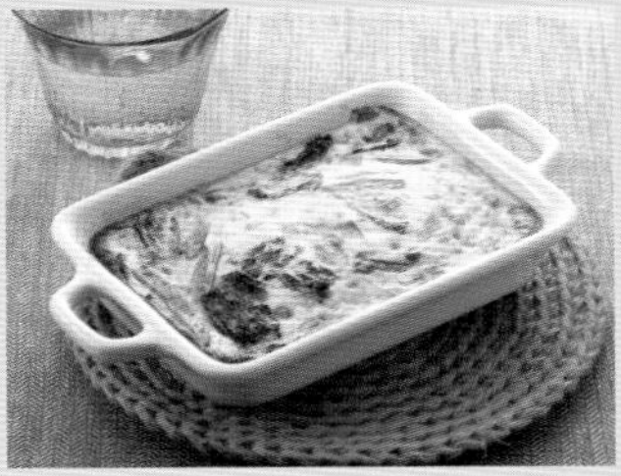

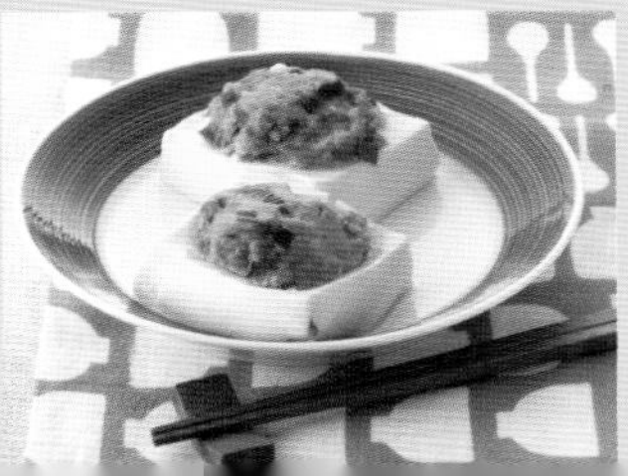

熱量	蛋白質	鈉	鈣
389kcal	20.3g	1.9g	230mg

將義大利麵條剪短比較容易食用

蔬菜義大利麵

材料（2 人份）

- 義大利麵………120g
- 高麗菜…………2片
- 紅蘿蔔………1/4 條
- 大頭菜…………1 顆
- 雞蛋……………2顆
- 起士粉………4 大匙
- 蒜泥………1/2 小匙
- 鹽…………1/4 小匙
- 胡椒粉………少許

這樣做更易吞嚥！

- 當吞嚥障礙較嚴重時，用壓力鍋等工具將高麗菜、紅蘿蔔、大頭菜煮至入口即化的軟度，再混入食材裡即可。另外要將義大利麵煮軟

作法

1. 高麗菜去芯後切 7mm 寬的細絲、紅蘿蔔用刨刀削成緞帶狀，大頭菜切 8 ～ 12 等分的半弧形狀。
2. 將蒜泥、打好的蛋放入大碗內混合，加進起司粉、鹽、胡椒粉攪拌，倒入平底鍋內備用。
3. 義大利麵條折成 1/3，在水中加入約 1/3 茶匙的鹽（鹽另備）滾煮，再完成前 3 分鐘放入**作法 1** 的食材煮沸，再用濾網撈起瀝乾水分。
4. 馬上將**作法 3** 的食材放入**作法 2** 的食材內快速攪拌，再開小火加熱，邊攪拌至產生濃稠狀為止。

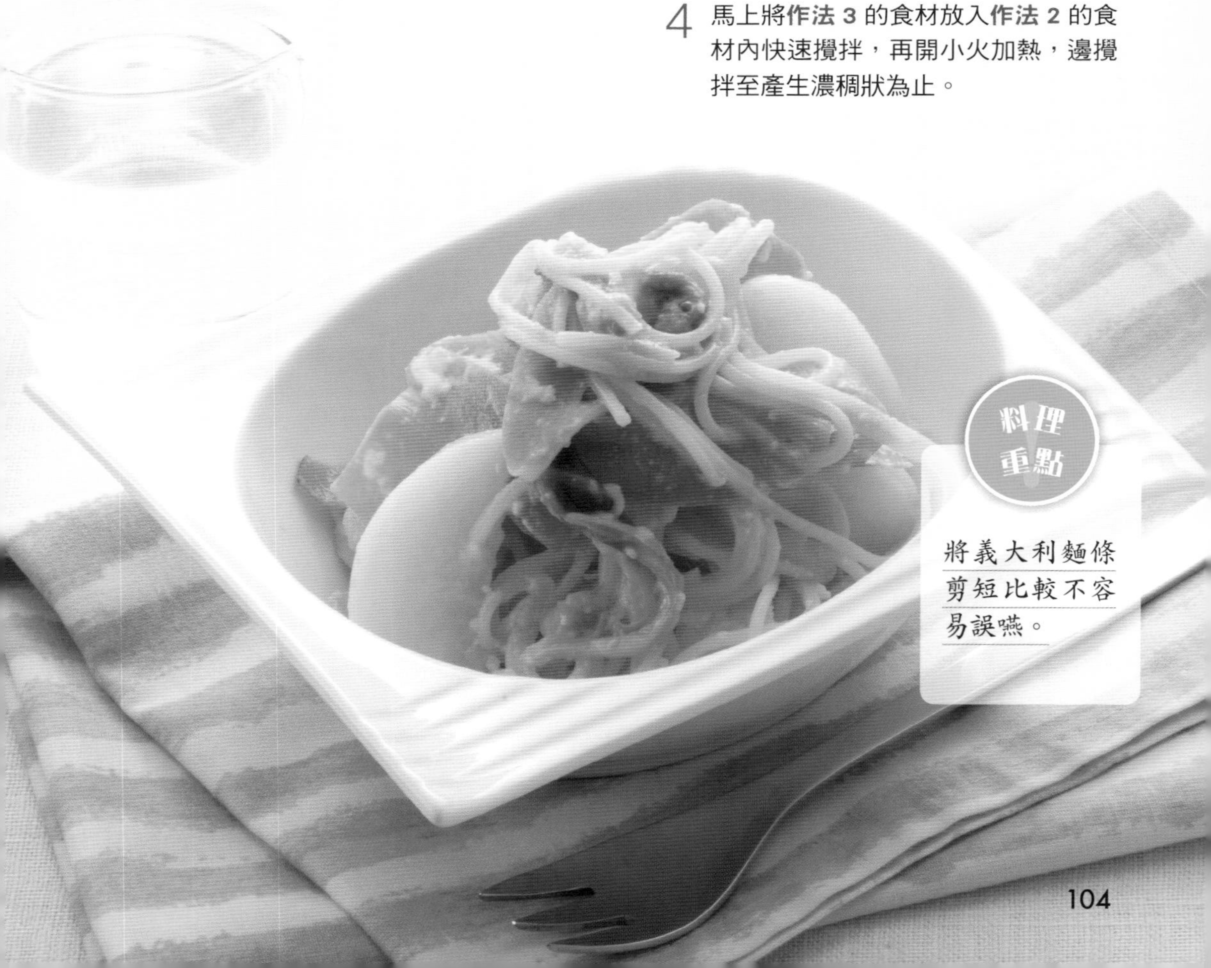

料理重點

將義大利麵條剪短比較不容易誤嚥。

熱量	蛋白質	鈉	鈣
317kcal	10.3g	0.9g	111mg

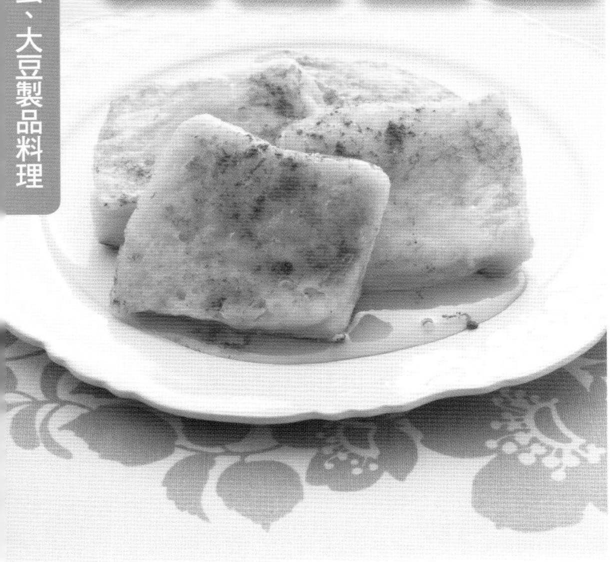

法式吐司

材料（2 人份）

- 吐司……………2 片
- 牛奶…………3/4 杯
- 雞蛋……………1 顆
- 砂糖…………2 小匙
- 奶油…………1 大匙
- 蜂蜜…………4 小匙
- 肉桂粉………少許

作法

1 吐司切邊，1 片切成 4 等分。

2 將打散的蛋液倒入大碗內，加入牛奶、砂糖混合攪拌，再將**作法 1** 的食材放入大碗內反覆翻面浸泡 2 ～ 3 次。

3 將奶油放入平底鍋中預熱，再將**作法 2** 的吐司放入鍋內，用小火烤至呈現焦黃色。

4 盛盤後淋上蜂蜜和撒上肉桂粉。

蛋汁燴烏龍麵

熱量	蛋白質	鈉	鈣
246kcal	11.9g	2.3g	56mg

材料（2 人份）

- 水煮烏龍麵…240g
- 烏龍麵味露…1/3 杯（3 倍濃縮）
- 水………2 又 1/2 杯
- 雞蛋……………2 顆
- 菠菜…3 株（80g）
- 舞菇…………1/2 包
- 太白粉………1 大匙
- 水……………1 大匙

作法

1 菠菜汆燙後切 2cm 長，舞菇撕散，烏龍麵用菜刀切容易入口的大小，用水稍微沖洗備用。

2 將水、烏龍麵味露、舞菇放入鍋中開火煮沸，放入烏龍麵、菠菜，倒入以水調勻的太白粉水勾芡，再倒入蛋液，等蛋液呈半熟狀時熄火。

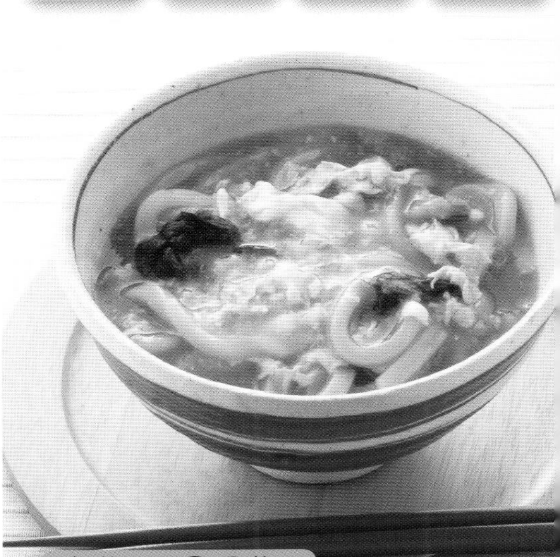

這樣做更易吞嚥！

- 吞嚥障礙較嚴重時，請不要食用舞菇

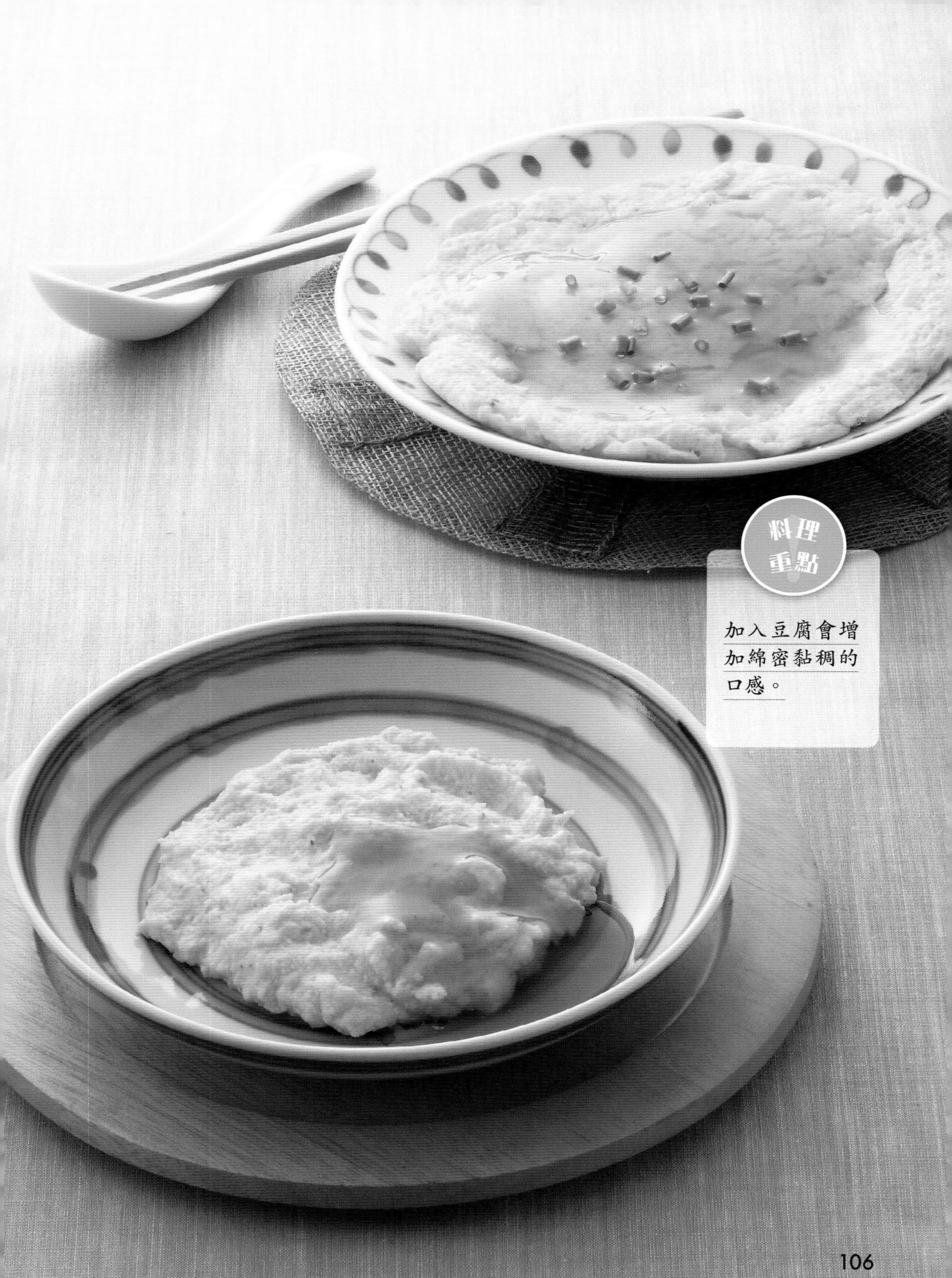
料理
重點
加入豆腐會增
加綿密黏稠的
口感。

熱 量	蛋白質	鈉	鈣
185kcal	13.8g	1.7g	74mg

重點在最後的半熟狀態

芙蓉蟹肉蛋

材料（2 人份）

- 嫩豆腐……1/3 塊（100g）
- 蟹肉罐頭……1 小罐（55g）
- 酒・薑泥……各 1 小匙
- 雞蛋……2 顆
- 蔥（切末）……1/3 支
- 食用油……1/2 大匙
- 芡汁
  - 水…1/2 杯
  - 酒…1 大匙
  - 醬油…1/2 大匙
  - 雞骨高湯粉…1/2 小匙
  - 砂糖…1 小匙
- 太白粉……1/2 大匙
- 水……1/2 大匙
- 細蔥（依個人喜好加入）……適量

作法

1 豆腐稍微瀝乾水分，蟹肉罐頭連湯汁一同倒入碗內，倒入酒、醬油混合備用。

2 將蛋打散放進**作法 1** 的食材內攪拌均勻。

3 將油倒入平底鍋熱鍋，把蔥爆香後，再放入**作法 2** 的食材，煎到半熟狀態盛盤。

4 將芡汁的材料倒入小鍋子煮沸，再倒入以水調勻的太白粉水勾芡，淋在**作法 3** 的食材上，最後再依照個人喜好撒上細蔥花即可。

熱 量	蛋白質	鈉	鈣
123kcal	9.6g	0.8g	50mg

入口即化容易食用的程度

芙蓉蟹肉蛋【軟食】

材料（2 人份）

- 煮熟的芙蓉蟹肉蛋……200g
- 高湯……1/2 杯
- 增稠劑（依增稠劑上標示的份量使用）
- 芡汁……2 ～ 3 大匙

※ 增稠劑的使用方法因個別商品而異，請遵照產品標示使用

作法

1 芙蓉蟹肉蛋用手稍微捏碎，再放進大碗內壓碎。

2 倒入高湯汁、增稠劑攪拌均勻約 30 秒。

3 膨脹 2 ～ 3 分鐘後，再攪拌一次，盛盤，淋上勾芡的湯汁。

* 將芙蓉蟹肉蛋放進攪拌器內攪碎也可。

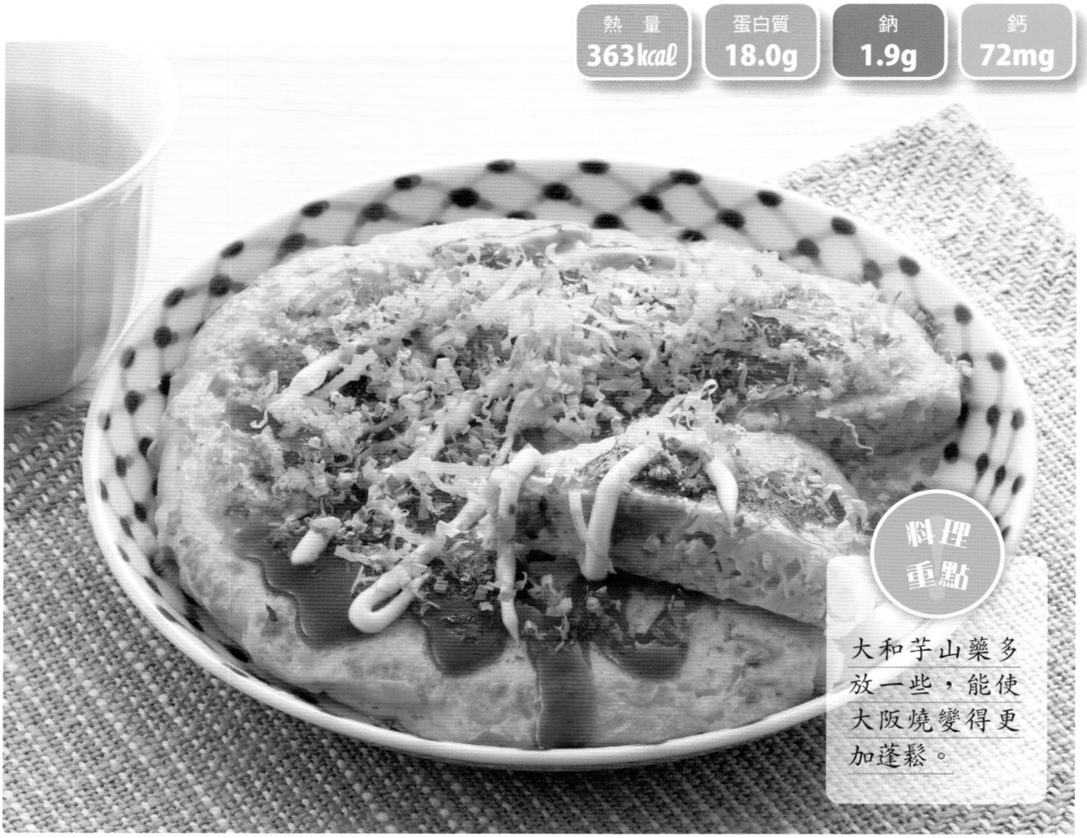
熱量
363kcal
蛋白質
18.0g
鈉
1.9g
鈣
72mg
料理重點
大和芋山藥多放一些，能使大阪燒變得更加蓬鬆。

令人期待的鬆軟口感

蓬鬆大阪燒

材料（2 人份）

- 低筋麵粉⋯⋯⋯60g
- 高湯汁⋯⋯⋯1/2 杯
- 大和芋山藥（磨泥）⋯⋯⋯10g
- 鹽⋯⋯⋯少許
- 豬絞肉⋯⋯⋯80g
- 雞蛋⋯⋯⋯2顆
- 高麗菜（切粗碎末）⋯⋯⋯2 片
- 醃漬紅薑（切細絲）⋯⋯⋯10g
- 食用油⋯⋯1/2 大匙
- 大阪燒醬⋯⋯2 大匙
- 青海苔⋯⋯⋯少許
- 柴魚片、美乃滋（依個人喜好加入）⋯⋯⋯適量

作法

1 將低筋麵粉、高湯汁、大和芋山藥泥、鹽放入碗內攪拌均勻，靜置約20分鐘。

2 將蛋液倒入**作法 1** 的食材內混合、加入高麗菜、醃漬紅薑絲、豬絞肉混合攪拌。

3 將油倒入平底鍋熱鍋，放入**作法 2** 的食材，以中火煎至呈現焦黃色時，上下翻面煎熟後盛盤，淋上大阪燒醬、美乃滋，撒上青海苔，再依個人喜好放上柴魚片。

熱量	蛋白質	鈉	鈣
161kcal	10.6g	0.8g	186mg

加入吉利丁粉使口感更加入口即化

豆漿芝麻豆腐

材料（容易製作的份量、4 人份）

- 無糖豆漿⋯⋯⋯⋯1 又 1/2 杯
- 白芝麻醬⋯⋯⋯2 ～ 3 大匙
- 吉利丁粉⋯⋯⋯⋯1 袋（5g）
- 醬油⋯⋯⋯⋯1 小匙
- 鹽⋯⋯⋯⋯⋯⋯⋯少許
- 芥末醬⋯⋯⋯⋯適量

作法

1 吉利丁粉放進 2 大匙的水（水另備）裡，等水分吸收後放進微波爐（600W）加熱 20 秒，使其溶解。

2 將白芝麻醬、鹽放入大碗內，倒入少許的豆漿攪拌，再與**作法 1** 的食材和醬油混合攪拌，邊用冰水冷卻，邊攪拌至呈現濃稠狀。

3 呈現濃稠狀後倒入容器內，放入冰箱冷藏約 1 小時凝固冷卻，盛盤後，放上芥末醬即可。

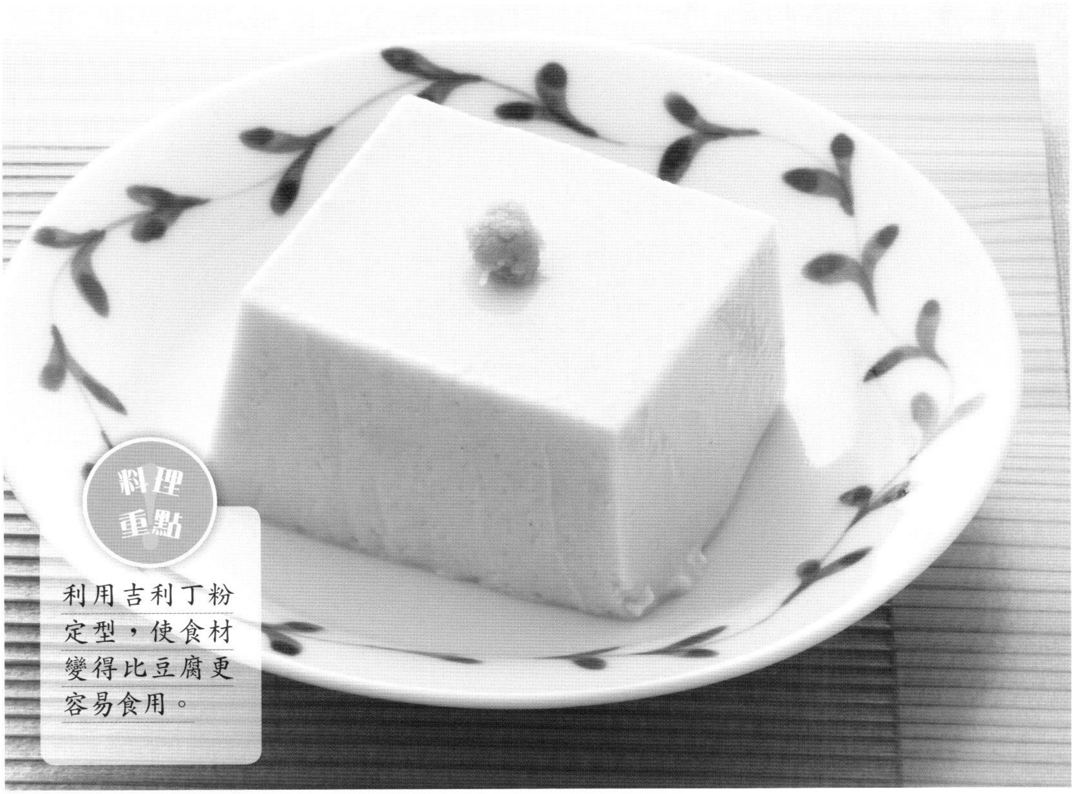

料理重點

利用吉利丁粉定型，使食材變得比豆腐更容易食用。

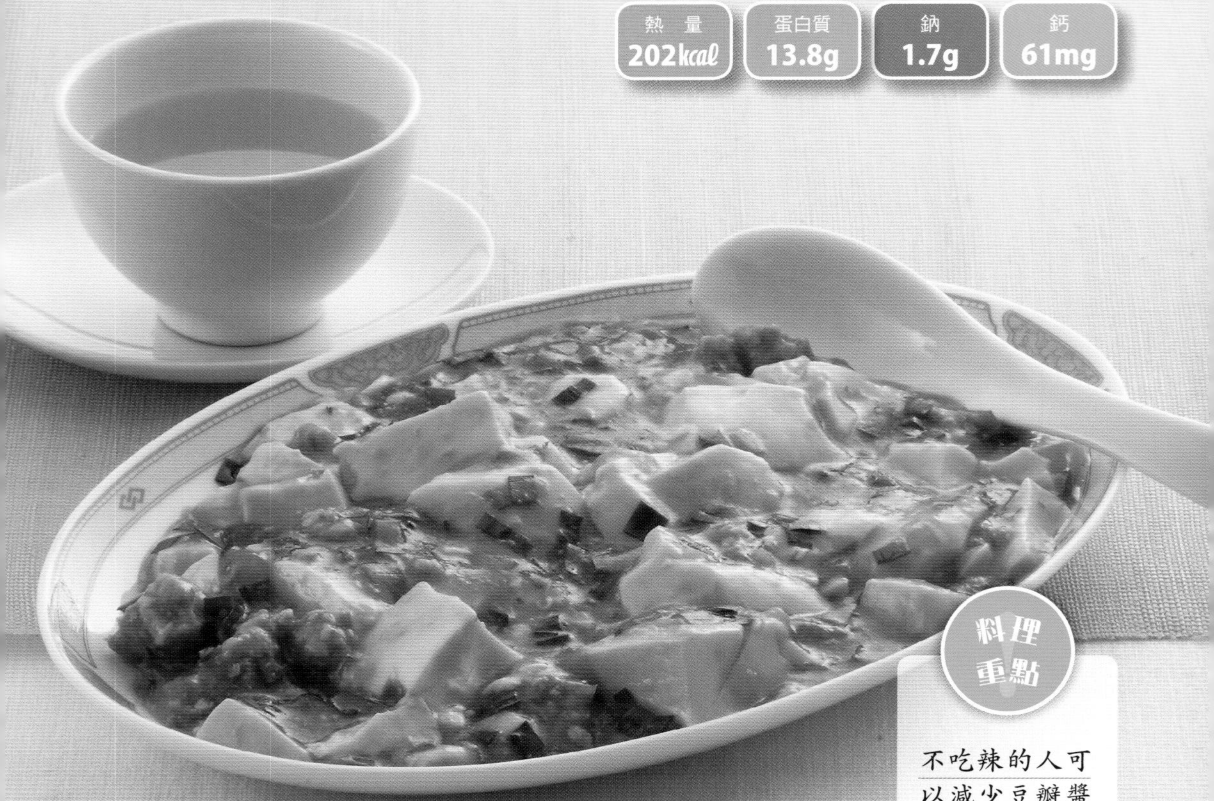

熱量 202kcal | 蛋白質 13.8g | 鈉 1.7g | 鈣 61mg

料理重點

不吃辣的人可以減少豆瓣醬的份量。

味噌的濃郁香味在口中散開

麻婆豆腐

材料（2人份）

- 嫩豆腐……2/3塊（200g）
- 豬絞肉…………80g
- 蔥（切蔥花）…1小匙
- 生薑（切末）…1小匙
- 豆瓣醬……1/3～1/2小匙
- 芝麻油……1/2大匙
- 韭菜……1/4把（30g）
- 水……………1大匙
- A
  - 水…1杯
  - 高湯粉…1/3小匙
  - 酒・醬油…各1小匙
  - 味噌……1大匙
  - 砂糖……2小匙

作法

1 豆腐切丁，韭菜切5mm寬。

2 開小火將油、蔥花、薑末、豆瓣醬倒入炒鍋爆香，爆出香氣後，開大火放入豬絞肉拌炒。

3 等肉變色後將A、作法1的食材放入煮沸，搖動鍋子用中火煮2～3分鐘。

4 放入韭菜，淋上以水調勻的太白粉水勾芡，略拌炒均勻至呈現濃稠狀。

這樣做更易吞嚥！

- 此道料理較不適合重度吞嚥障礙者，請勿勉強食用

熱量	蛋白質	鈉	鈣
138kcal	16.6g	1.2g	140mg

櫻花蝦香味令人著迷

豆腐茶巾絞佐芡汁

材料（2 人份）

- 木棉豆腐（板豆腐）……1/2 塊（150g）
- 雞胸絞肉……80g
- 櫻花蝦……4g
- 細蔥（蔥花）…3 支
- 太白粉……2 小匙
- 鹽……少許
- 芡汁
  - 舞菇（撕散）…1/2 包（50g）
  - 高湯…1/3 杯
  - 醬油…1/2 大匙
  - 味醂…1/2 大匙
- 太白粉……1 小匙
- 水……1 小匙

這樣做更易吞嚥！

・當吞嚥障礙較嚴重時，請勿食用舞菇

作法

1 將豆腐放在耐熱盤上，放進微波爐（600W）加熱 2 分鐘，瀝乾水分。

2 將弄散碎的豆腐、絞肉放入大碗裡攪拌均勻，再放入櫻花蝦、蔥花、太白粉混合。

3 拉 2 片保鮮膜，將**作法 2** 的食材分成 2 等分，然後將保鮮膜抓起做成茶巾狀，放在耐熱盤上再放進微波爐（600W）內加熱 3 分～ 3 分 30 秒。

4 將勾芡的食材放入小鍋內煮沸（稍微煮一下），再加進以水調勻的太白粉水勾芡，最後淋在已盛盤的食材上。

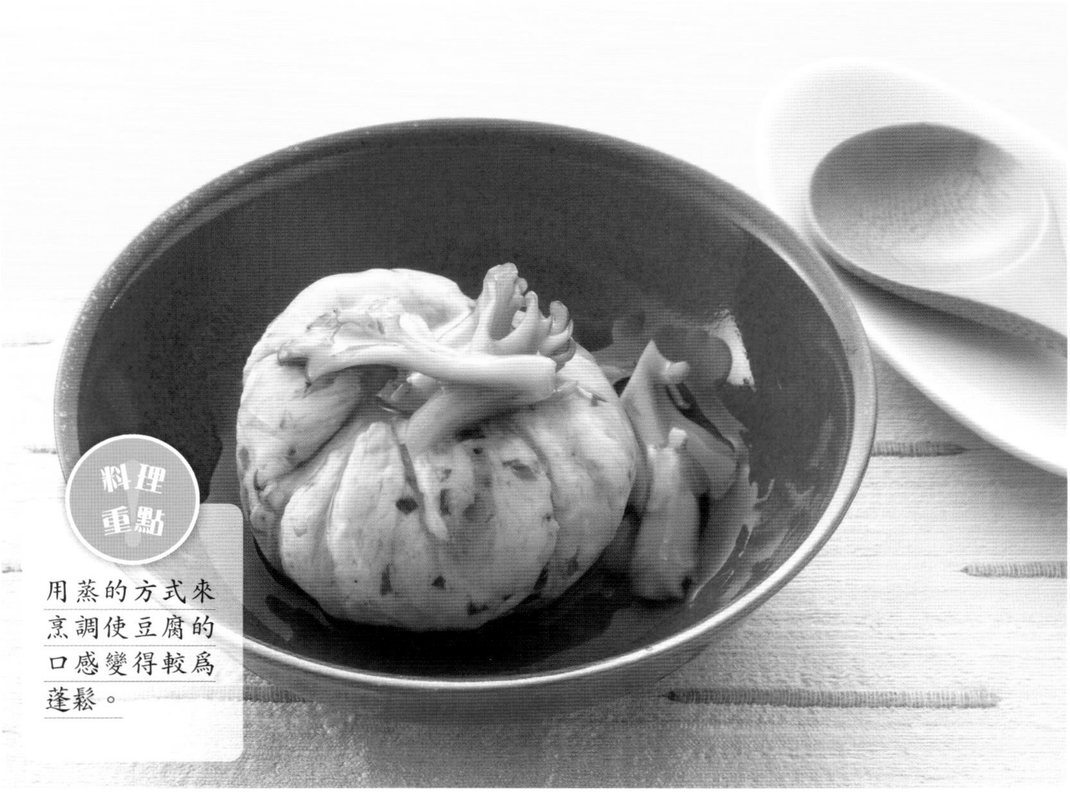

料理重點

用蒸的方式來烹調使豆腐的口感變得較為蓬鬆。

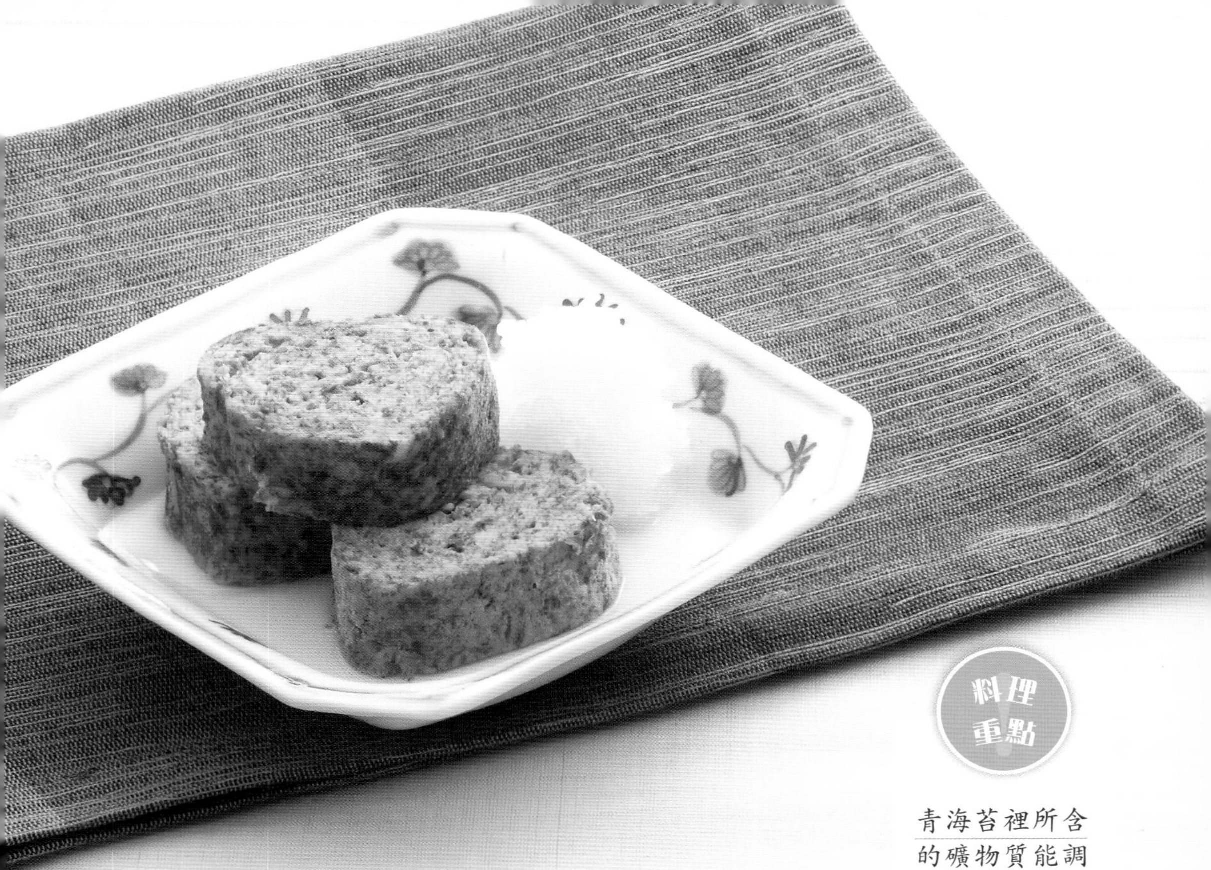

料理重點

青海苔裡所含的礦物質能調整體質。

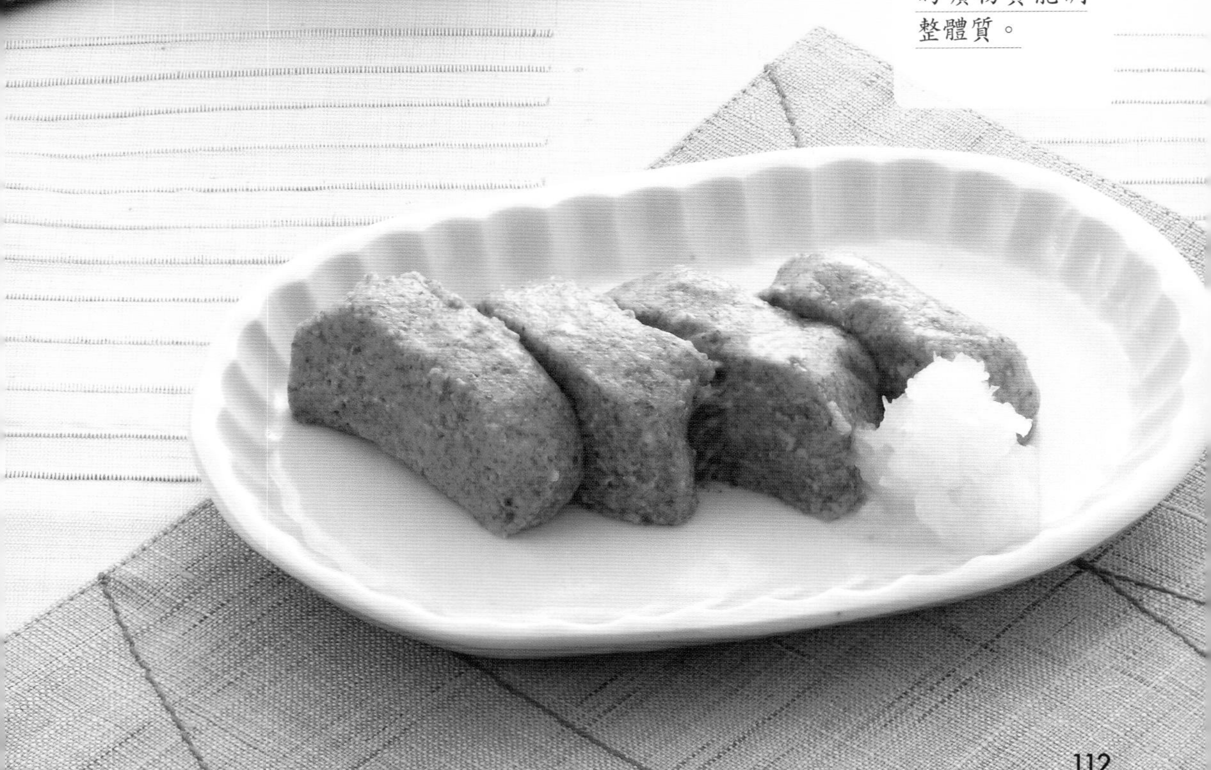

熱量	蛋白質	鈉	鈣
154kcal	7.4g	1.1g	49mg

能輕鬆攝取鈣質的食材

青海苔高湯蛋卷

材料（2 人份）

- 雞蛋……2 顆
- 青海苔……1 大匙
- 山藥……60g
- 高湯……2 大匙
- 味醂……1/2 大匙
- 醬油……1 小匙
- 鹽……少許
- 芝麻油……2 小匙
- 蘿蔔泥……80g

作法

1 將蛋放入大碗內打散，倒入高湯、味醂、醬油、鹽混合，山藥磨泥後倒入，攪拌均勻至呈現黏滑狀，再加入青海苔攪拌。

2 在平底鍋上塗上薄薄一層油，用煎蛋卷的要領煎蛋，完成後切成容易入口的大小，盛盤，再放上蘿蔔泥妝點。

熱量	蛋白質	鈉	鈣
113kcal	5.7g	0.7g	34mg

黏稠的口感使食材變得更容易食用

青海苔高湯蛋卷【軟食】

材料（2 人份）

青海苔高湯蛋卷……150g
高湯……3/4 杯
增稠劑（依增稠劑上標示的份量使用）

- 蘿蔔泥（依個人喜好）……適量

※ 增稠劑的使用方法因個別商品而異，請遵照產品標示使用

作法

1 將高湯蛋卷放進攪拌機內攪拌。

2 放入增稠劑攪拌，用保鮮膜塑出圓餅狀，切等分盛盤，再依個人喜好加入少量蘿蔔泥妝點。

熱量	蛋白質	鈉	鈣
256kcal	19.9g	1.6g	190mg

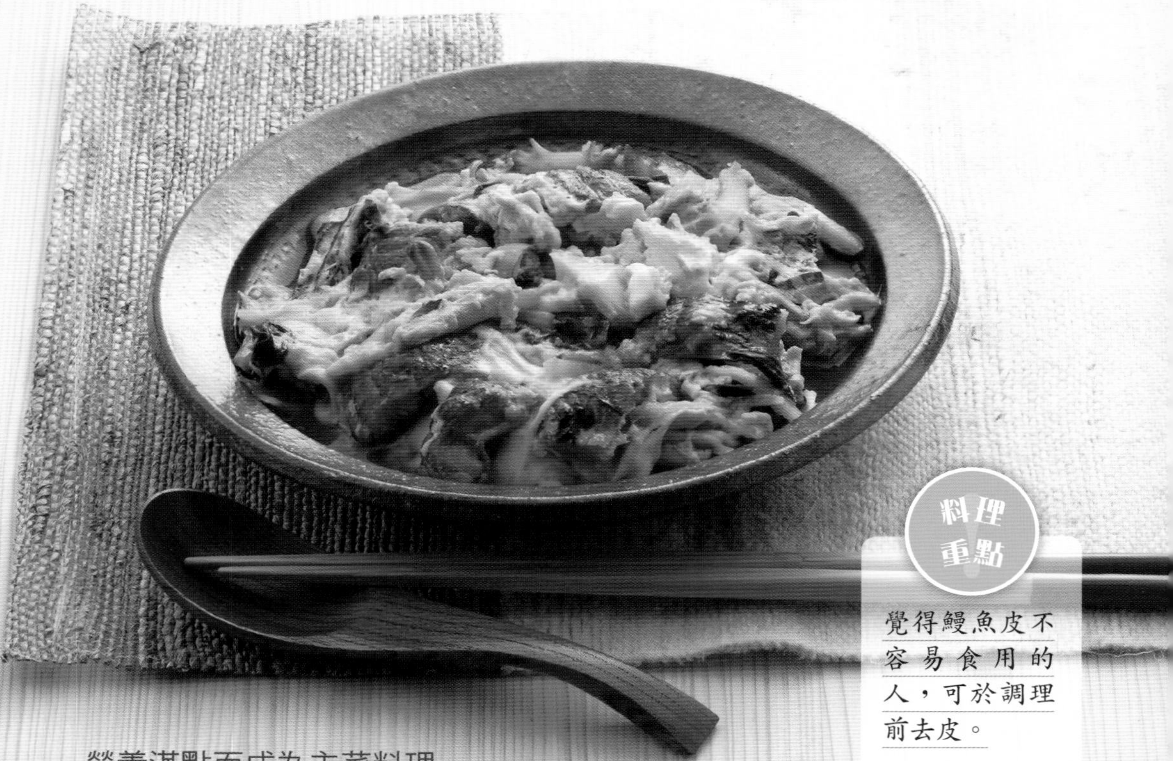

料理重點

覺得鰻魚皮不容易食用的人，可於調理前去皮。

營養滿點而成為主菜料理

柳川風鰻魚蛋

材料（2 人份）

- 蒲燒鰻魚……1/2 條（100g）
- 小松菜……1/2 株（100g）
- 雞蛋……2 顆
- 舞菇……1/2 包
- 醬汁
  - 高湯…3/4 杯
  - 醬油、味醂…各 1/2 大匙
  - 酒…1 大匙

這樣做更易吞嚥！

- 當吞嚥障礙較嚴重時，避開小松菜，改用菠菜或茼蒿代替即可，另外也不要食用舞菇

作法

1 將鰻魚對半縱切後，再切 1cm 寬條狀，小松菜汆燙後切 2cm 長。

2 將撕散的舞菇鋪在鍋內，放上鰻魚再倒入醬汁混合。

3 開火煮開後，將**作法 1** 的小松菜平鋪放入鍋內，再次煮滾後再以畫圓的方式淋上蛋液，約煮 1 分鐘後，蓋上鍋蓋熄火，利用餘熱將蛋燜成半熟狀態。

熱量	蛋白質	鈉	鈣
374kcal	18.6g	1.6g	288mg

起司與鮮奶油的濃厚香味
是容易食用的祕訣

菠菜火腿法式鹹派

材料（2 人份）

- 菠菜……2/3 株（150g）
- 洋蔥…………1/3 顆
- 火腿……………3 片
- 蒜泥…………1 小匙
- 食用油………1 小匙
- A
  - 披薩起司…50g
  - 鮮奶油…1/4 杯
  - 牛奶…1/3 杯
  - 雞蛋…2 顆
  - 鹽 · 胡椒粉…各少許

作法

1 菠菜汆燙後切 2cm 長，瀝乾水分，洋蔥切薄片並將纖維切斷，火腿對半切 1cm 寬。

2 將油倒入平底鍋熱鍋，開中火炒大蒜，放入火腿及洋蔥拌炒，再放菠菜拌炒。

3 將**作法 2** 的食材平鋪在焗烤盤等耐熱容器內，再倒入 **A** 的材料，放入已預熱 180℃的烤箱內，烤 20 ～ 25 分鐘。

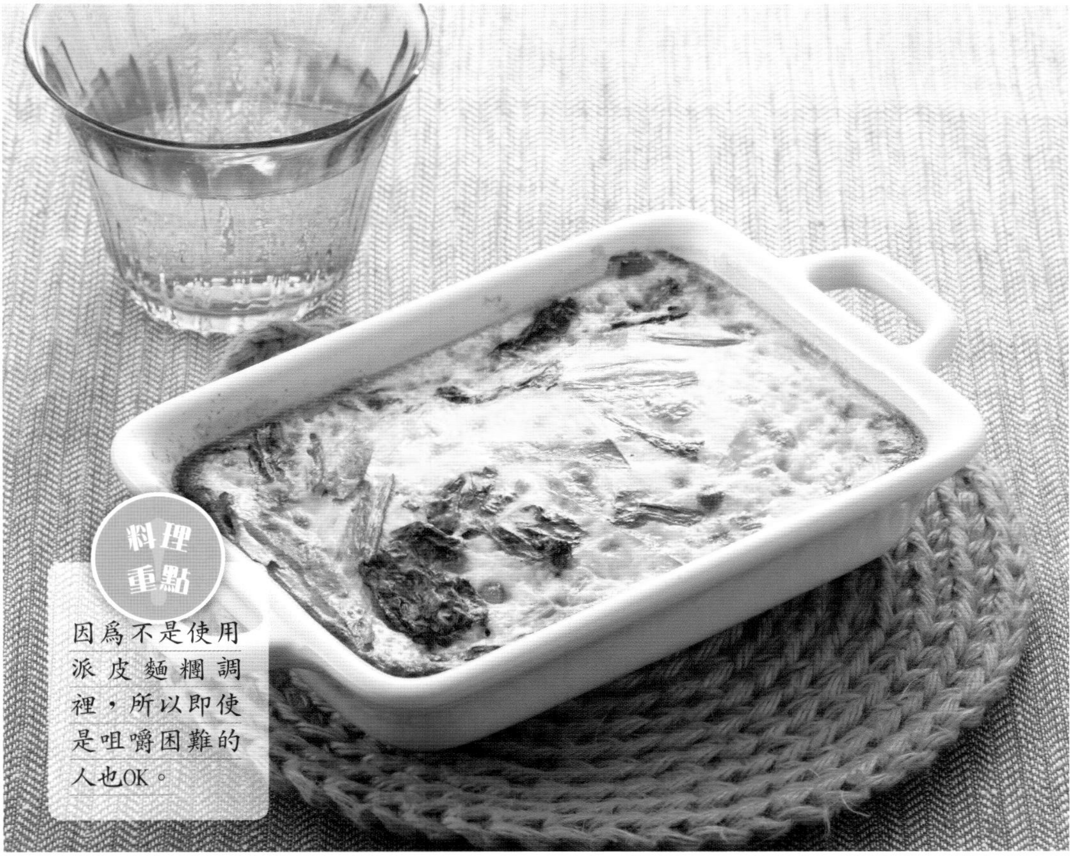

料理重點

因為不是使用派皮麵糰調裡，所以即使是咀嚼困難的人也OK。

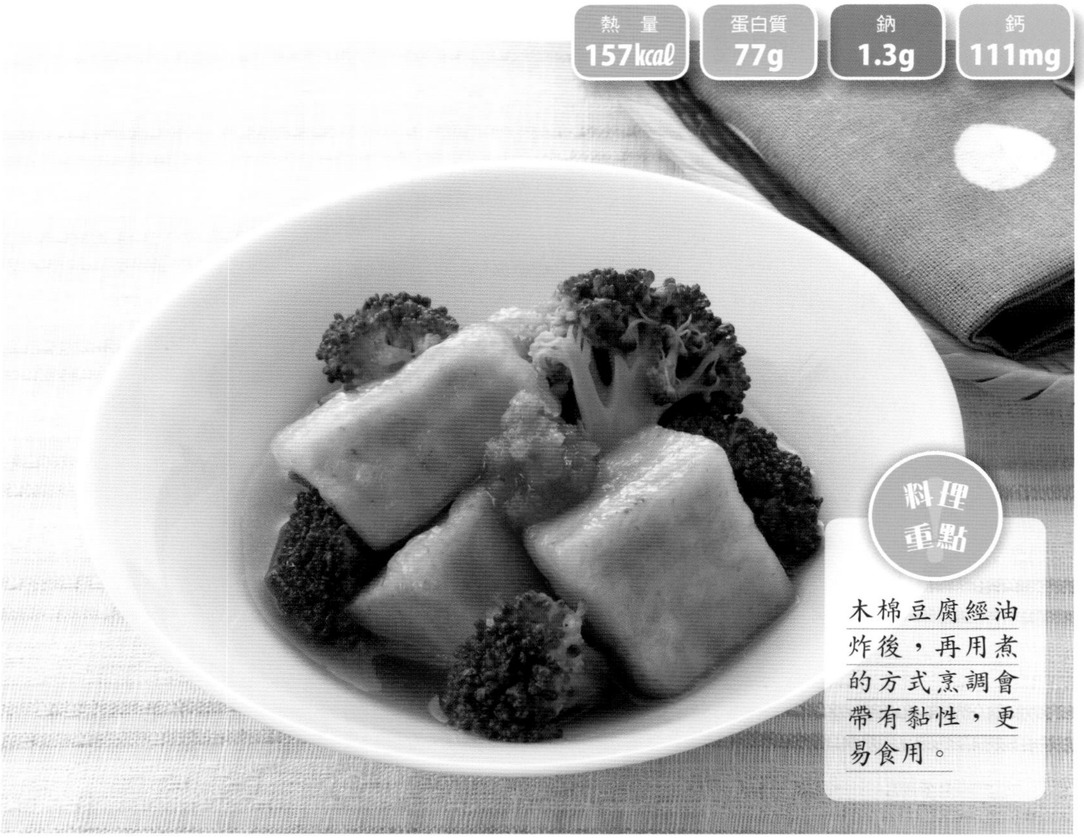
熱量
157kcal
蛋白質
77g
鈉
1.3g
鈣
111mg
料理重點
木棉豆腐經油炸後，再用煮的方式烹調會帶有黏性，更易食用。

因為帶有黏性在口中不容易鬆散

煮炸豆腐

材料（2 人份）

- 木棉豆腐（板豆腐）……1/2 塊（150g）
- 太白粉………適量
- 油炸油………適量
- 綠花椰菜……1/2 朵
- 白蘿蔔辣椒泥………………適量
- 湯汁
  - 高湯…1 杯
  - 味醂…1/2 大匙
  - 砂糖・醬油…各 1 大匙

這樣做更易吞嚥！

・有咀嚼困難的人，將綠花椰菜梗切除後再調理即可

作法

1 豆腐切 6 等分，綠花椰菜分小朵後，汆燙。

2 將湯汁的材料放入鍋內用小火加溫。

3 將太白粉抹在豆腐上，用 180℃的高溫油炸豆腐，趁熱放進**作法 2** 的湯汁內浸泡使豆腐入味，放入綠花椰菜煮至與湯汁緊密結合，再連湯汁一起盛盤，最後添加白蘿蔔辣椒泥即可。

納豆山藥泥拌秋葵

熱量	蛋白質	鈉	鈣
95kcal	6.1g	0.6g	43mg

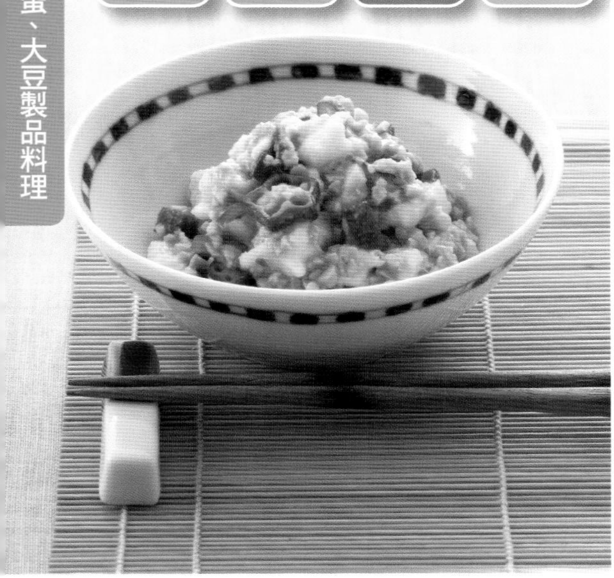

材料（2 人份）
- 切成碎塊的納豆⋯⋯⋯1 包（50g）
- 秋葵⋯⋯⋯⋯⋯⋯⋯4 條
- 山藥⋯⋯⋯⋯⋯⋯⋯100g
- 柴魚露⋯⋯⋯⋯⋯適量

作法

1 山藥去皮後放進塑膠袋內，用研磨棒敲打出黏性。

2 秋葵汆燙後切小塊，若介意種子部分，用竹籤剃除。

3 將切成碎塊的納豆、**作法 1** 與 **2** 的食材，以及柴魚露拌勻後盛盤。

蔬菜風味茶碗蒸

熱量	蛋白質	鹽分	鈣質
90kcal	11.1g	1.1g	46mg

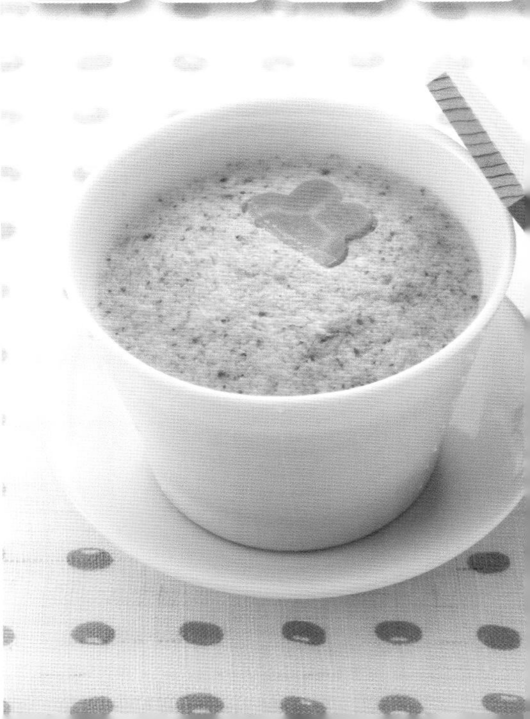

材料（2 人份）
- 雞蛋⋯⋯⋯⋯⋯⋯⋯1 顆
- 綠花椰菜⋯⋯⋯80g
- 水煮干貝罐頭⋯⋯1 小罐（60g）
- 香菇⋯⋯⋯⋯⋯⋯⋯1 片
- 紅蘿蔔⋯⋯⋯⋯⋯少量
- 高湯⋯⋯⋯⋯⋯3/4 杯
- 醬油⋯⋯⋯2/3 小匙
- 鹽⋯⋯⋯⋯⋯⋯⋯⋯少許
- 味醂⋯⋯⋯⋯⋯1 小匙

作法

1 綠花椰菜分成小朵，倒入高湯、醬油、鹽、味醂煮至軟爛為止。

2 將**作法 1** 的食材放進攪拌器內打成醬泥狀，水煮干貝罐連湯汁及切 6 ～ 7mm 的塊狀香菇一起倒入容器內，再擺放上紅蘿蔔裝飾。

3 放入水已滾沸的蒸籠蒸 15 ～ 20 分鐘。

熱量	蛋白質	鈉	鈣
150kcal	10.7g	1.2g	57mg

用味噌肉醬來補足豆腐不易成形的困難

味噌肉醬蒸豆腐

材料（2 人份）

- 嫩豆腐 ………2/3塊（200g）
- 豬絞肉…………50g
- 韭菜（切末）……20g
- A
  - 薑泥…1/2 小匙
  - 味噌…2 小匙
  - 醬油・味醂…各 1 小匙
  - 太白粉…1 小匙
  - 酒…2 小匙

這樣做更易吞嚥！

・將味噌肉醬與豆腐拌勻再食用

作法

1 豆腐切 4 等分，稍微瀝乾水分備用。

2 將碎肉、韭菜放入大碗內混合，再加入 **A** 的食材拌勻。

3 將**作法 1** 的豆腐排放在耐熱盤上，再放上**作法 2** 的食材，用保鮮膜鬆鬆地覆蓋後，放進微波爐（600W）加熱 4 ～ 5 分鐘。

料理重點

建議將豆腐與味噌肉醬分成小塊搭配食用。

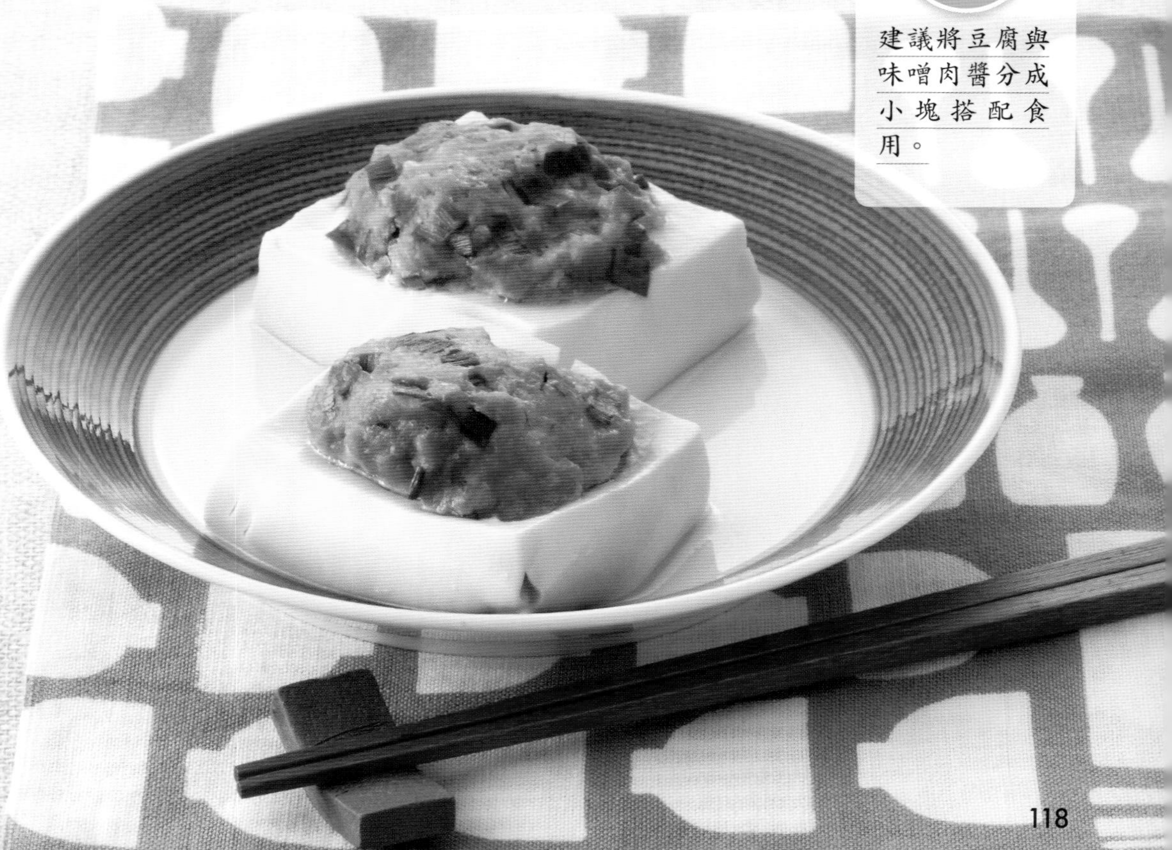

熱量 190kcal | 蛋白質 16.1g | 鈉 1.3g | 鈣 135mg

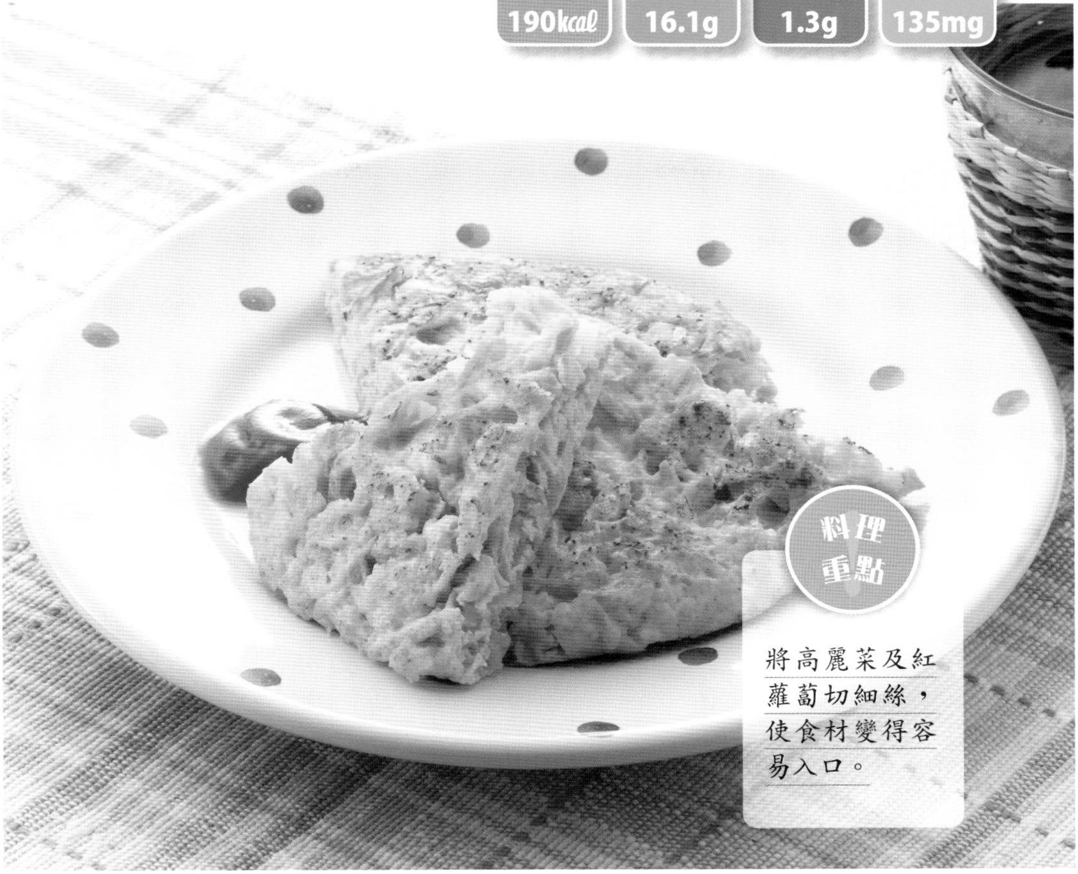

料理重點

將高麗菜及紅蘿蔔切細絲，使食材變得容易入口。

鮪魚的甜度是提味的秘訣

西班牙風味蛋餅

材料（2 人份）

- 雞蛋……………2 顆
- 高麗菜（切絲）…………………2 片
- 紅蘿蔔（切絲）………1/4 支（50g）
- 鮪魚罐頭……1 小罐
- 帕瑪森起司…2 大匙
- 鹽 · 胡椒粉……………各少許
- 食用油……1/2 大匙
- 番茄醬………適量

作法

1 將高麗菜、紅蘿蔔與鮪魚罐頭連同湯汁混合攪拌放入耐熱盤上，用保鮮膜鬆鬆的覆蓋後，放進微波爐（600W）內加熱 1 分 30 秒。

2 將蛋液打散，放進帕瑪森起司混合均勻，趁**作法 1** 食材溫熱時放入，混合攪拌，再放入鹽、胡椒粉。

3 將油倒入平底鍋內熱鍋，倒入**作法 2** 的食材調整形狀，煎至兩面都呈現焦黃色，切成六等分，再加一點番茄醬妝點。

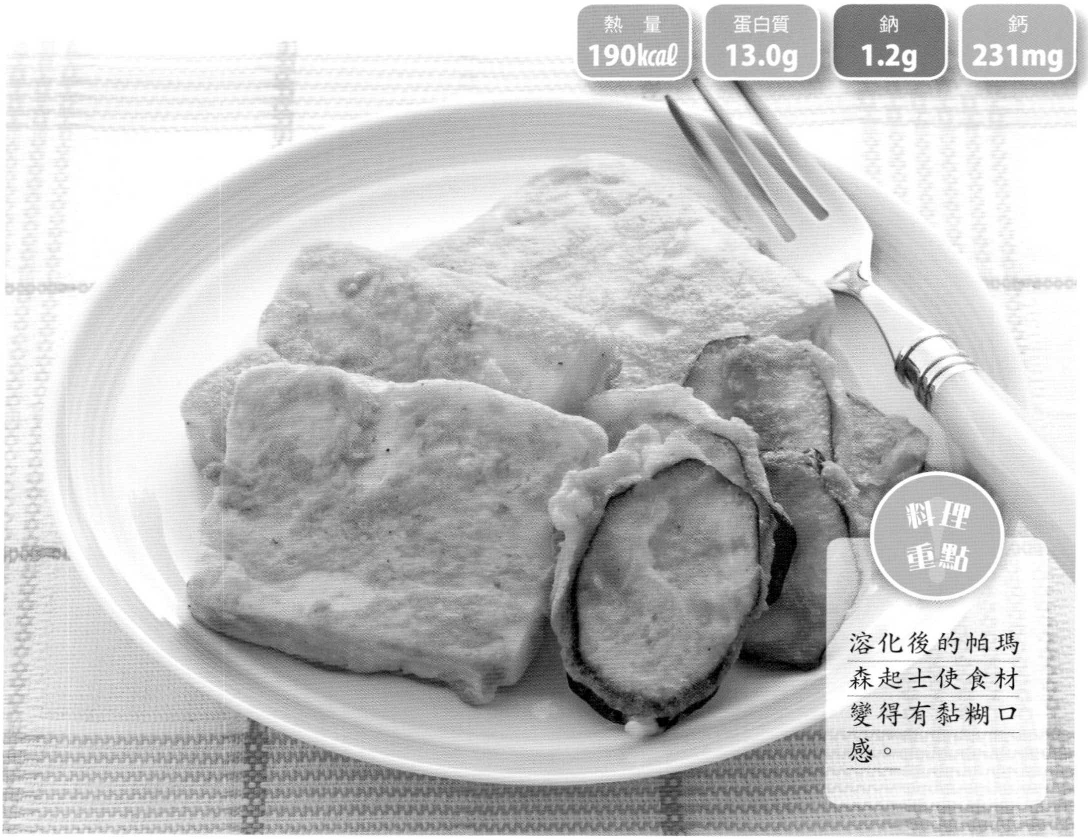
熱量
190kcal
蛋白質
13.0g
鈉
1.2g
鈣
231mg
料理重點
溶化後的帕瑪森起士使食材變得有黏糊口感。

櫛瓜用煎的方式意外地軟嫩

義式煎豆腐

材料（2 人份）

- 木棉豆腐（板豆腐）……1/2 塊（150g）
- 櫛瓜…………1/2 條
- 麵粉……………適量
- 食用油……1/2 大匙
- 雞蛋……………1 顆
- 帕瑪森起司…3 大匙
- 鹽…………1/4 小匙
- 胡椒粉………少許

作法

1 木棉豆腐切 6 等分，放在耐熱盤上，放進微波爐（600W）內加熱 2 分鐘蒸發水分。

2 櫛瓜斜切 7mm 薄片，放在耐熱盤上用保鮮膜鬆鬆的覆蓋後，放進微波爐（600W）內加熱 1 分 20 秒。

3 雞蛋打散與帕瑪森起士、鹽、胡椒粉混合做成蛋液，再將麵粉撒在木棉豆腐、櫛瓜上並沾滿蛋液，放進用油熱鍋的平底鍋內煎至兩面都呈焦黃色即可。

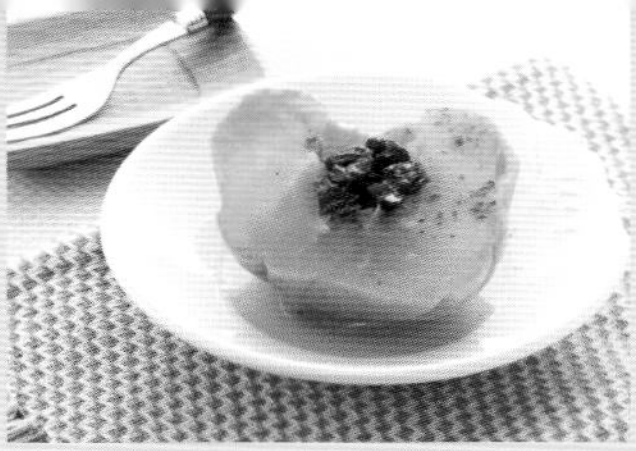

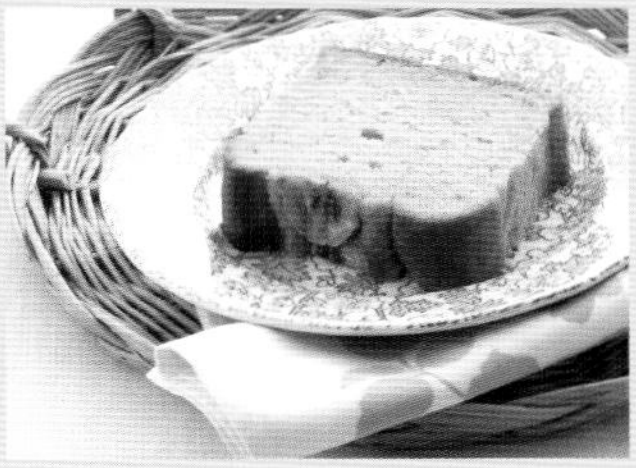

Part 6

這樣就能完成
魔法般的甜點

當咀嚼、吞嚥變得困難時，往往從食物上無法攝取人體所需的足夠熱量，此時，就用甜點來補足這些熱量吧。本章節將介紹即使是唾液分泌較少、吞嚥困難的人也能輕鬆吃的甜點。

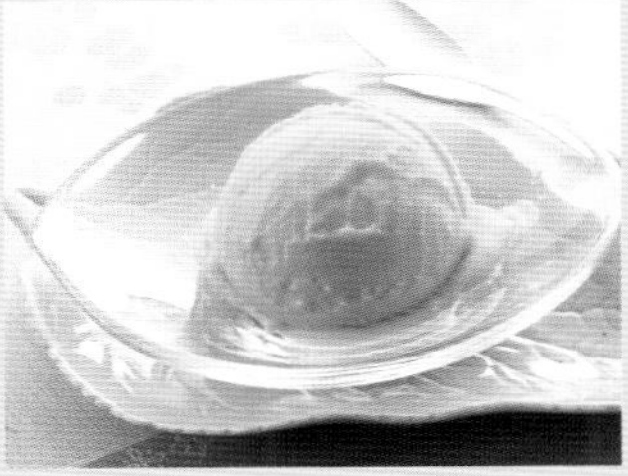

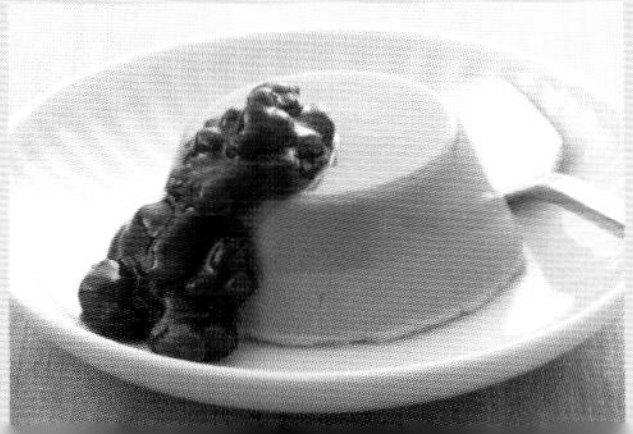

熱量	蛋白質	鈉	鈣
252kcal	7.3g	0.4g	51mg

能抑制甜度又濕潤的甜點

蜜桃起司蛋糕

材料（烤杯型模組 5 ～ 6 個份）

- 奶油起司………250g
- 砂糖……………60g
- 雞蛋……………2 顆
- 低筋麵粉……3 大匙
- 黃桃（罐頭）…切半的3個（180g）
- 牛奶…………1 大匙

作法

1 將奶油起司、砂糖、雞蛋、黃桃、牛奶放入大碗內，用手持式攪拌器打發至綿密滑潤（用攪拌機攪拌也可）。

2 等**作法 1** 的食材變得綿密滑潤後，加入低筋麵粉混合拌勻。

3 將**作法 2** 的食材倒入烤杯約 8 ～ 9 分滿，接著將烤杯並排放在烤盤上，放入預熱 170℃的烤箱烤 25 ～ 30 分鐘。

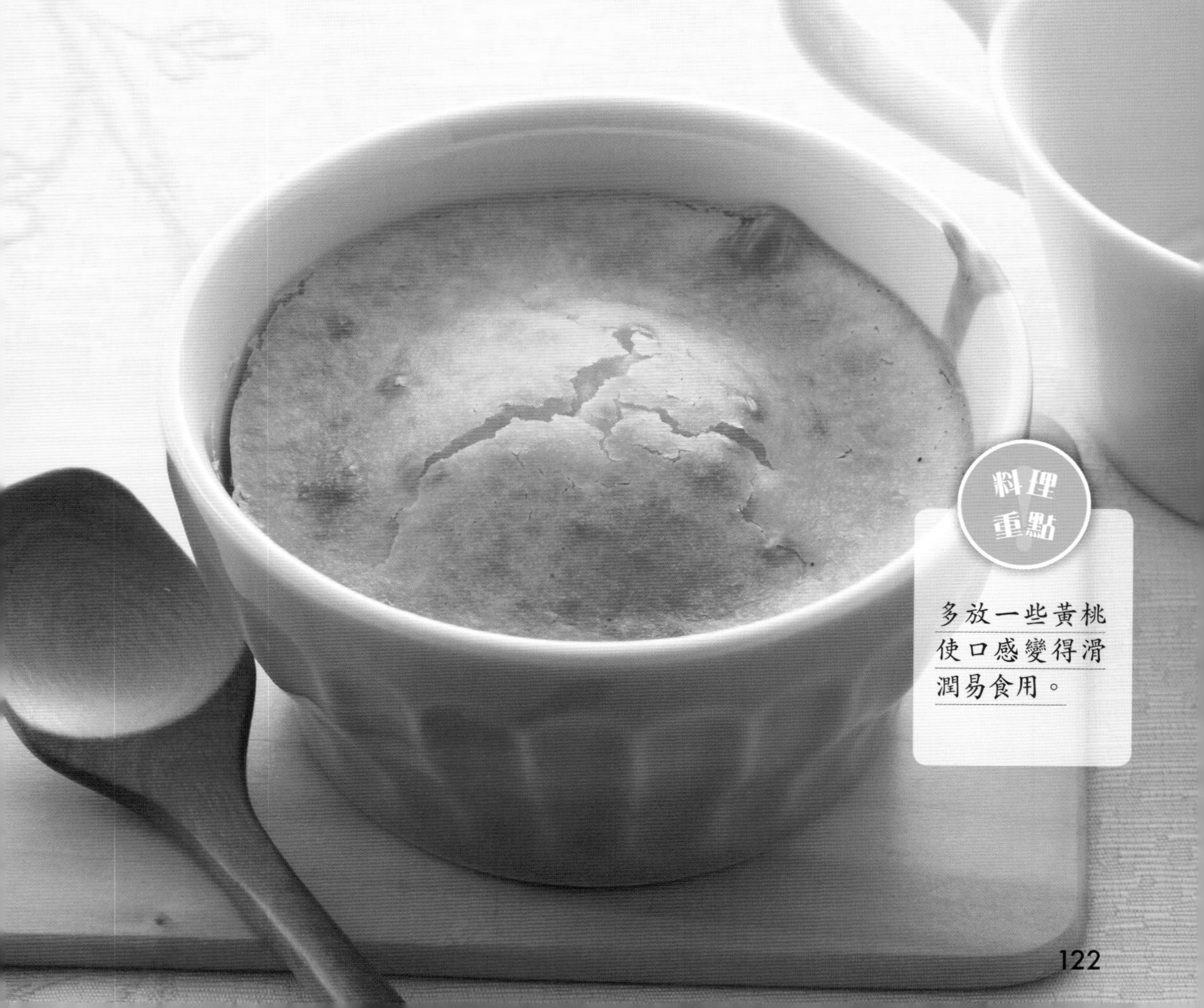

料理重點

多放一些黃桃使口感變得滑潤易食用。

熱　量	蛋白質	鈉	鈣
130kcal	0.4g	0g	8mg

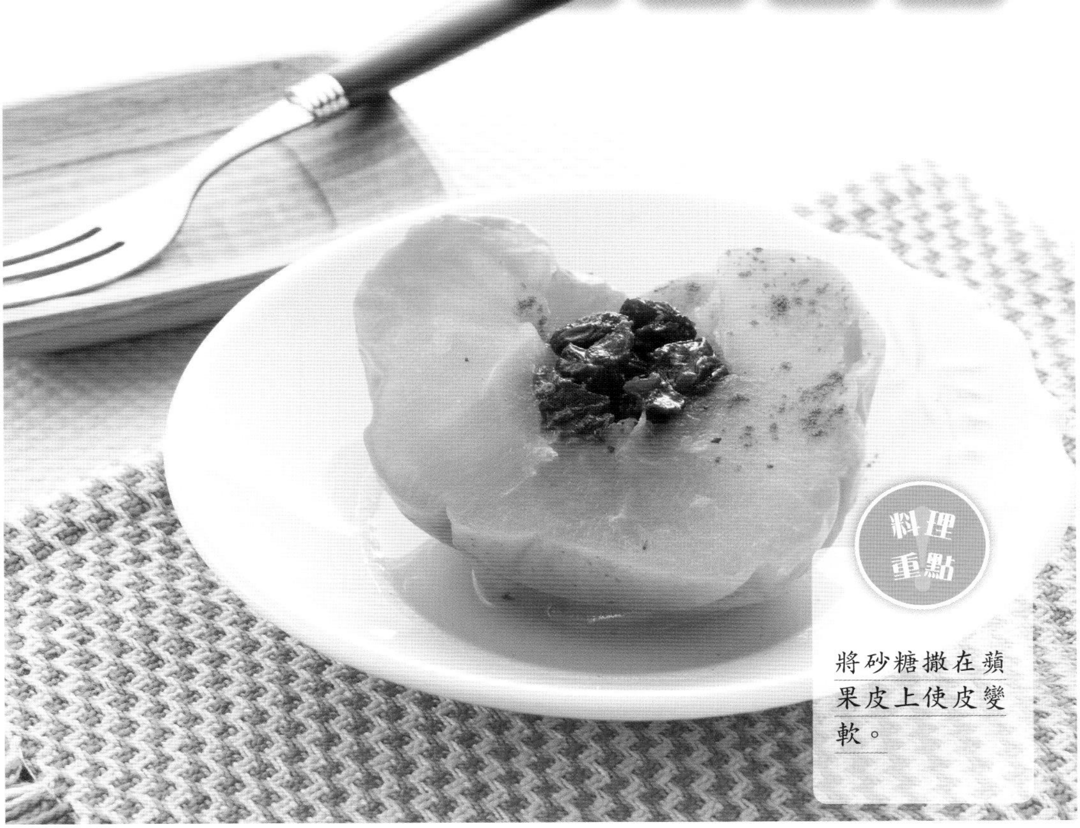

料理重點

將砂糖撒在蘋果皮上使皮變軟。

蘋果皮軟嫩
即使是咀嚼困難的人都能食用

烤蘋果

材料（2 人份）

- 紅玉蘋果……1 顆（200g）
- 萊姆酒葡萄乾……1 大匙
- 無鹽奶油……10g
- 肉桂粉……少許
- 蔗糖……10g

※ 紅玉蘋果以外，也可用比較小又帶酸味的品種代替。

這樣做更易吞嚥！

- 當吞嚥障礙較嚴重時，請勿食用萊姆葡萄乾及蘋果皮

作法

1. 將蘋果洗淨，從蒂的周圍用刀刺入，劃一圈將芯取出，用湯匙等工具將芯與種子的部分挖開，葡萄乾用水煮軟。
2. 在蘋果的表面塗上一層薄薄少量的奶油，整體抹上蔗糖，將殘留的奶油、瀝乾水分的葡萄乾、肉桂粉放進大碗內攪拌均勻，塞進**作法 1** 蘋果挖空的部分。
3. 用鋁箔紙緊緊的將**作法 2** 的食材包覆住，用預熱 180℃的烤箱加熱 20 分鐘。

熱量	蛋白質	鈉	鈣
146kcal	2.0g	0.1g	63mg

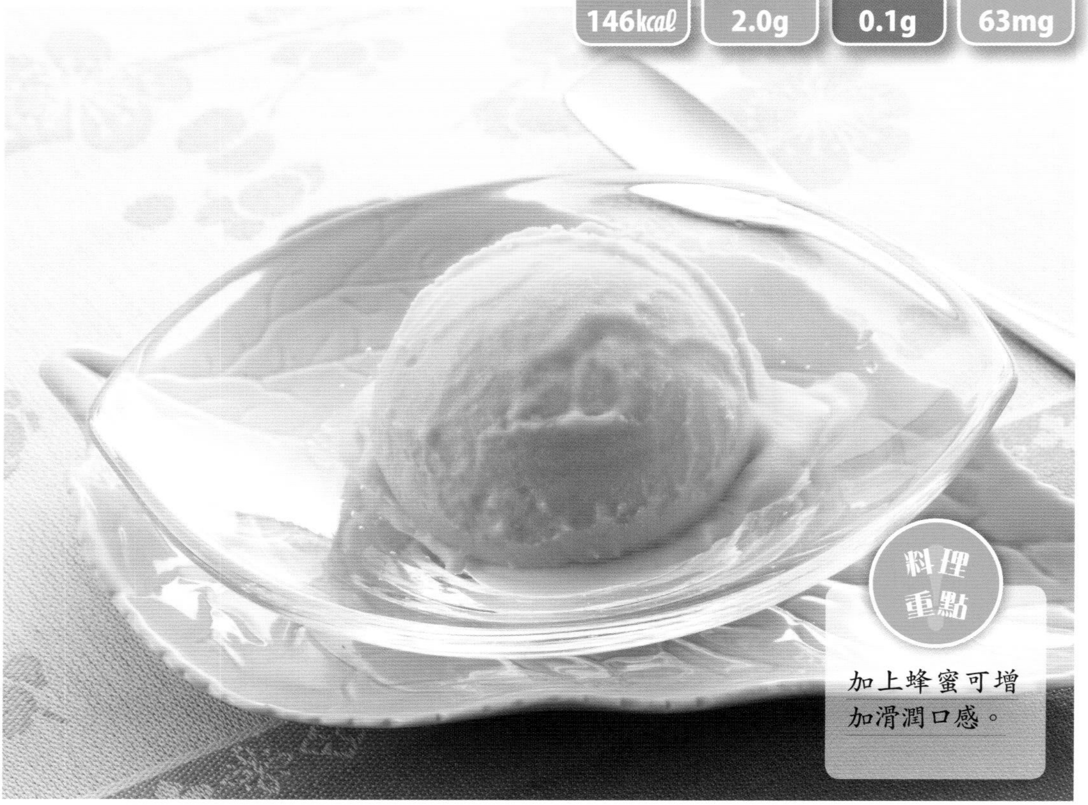

料理重點

加上蜂蜜可增加滑潤口感。

濃厚的芒果香味在口中散開

芒果冰淇淋

材料（2 人份）100g

- 芒果（冷凍）…100g
- 蜂蜜…………1 大匙
- 香草冰淇淋…100g

作法

1 芒果稍微解凍後，放進食物處理機或攪拌機打成泥狀，再放入蜂蜜混合。

2 將冰淇淋加進**作法 1** 的食材內，混合拌勻至滑潤口感，放進冷凍庫凝固再盛盤。

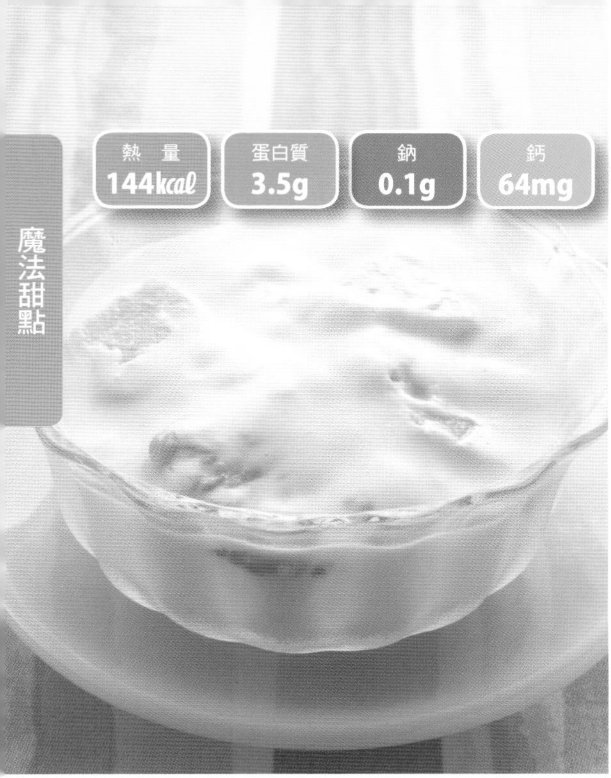

熱 量	蛋白質	鈉	鈣
144kcal	3.5g	0.1g	64mg

綜合水果優格果凍

材料（容易製作的份量、4 人份）

- 原味優格（無糖）……………………180g
- 吉利丁粉……………1 袋（5g）
- 砂糖……3 ～ 4 大匙
- 無糖豆漿……1/3 杯
- 檸檬汁………1 大匙
- 綜合水果罐頭（低糖）…1 小罐（180g）
- 鮮奶油…………50g

作法

1 將吉利丁粉放進 2 大匙的水（水另備）裡浸泡，不用保鮮膜包覆，放進微波爐（600W）內加熱 20 ～ 30 秒溶解，再放進砂糖混合拌勻。

2 將優格及豆漿、檸檬汁混合攪拌均勻，加入打至濃稠度 6 分發的鮮奶油，再加入**作法 1** 的食材輕輕攪拌。

3 稍微瀝乾一些綜合水果罐頭的罐汁，倒入容器內，放置冰箱冷藏 2 小時冷卻凝固。

杏仁豆腐

材料（2 ～ 3 人份）

- 牛奶……1 又 1/2 杯
- 橘子（罐頭）……40g
- 杏仁霜…………30g
- 水………………1 杯
- 洋菜粉……1/2 小匙
- 糖漿
  - 砂糖…30g
  - 檸檬汁…1 大匙
  - 水…2 又 1/2 大匙
- 砂糖…………2 大匙

作法

1 將牛奶、杏仁霜放入大碗內攪拌溶開。

2 倒 1 杯水進鍋內，放進洋菜粉，開大火煮沸，煮沸後倒入砂糖攪拌溶勻，再放入**作法 1** 的食材加熱（邊攪拌邊加入），快煮沸前熄火，冷卻後倒進容器內，再放進冰箱冷藏凝固。

3 將砂糖、水放入小鍋子內，開中火煮沸，等砂糖溶勻後，倒入檸檬汁放涼備用。

4 將**作法 2** 的食材平均切開，放上橘子，淋上**作法 3** 的食材即可。

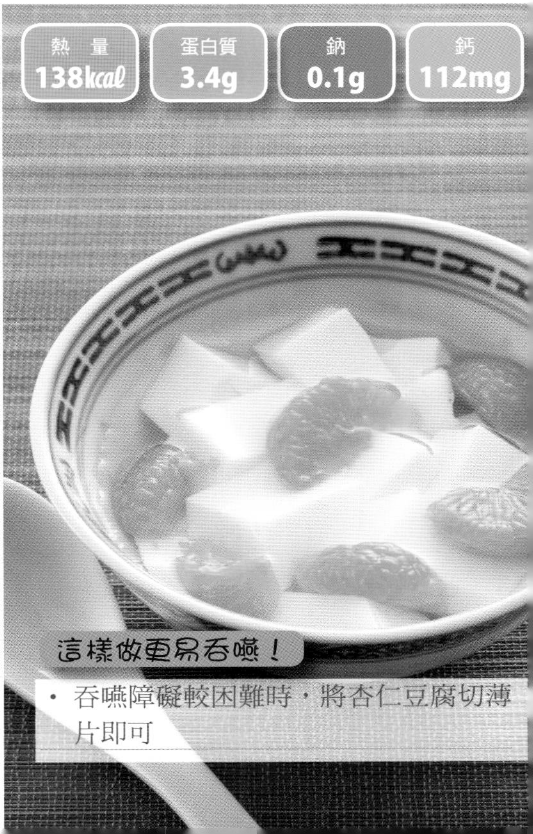

熱 量	蛋白質	鈉	鈣
138kcal	3.4g	0.1g	112mg

令人欣喜的水蜜桃帶有濕潤的口感

糖漬水蜜桃

材料（2 人份）

- 白桃……………1 顆
- 水………………1 杯
- 蔗糖……………30g
- 檸檬汁………1 小匙
- 白酒…………1 大匙

熱量	蛋白質	鈉	鈣
114kcal	0.8g	0g	6mg

料理重點

有吞嚥障礙者，食用時要小口慢慢吃。

作法

1 桃子洗淨後剝皮（若皮不好剝除時，可用滾水煮過後再剝皮即可），分成兩半，皮放著備用。

2 將水、桃子的皮放入鍋內，放入蔗糖煮開，桃子並排放入鍋內，再倒入檸檬汁、白酒。

3 用烘焙紙作成小鍋蓋蓋上，開中小火煮約 15 分鐘， 熄火後擺著放涼，再將皮取出，放進冰箱冷卻。

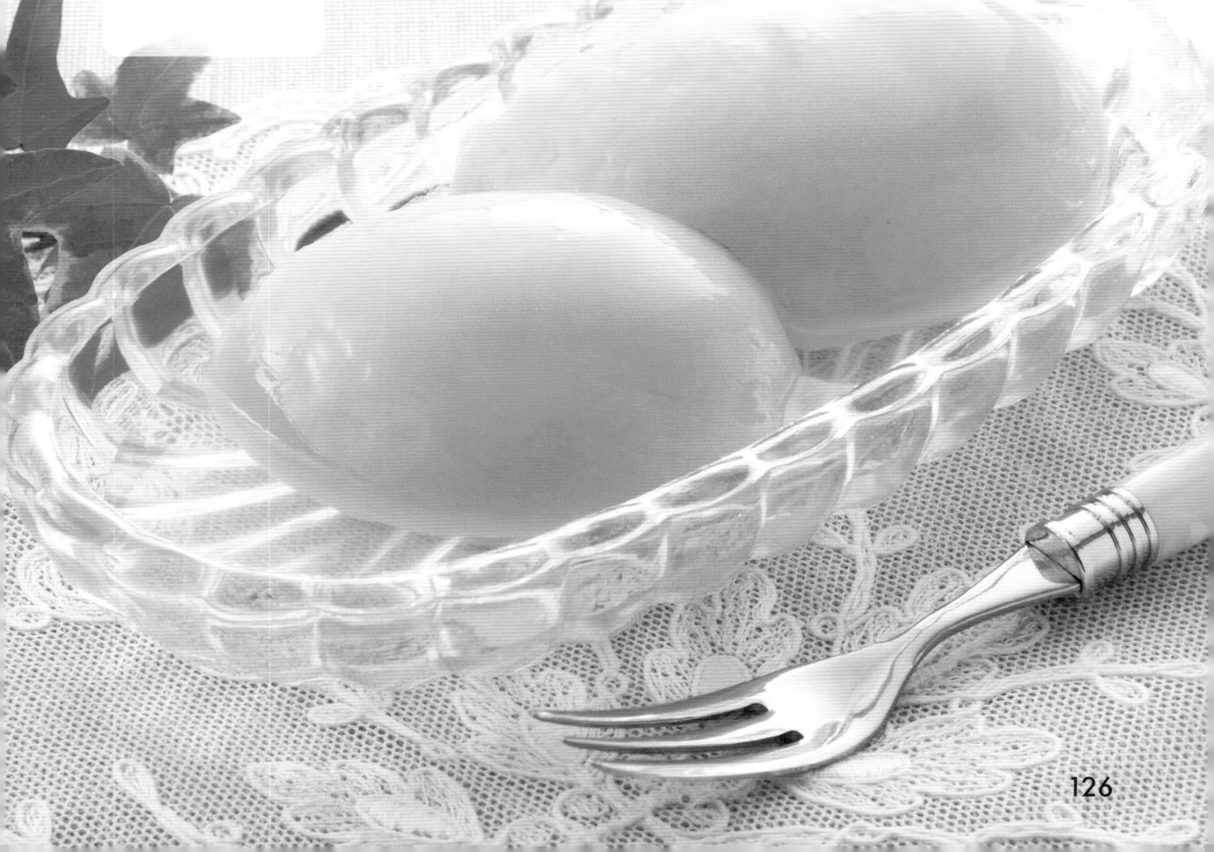

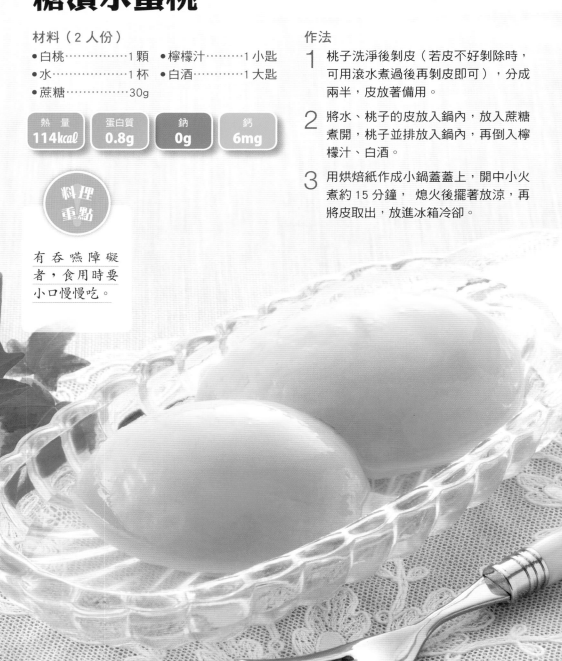

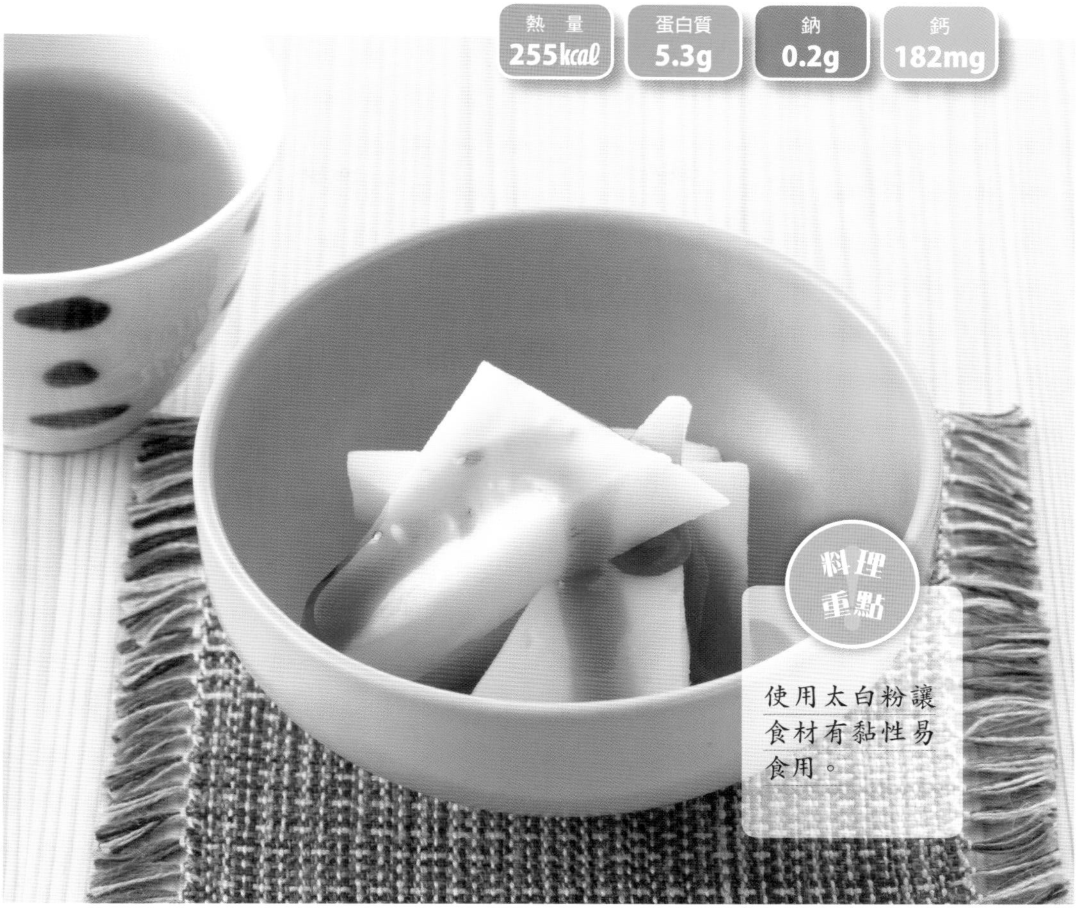
熱量
255kcal
蛋白質
5.3g
鈉
0.2g
鈣
182mg
料理重點
使用太白粉讓食材有黏性易食用。

推薦給鈣質不足的人

牛奶葛餅

材料（2 人份）

- 牛奶……1 又 1/2 杯
- 砂糖…………3 大匙
- 太白粉………6 大匙
- 黑蜜糖…………少量

這樣做更易吞嚥！

- 吞嚥障礙較嚴重時，將葛餅切薄片即可
- 不能喝牛奶的人可以用豆漿代替

作法

1 將黑蜜糖以外的材料倒入鍋內，開中小火邊加熱邊攪拌。

2 攪拌至濃稠呈乳白色時，在平底盤上鋪平，放進冰箱冷卻，等形狀固定後再平均切開，淋上黑蜜糖。

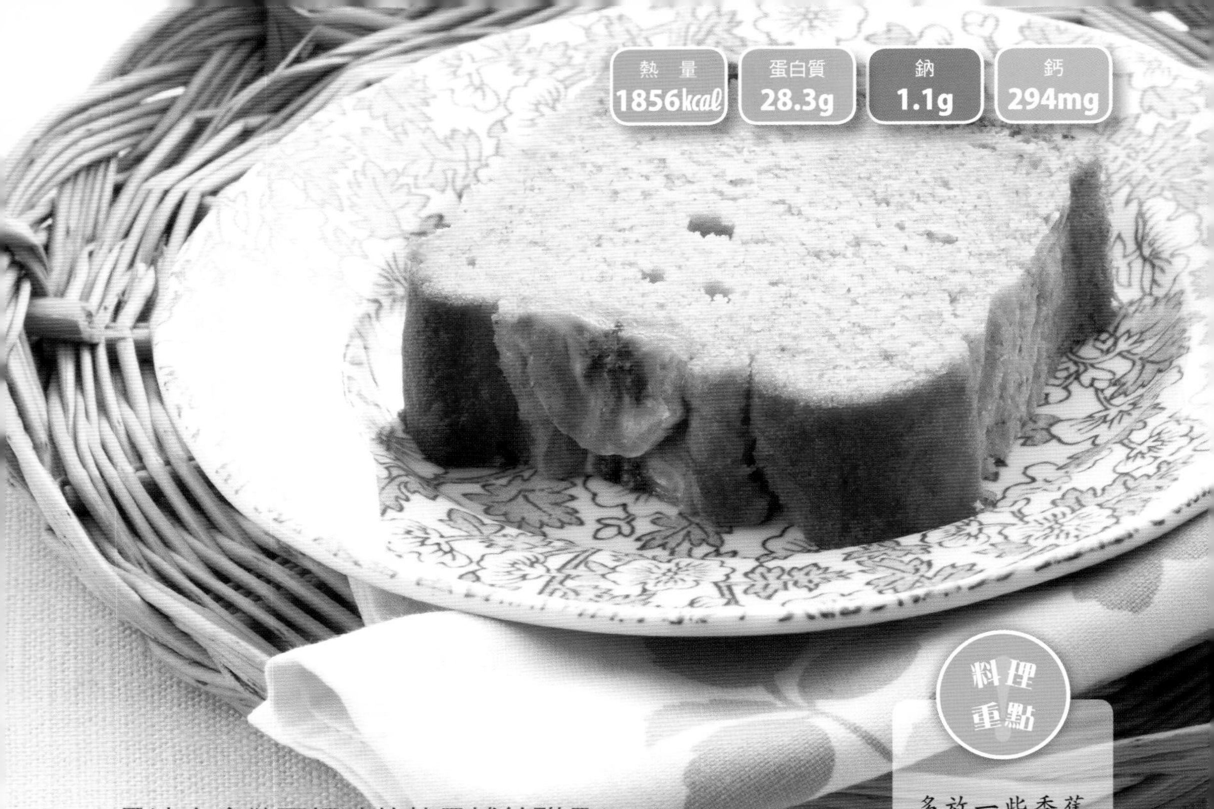

熱量	蛋白質	鈉	鈣
1856kcal	28.3g	1.1g	294mg

料理重點

多放一些香蕉會使口感更加濕潤。

最適合食慾不振時的熱量補給甜品

濕軟的香蕉蛋糕

材料（磅蛋糕 1 條的量）

- 香蕉……2 條
- 牛奶……2 大匙
- 無鹽奶油……100g
- 砂糖……70g
- 雞蛋……2 顆
- 低筋麵粉……90g
- 杏仁粉……（過篩）30g
- 發粉……（過篩）1 小匙

這樣做更易吞嚥！

- 滋潤嘴巴比較容易食用
- 若覺得在口中吃起來含糊不易成型時，可沾些打成泡沫狀的鮮奶油一起食用

作法

1 香蕉切半，其中一半，用叉子壓碎與牛奶打成泥狀。

2 將已回到常溫的奶油放入大碗內用打泡器攪拌，出現奶油狀後，加入砂糖再攪拌均勻至呈現白色為止。

3 分數次將蛋液少量地加進**作法 2** 的食材內混合，加進半量過篩的粉類，攪拌混合至呈現滑潤口感。

4 將**作法 3** 的食材和**作法 1** 混合攪拌至口感滑潤，再倒入剩下的粉類，徹底攪拌到完全看不到粉狀物。

5 鋪好磅蛋糕型的烤盤紙，倒入 7 ～ 8 分滿的麵糊，再擺上切圓片的香蕉放進已預熱 180℃的烤箱，烤 35 ～ 40 分鐘即可。

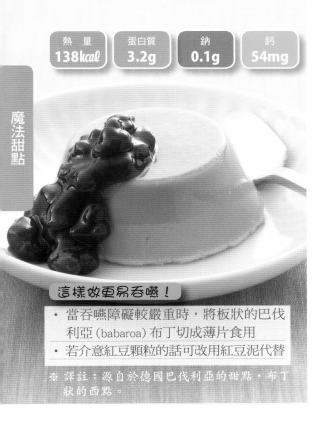

巴伐利亞抹茶布丁

熱量	蛋白質	鈉	鈣
138kcal	3.2g	0.1g	54mg

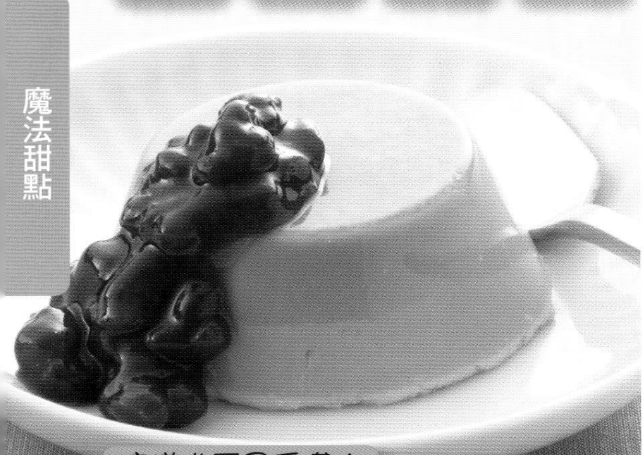

這樣做更易吞嚥！

- 當吞嚥障礙較嚴重時，將板狀的巴伐利亞（babaroa）布丁切成薄片食用
- 若介意紅豆顆粒的話可改用紅豆泥代替

※ 譯註：源自於德國巴伐利亞的甜點，布丁狀的西點。

材料（容易製作的份量、4 人份）

- 抹茶⋯⋯⋯⋯2 小匙
- 砂糖⋯⋯3 ～ 4 大匙
- 牛奶⋯⋯⋯⋯3/4 杯
- 鮮奶油⋯⋯⋯1/4 杯
- 吉利丁粉⋯⋯⋯⋯1 袋（5g）
- 水煮紅豆（依個人喜好加入）⋯⋯⋯⋯⋯⋯適量

作法

1 將吉利丁粉放進 1 大匙的水（水另備）裡浸泡，放進微波爐（600W）內加熱 20 ～ 30 秒溶解。

2 將抹茶、砂糖、牛奶（1 大匙）放入碗內混合拌成泥狀，少量的慢慢加入剩下的牛奶使其溶解，再加入**作法 1** 的食材攪拌溶解，將碗隔冰水拌勻食材成綿滑狀。

3 將鮮奶油打 6 ～ 7 分發與**作法 2** 相同的濃度，邊用發泡器攪拌邊加入**作法 2** 的食材，倒進模型杯內放進冰箱冷卻。

4 盛盤後，再依照個人喜好放入水煮紅豆妝點。

水羊羹

材料（容易製作的份量 4 ～ 5 人份）

- 紅豆泥（一般市售品）⋯⋯⋯⋯⋯⋯200g
- 洋菜粉⋯⋯⋯1 小匙（2g）
- 水⋯⋯⋯⋯⋯⋯3/4 杯

作法

1 將洋菜粉放入已裝水的鍋內，開中火加熱用木杓一邊攪拌至完全溶化後，使其沸騰 1 ～ 2 分鐘。

2 加進紅豆泥，攪拌至滑潤口感，沸騰後熄火放溫熱。

3 將**作法 2** 的食材到入製作羊羹的模型，放到冰箱冷卻凝固。

熱量	蛋白質	鈉	鈣
78kcal	4.9g	0g	13mg

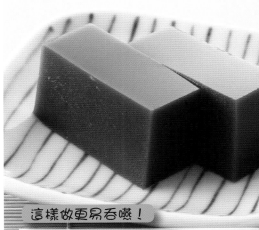

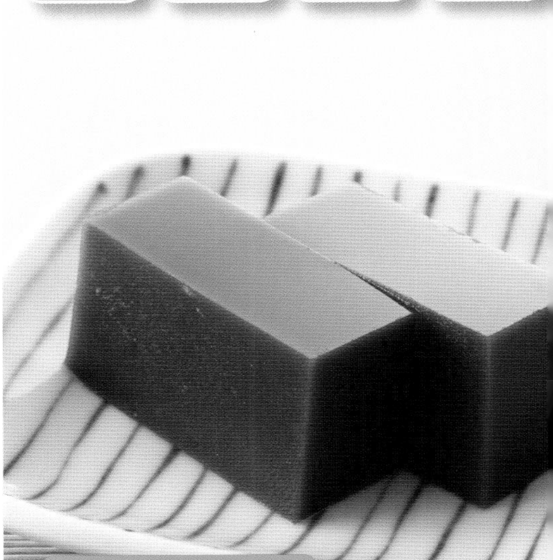

這樣做更易吞嚥！

- 當吞嚥障礙較嚴重時，將番茄切小塊，山芹菜則不要放入

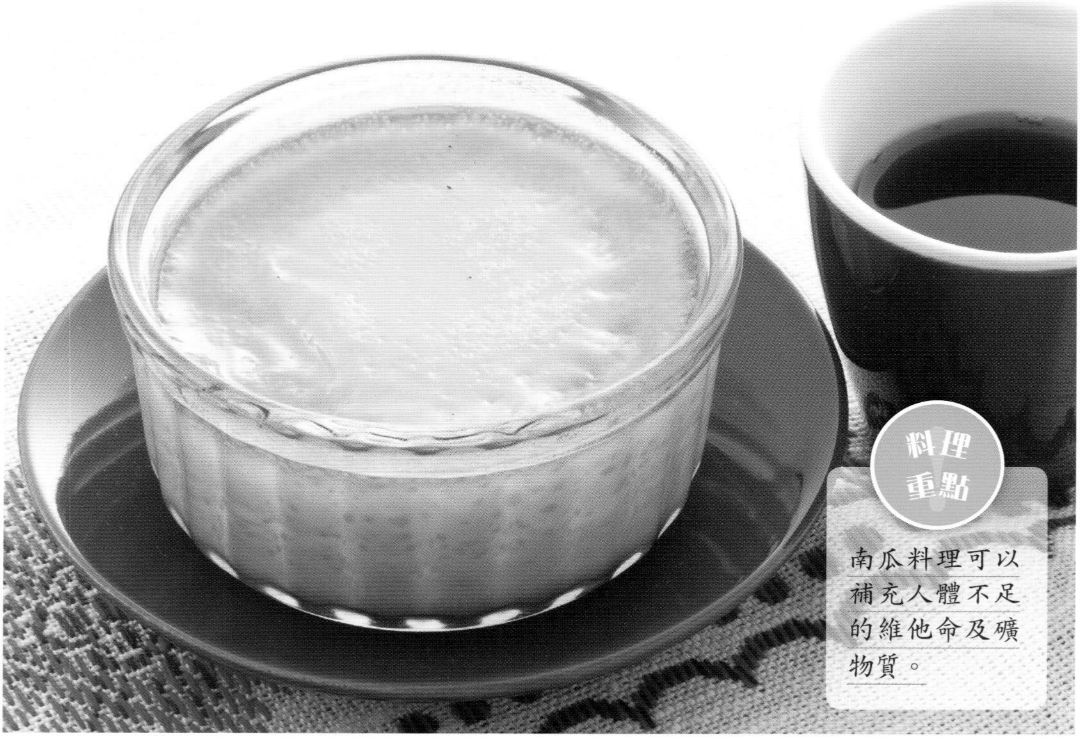
料理
重點
南瓜料理可以
補充人體不足
的維他命及礦
物質。

濕潤的口感是甜品必備

南瓜布丁

材料（容易製作的份量、4 人份）

- 南瓜……………100g
- 砂糖……………50g
- 牛奶……1 又 1/2 杯
- 香草精…………適量
- 雞蛋……………2顆

熱量	蛋白質	鈉	鈣
162kcal	6.1g	0.2g	103mg

作法

1. 南瓜去皮切薄片放入鍋中，倒入與南瓜差不多的水位，開中火煮軟，把水倒掉，去除水分後，在鍋中將南瓜壓碎。
2. 將牛奶倒入鍋中，放入砂糖，加熱到與人體體溫相近的溫度。
3. 將打散的蛋液放進大碗內，加入**作法 1** 與 **2** 的食材均勻攪拌至滑潤，再加進香草精後，倒入烤杯模具裡。
4. 將**作法 3** 的食材並排放在烤箱的烤盤上，烤盤上加約 1cm 左右的水，放進已預熱 170℃的烤箱烤 30 ～ 40 分鐘。

綿密口感在口中容易化開更易食用

提拉米蘇風味長崎蛋糕

材料（容易製作的份量、4 人份）

- 長崎蛋糕…切 4 塊（120g）
- 吉利丁粉…………1 袋（5g）
- 水………1 又 1/2 杯
- 即溶咖啡……1 大匙
- 砂糖……2 ～ 3 大匙
- 鮮奶油…………80g
- 馬斯卡彭起司 …60g
- 純可可粉……少量

※ 譯註：馬斯卡彭起司，義大利料理提拉米蘇的必要原料

※ 可用奶油起司代替馬斯卡彭起司使用

熱量	蛋白質	鈉	鈣
267kcal	4.7g	0.2g	33mg

作法

1 將水、即溶咖啡倒進鍋內開中火煮沸，咖啡溶解後熄火，放入吉利丁粉攪拌溶解。

2 將長崎蛋糕的厚度切半，並排放入平底盤，讓**作法 1** 的食材平均吸收入味，包上保鮮膜後放進冰箱冷藏約 1 小時。

3 將馬斯卡彭起司、砂糖放入碗內混合，再慢慢且少量的倒入鮮奶油攪拌。

4 再**作法 2** 的其中 3 片長崎蛋上塗上**作法 3** 的食材，疊放最後一片長崎蛋糕修飾擺盤，撒上可可粉即可。

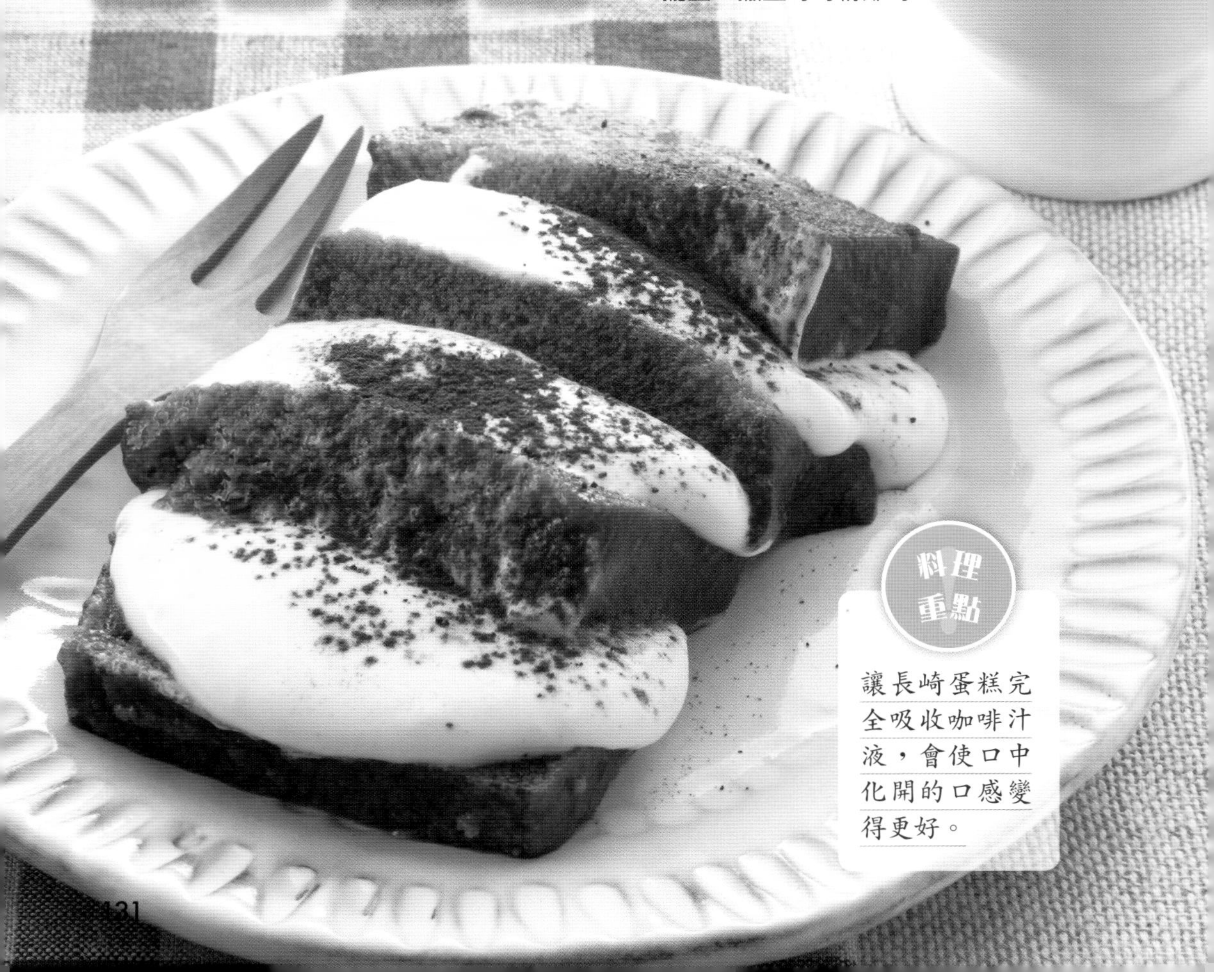

料理重點

讓長崎蛋糕完全吸收咖啡汁液，會使口中化開的口感變得更好。

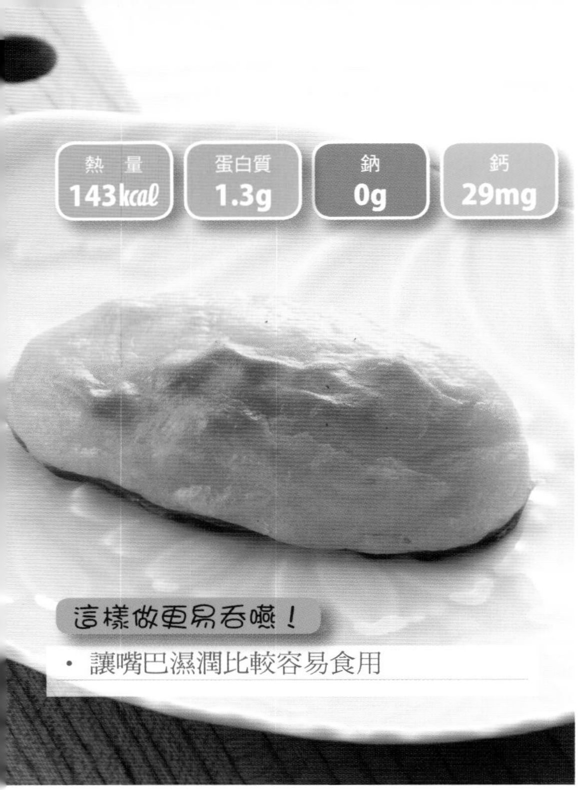
熱 量
143kcal
蛋白質
1.3g
鈉
0g
鈣
29mg
這樣做更易吞嚥！
・讓嘴巴濕潤比較容易食用

甜地瓜

材料（容易製作的份量、6 人份）

- 地瓜……1 條（300g）
- 無鹽奶油………20g
- 砂糖…………3 大匙
- 蛋黃……………1 顆
- 味醂…………少許
- 鮮奶油………2 大匙

作法

1 取出少量要做出光澤感的蛋黃，倒入味醂混合溶開備用。

2 地瓜連皮用鋁箔紙包覆，放進餘熱 180℃的烤箱內，烤至竹籤可以戳穿（約烤 30 ～ 40 分鐘）為止。

3 趁**作法 2** 食材溫熱的時候，剝皮切成容易吃的一口大小，將奶油、砂糖、鮮奶油加入，放進食物攪拌機攪拌成泥狀，再與剩下的蛋黃混合。

4 將**作法 3** 分成 6 等分，排放在烤紙上，用刷子塗上**作法 1** 的少量蛋黃，放進預熱 200℃的烤箱烤 15 ～ 20 分鐘。

紅豆沙可麗餅

材料（容易製作的份量、3 份）

- 可麗餅麵糰
  - 雞蛋…1 顆
  - 砂糖…2 小匙
  - 牛奶…120ml
  - 低筋麵粉…40g
  - 上新粉…40g（也可使用太白粉）
- 紅豆沙
  - 紅豆泥…30g
  - 鮮奶油…1/3 杯
- 食用油………適量

作法

1 將雞蛋、砂糖放入大碗內攪拌至綿密黏稠，再倒入牛奶，撒上粉狀的食材均勻攪拌至粉末溶勻。

2 平底鍋上鋪上一層薄薄的油，將**作法 1** 的食材倒入 1/3 的量，製成圓餅狀，煎至兩面呈現焦黃色，麵糊的量估計可以煎 3 片。

3 將鮮奶油打發至 9 分的濃稠狀，再加入紅豆泥混合。

4 鋪開可麗餅的麵糰，再將**作法 3** 的食材塗滿整體，從手的前方捲起，再平均切開容易入口的大小。

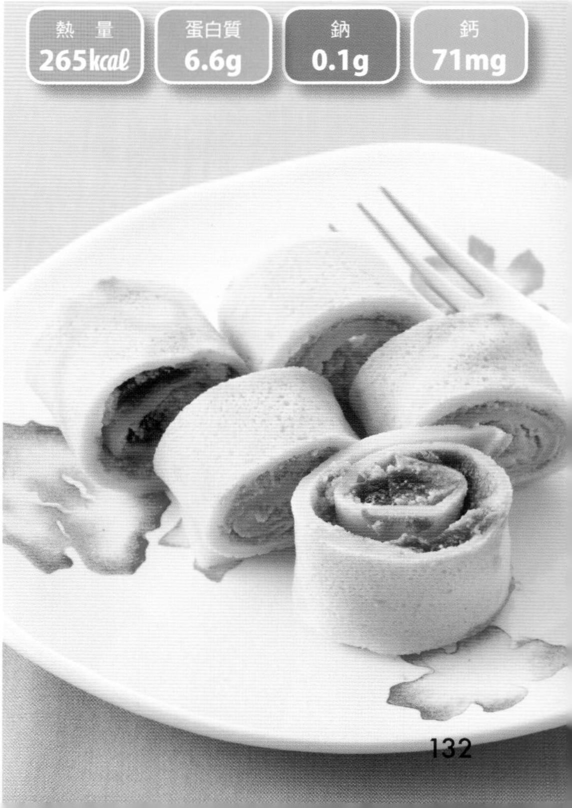
熱 量
265kcal
蛋白質
6.6g
鈉
0.1g
鈣
71mg

Part 7

注意吸入性肺炎

隨著年齡增長，吞嚥反射能力會開始變得不順暢，食物或唾液容易誤流入氣管內，引起誤嚥的情形。本章節將介紹防止因誤嚥而使口中的「常在菌」進入肺中，進而引起「吸入性肺炎」的食用秘訣，以及鍛鍊咀嚼力、吞嚥力的方法。

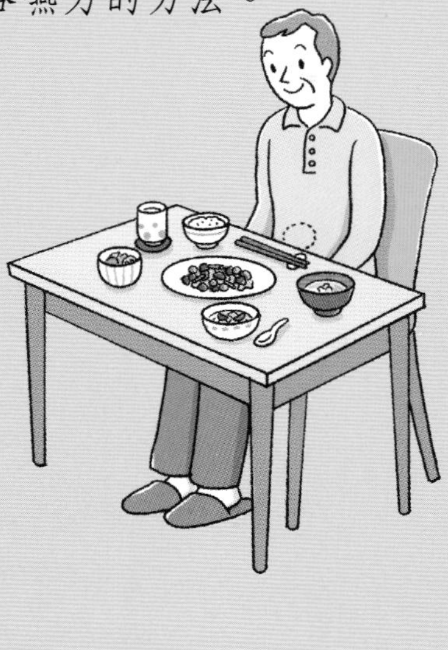

吞嚥動作的四階段

用牙齒咬碎食物，將其輸送至咽部深處

一般人並不會特別去注意吞嚥的過程，而理所當然的將食物咬碎、吞入，但是，將吞入的食物經由食道運送至胃部的過程其實是相當複雜的，特別是隨著年齡增長身體機能下降時，就可能發生咬嚼食物（咀嚼）、吞嚥食物（吞嚥）的行為障礙。接下來介紹咀嚼與吞嚥過程的四個階段。

成人的牙齒數有32顆，有如同剪刀般的門牙（前門牙）能咬斷蔬菜及水果，內側有像刀子般的犬牙，能撕裂肉類等需咬嚼的食物，更內側的臼齒分為小臼齒及大臼齒，小臼齒的表面凹凸不平，能將食物壓碎，刺穿及磨細，而大臼齒可以將小臼齒磨碎的食物磨得更碎爛。

經過牙齒咀嚼後的食物，藉由舌頭與口腔內肌肉的協調，將食物作成食糰狀送入咽喉（咽頭）的位置。

為了不讓食糰流入氣管內，會厭軟骨會覆蓋氣管的入口

當食糰送往咽喉時，會將訊息傳達給腦部，此時軟顎會往上提起，將鼻子（鼻腔）的入口閉合，形成一道不讓咀嚼後的食物誤流入鼻腔的保護層。同時，前往喉嚨深處的食糰，經由咽喉輸送至食道，咽是一條連接口腔和鼻腔至食道和氣管的圓錐形通道，為了不使食糰誤流入氣管，此時會厭軟骨會閉合住喉頭的入口，並關閉聲門及聲帶。

這種將食糰運輸送至咽喉的一連串過程稱為

「吞嚥反射」。當食糰到達食道入口時，一般關閉狀態的食道會進行蠕動活動（反覆的進行收縮及擴張）將食糰送往胃部。

食道與胃的中間有一道界線稱作賁門，賁門為了防止進入胃部的食糰或胃液反流進入食道，平常是處於關閉的狀態，但當食糰來到賁門入口時，會自主性的打開將食糰送往胃裡。

此一連串的行為，就稱為「**吞嚥**」。

◎吞嚥的四個階段

1. 口腔期

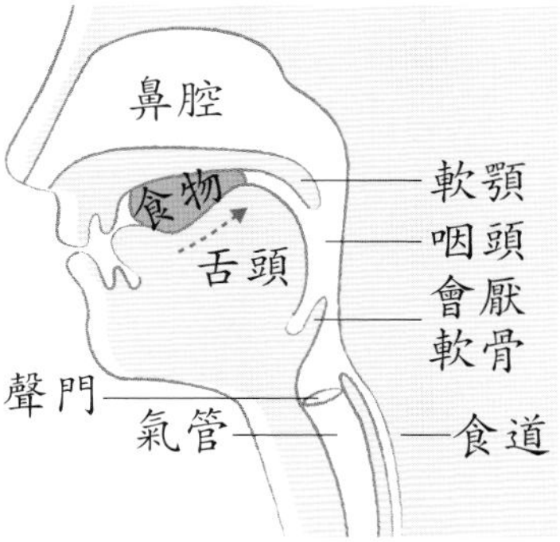

咀嚼後的食物隨著舌頭與口腔內的肌肉蠕動將「食糰」輸送至喉嚨深處（咽喉）。

2. 咽頭期 ①

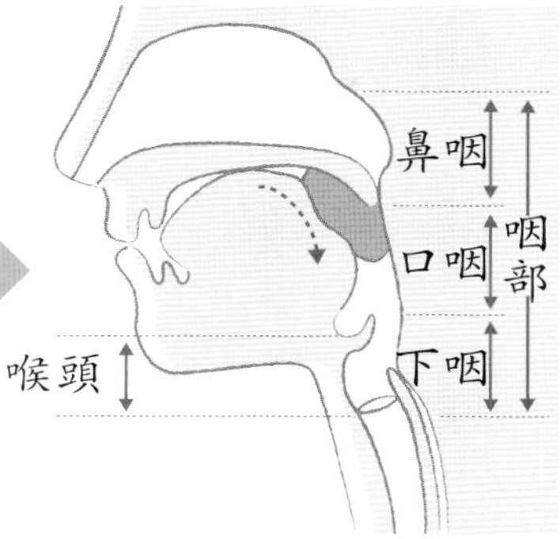

當食糰輸送往咽頭的訊息傳達給腦部時，軟顎會將通往鼻子（鼻腔）的入口閉合住，防止食糰進入鼻腔內。

3. 咽頭期 ②

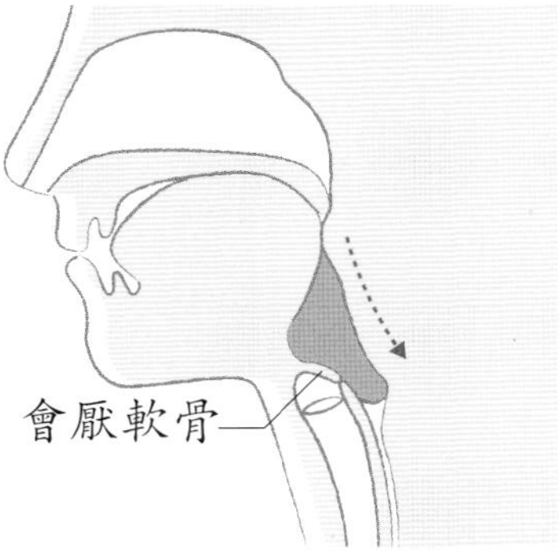

當軟顎往上提將通往鼻腔的入口閉合的同時，會厭軟骨會下滑關閉氣管的入口，這樣的動作可以防止食糰誤流入氣管內（誤嚥）。

4. 食道期

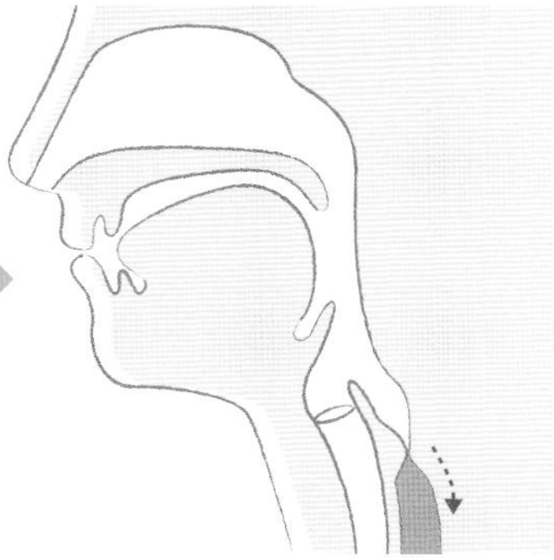

食糰經由咽喉輸送至食道，再經由食道的肌肉反覆蠕動，將食糰往下運送，通過賁門送至胃裡。

高齡者容易引發吸入性肺炎

誤將食物或唾液吸進氣管引起肺部發炎

一般人會在無意識下進行吞嚥動作，但是，當隨著年齡漸長，腦部開始無法順暢地將「食物在咽部，關閉氣管入口」的訊息傳達出去，導致食物或唾液誤流入氣管（誤嚥），而棲息在口腔中的「常在菌」，會跟著誤嚥的食物流入肺部，引起肺部的發炎，即為「吸入性肺炎」。肺炎是日本人死亡原因排行第三名，患者年齡層幾乎都是65歲以上的高齡者，其中多數是因吸入性肺炎死亡。在日本「嚥下性肺疾患研究會」所提出的報告中，引起肺炎的的原因，有近三成可能為吸入性肺炎所導致。

因誤嚥而引起吸入性肺炎的原因，並非只有在飲食中才會發生，也有可能發生在睡眠時，唾液的誤嚥，以及胃酸逆流進入食道，再流入氣管。單以睡眠時發生的誤嚥狀況來說，屬於無法自我發覺的病徵，在還來不及反應時，就有可能引起肺部發炎的症狀。吸入性肺炎發病的症狀通常伴隨著38℃以上的高燒、劇烈咳嗽與咳痰的情形，但是也有部分高齡者不會出現前述的症狀，因此誤嚥情形發生後，若出現「比平常更沒有體力」、「食慾不振」、「突然呼吸暫停」等症狀時，也有必要試著懷疑是吸入性肺炎的徵兆，特別是當呼吸停止時，會引起氧氣不足的可能性，此時要立即接受醫療機構的診察。

曾罹患中風或臥床不起的人更易引起誤嚥，需特別注意

吸入性肺炎的發生，隨著年齡老化，不論是誰

都有可能會發生，特別是有以下症狀的人要十分注意，曾罹患中風者有吞嚥能力及咳嗽反射功能下降等問題，而當肺部疾病變嚴重時，無法判斷已吞嚥的食物應該流入食道或氣管，也因此變得容易有誤嚥的情形發生。而臥床不起者，除了可能誤吞唾液與食物外，也容易有胃酸逆流進入食道的情形。另外，免疫功能差的人也容易引起這些症狀。

除此之外，也有因為蛀牙或牙周病等，使得細菌容易在口腔內繁殖，而誤吞入細菌，也容易導致肺炎；而因喝到爛醉、或經常服用強效安眠藥的人，也需十分注意。下一頁開始，將要重點式談論在日常生活中如何防止誤嚥情形發生。

◎引起誤嚥的原因

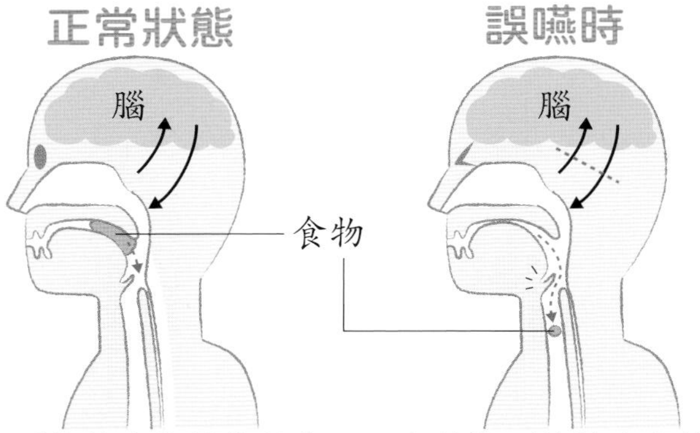

咀嚼後的食物前往喉嚨深處時，會將訊息傳達給腦部，發出封閉氣管入口的指令，使食物正常流入食道。

無法順利傳達有食物在咽部及封閉氣管入口的指令時，食物容易誤流入氣管。

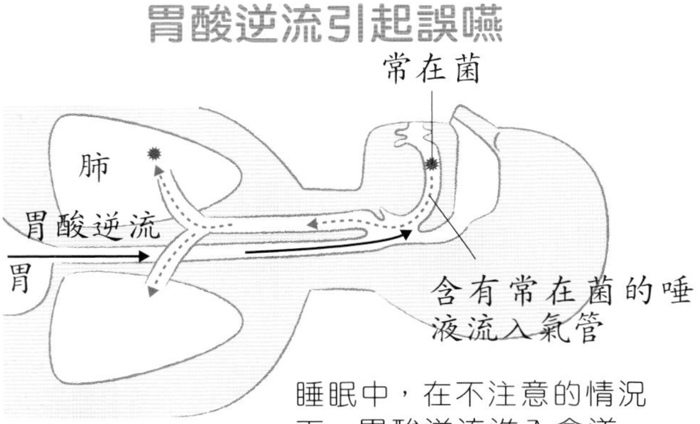

睡眠中，在不注意的情況下，胃酸逆流進入食道，吞入的唾液流入氣管。

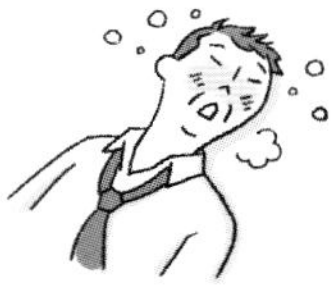

特別需要注意的人

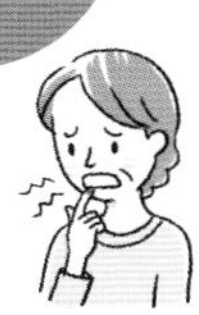

- 曾罹患中風
- 臥床不起
- 有蛀牙或牙周病等疾病
- 喝到爛醉不醒人事
- 常服用效力強安眠藥

採用容易吞嚥的姿勢進食

採用對患者來說能放鬆頸、胸、背等部位的姿勢

吃飯的時候，請採用放鬆的姿勢進食，所謂放鬆的姿勢並不是指彎腰駝背，因身體特徵等因素，採取輕鬆姿勢的方式因人而異，但一般來說，是不要將力氣放在支撐身體各處的姿勢。

最重要的是採取讓喉嚨、頸部周圍、胸及背部感到輕鬆的姿勢來進食，可試著藉由觸碰頸、胸及背部的方式查看，若無強烈緊張感，就是可考慮採取的輕鬆姿勢。

能自己從床上起身的人，可以坐在有椅背或有扶手的椅子上進食，而在床上只能坐起上半身靠著床頭吃飯的人，原則上無法靠自己的力量用餐，建議請看護來幫忙進食（左頁下圖）。用餐時若桌子離得遠時，用自己的力量來夾取食物會使進食變得非常困難。

許多書籍及網路上，都有介紹關於靠著椅子以及在床上進食方式的姿勢，請參考相關書籍及網路資訊。

用餐時的集中力與體力以30分鐘為基準，超時容易產生誤嚥情形

當有吞嚥進食障礙的問題，用餐時就要時常注意，對本人及需要看護照顧的家人而言，請以30分鐘為限，做為鍛鍊集中力與體力的基準。另外，像邊開心聊天邊用餐1～2小時等的宴會或活動場合，是不適合吞嚥困難的人。

即使時間再長，進食以30分鐘為限的話，比較

容易維持用餐時應有的正確姿勢，時間拉的過長，十之八九會因為身體疲倦而變得容易有誤嚥的情況發生。另外，帶著愉悅的心情進食是很重要的，針對有吞嚥困難的人，盡可能製造出不會分心的環境吧（邊吃飯邊看電視等就可說是分心的行為）。另外，在用餐時說話，也容易有誤嚥的情形，因此當食物進入口腔，準備要吞入時，要注意不要有開口說話等情形產生。

◎坐在椅子上用餐的時候

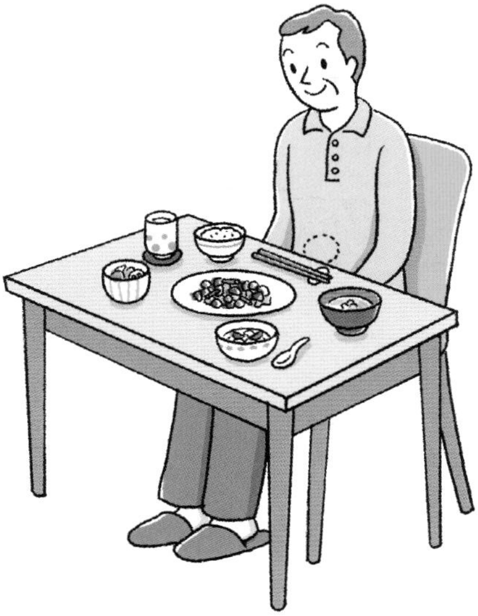

把背挺直，兩腳平放在地板，放輕鬆地坐著，身體與桌子中間，空著一個拳頭的距離，下巴輕輕往前傾。

◎在床上用餐的場合

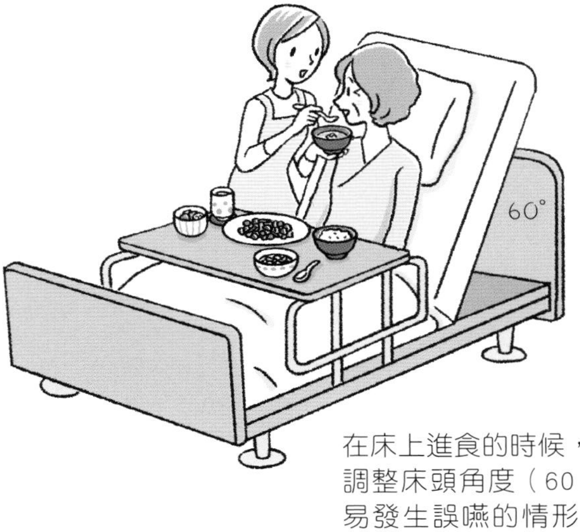

將床頭升到約 60 度角

在床上進食的時候，比起將背部垂直，調整床頭角度（60 度左右）比較不容易發生誤嚥的情形，另外，將滾捲的毛巾放在膝蓋下方，頭部後方及床的中間放置枕頭或靠墊使其姿勢穩固。

鍛鍊咀嚼及吞嚥的力量

運用舌頭、臉頰、嘴唇的運動，鍛鍊肌力強化咀嚼能力

要將食物好好咀嚼，一定要透過牙齒、舌頭、臉頰、嘴唇等互相合作的過程。舌頭與臉頰運用巧妙的動作，將食物推往牙齒上，牙齒負責將食物咬開、撕裂磨碎，嘴唇則會在口中有食物咀嚼時，緊閉不讓食物掉落在外。但若是臉頰及舌頭的肌肉功能下降、牙齒脫落，將會使口腔內的食物鬆散，有嚼勁的食物也無法充分被咀嚼。更嚴重者，若嘴唇無法緊閉，也會造成食物往外掉落、唾液往外流出的情形。

關於鍛鍊咀嚼能力的部分，在積極保持口腔健康與調整假牙裝置的同時，鍛鍊舌頭、臉頰、嘴唇動作的肌肉能力，也相當重要，請參考下頁各種訓練方法的圖例。此外，將食物送往咽部深處的動作與發聲相同，皆需運用舌頭、臉頰、嘴唇，因此運用發音練習，來提升咀嚼力也是一種可行方式。

將抬頭運動變成習慣，提升吞嚥能力

隨著咀嚼能力下降，吞嚥力也隨之降低的時候，就容易有誤嚥、哽嗆的情形產生。而且即使將食物吞入，食物殘渣也可能積留在口腔及咽部，這些都是造成誤嚥的原因。是否擁有足夠的吞嚥能力，可以從吞入食物時，觀察喉結是否隆起得知。

若喉結沒有充分隆起，就有可能是吞嚥能力正在下降。頸部周圍的肌肉功能衰退，也是造成吞嚥能力降低的原因。特別在平躺的狀況下，因為支撐頭部的力量變少，頸部的肌力就會急速衰退。

在平躺的狀態下將頭往上提，做抬頭運動，是有效鍛鍊頸部肌力的方法。為了要達到順暢的吞咽，頸部的肌力是相當重要的。因此，在用餐前，慢慢的轉動脖子一圈，做做將脖子往左右兩側傾斜的伸展運動吧（患有脊髓型頸椎症等症狀者，切勿任意自行進行，請遵從外科醫師指示）。

發音運動

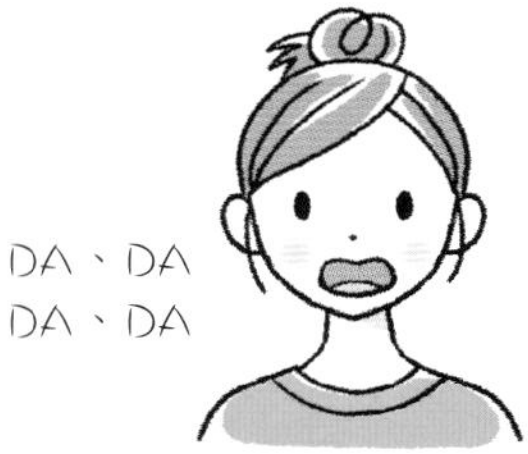

- 發音運動能提升臉頰的肌力，鍛鍊舌頭，舉例來說：慢慢且清楚地反覆發出數次「BA、BA、BA、BA、BA」，「A、A、A、A、A」，「DA、DA、DA、DA、DA」的音。

頭抬高運動

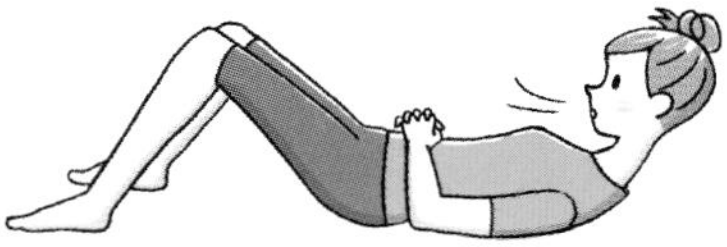

- 仰躺，雙手搭放在腹部的位置上，膝蓋彎曲立起，邊吐氣，然後慢慢的抬頭，維持這樣的姿勢 5 秒鐘間隔，再吸氣慢慢的讓頭回到原來的位置。
- 能力範圍內做數次即可，重點是頭往上抬的時候，要將下巴收起，視線朝胸部的地方。

* 無法自己抬頭的時候，請人在頭部後方幫忙支撐住。

請先向家庭醫師等專門醫師諮詢後，再自己進行能力範圍內的訓練

舌頭運動

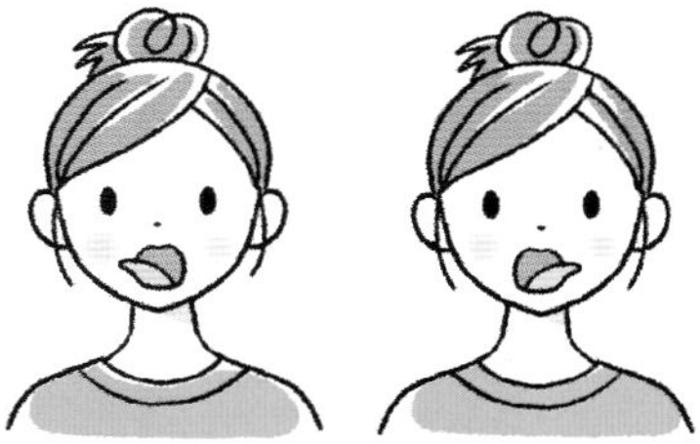

- 盡可能的將舌頭往前伸長，像舔舌頭般由嘴唇的上方、左、下、右慢慢的舔一圈，反方向也做一次。

唇部運動

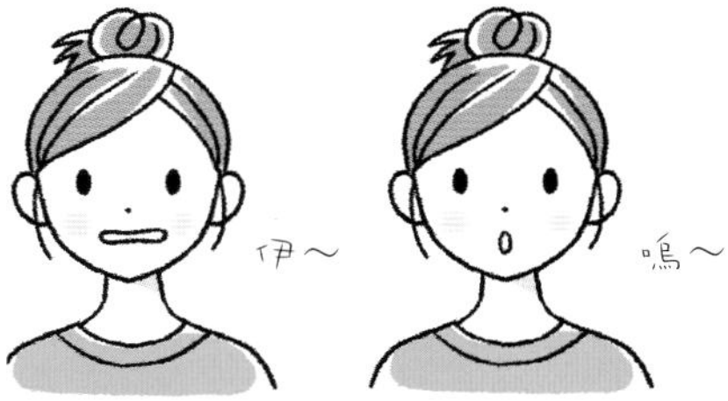

- 嘴唇往兩旁伸展，發出「伊」的發音，下一步嘴唇往前嘟，發出日「嗚」的音，這個時候的重點是嘴唇用力。

臉頰運動

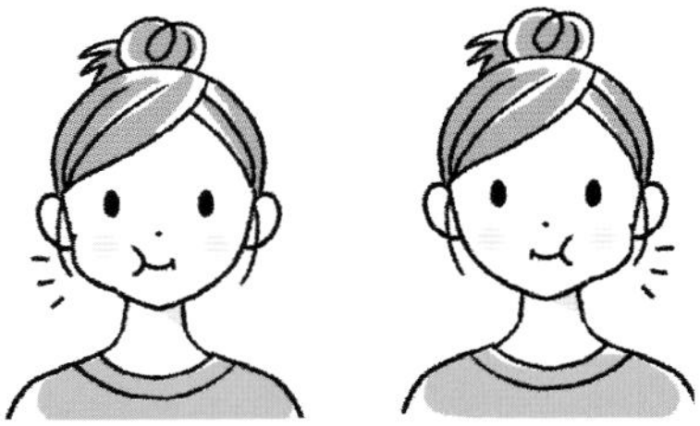

- 鼓起臉頰，接下來輪流鼓起左右雙頰，等習慣後，口中含著水重複做相同的動作，這樣的運動也可以同時鍛鍊到嘴唇緊閉的力氣。

為了能正確的咳嗽

隨著年齡增長，吞嚥變得困難，隨著病情發展，「吞入的困難度」也隨之惡化

食物通過的地方與呼吸道在咽部中相互交會，就如同人以雙腳的協調走路，換句話說，不論是哪個部分，都有著誤吞的危險性，隨著年齡增長，食物通過的管道與呼吸道相互交會的部分變得更寬，提升誤嚥的風險。

咳嗽，在生病時是令人感到不舒服，無法入睡的麻煩事，但另一方面，正確的咳嗽方法，能將痰或誤吞入的東西吐出來，具有減少引發肺炎等危險性的功用。並非只有上了年紀的人用餐時才會有誤嚥、引起肺炎的情形。隨著年齡老化，咀嚼力及吞嚥能力下降，再加上生病（中風、呼吸系統疾病、失智症、重病傳染症等），「不易吞入」的症狀就會隨之惡化，這樣的結果，就必須多花費心思在用餐時的姿勢上，咳嗽也是其中一種方式，只是真的遇到這樣的狀況時，就算想要將殘留物咳出，大多數人還是無法靠自己本身的力量做出咳嗽練習。

為能維持順利咳出的力氣，養成腹肌、背肌的運動習慣

一般而言，為了引起咳嗽反應，要故意做出咳嗽的行為，比想像還困難，為了要有意識的將誤吞入的東西咳出，首先要屏住呼吸擠壓腹部的空氣，提高氣道內壓力，並忍住呼吸，巧妙的運用身體深層肌肉（腹橫肌、多裂肌、橫隔膜等）、呼吸肌、呼吸輔助肌等部位，將空氣咳出。另外胸膛的柔軟度也是必要的，也就是說，巧妙控制呼吸的技巧是

很重要的。

重要的是在身體機能健全時，就要開始努力維持控制呼吸及順利咳出的力氣，若等罹患中風及失智症時才開始學習如何將東西順利咳出，將會是困難的事。發生誤嚥情況後，要高齡者順利咳出並非容易的事，但仍有值得一試的價值。腹肌的鍛鍊，

有坐著就能執行的方法，也有站著執行的方法，若是身體機能健全的人，可以將腹橫肌與多裂肌（左下）當做一組訓練實行，高齡者則在能力範圍內，進行腹肌與背肌的訓練（左上）。而走路的部分，首先，努力多走動，即使只是維持身體的活動，對於維持咳嗽的力道與咀嚼力道，都有幫助。

◎適合高齡者的腹肌・背肌運動

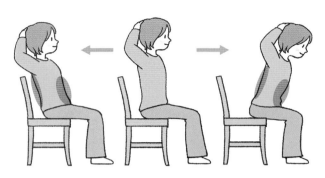

- 淺坐在椅子上，伸展背肌，雙手放在頭後方扶著。
- 慢慢的吐氣，在能力範圍內將上半身往前傾。
- 慢慢的邊吸氣回到原來的姿勢，慢慢的吐氣，在能力範圍內將上半身往後倒，再慢慢吐氣回到原來的姿勢，在能力範圍內重複做數次。

◎適合身體機能健康者的腹橫肌、多裂肌運動

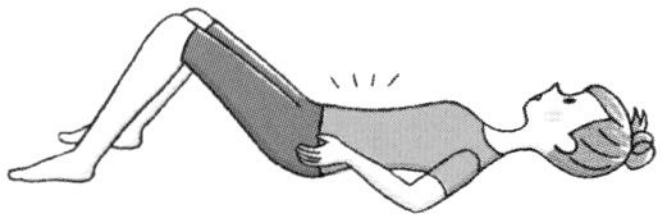

- 仰躺，膝蓋彎曲立起，邊吸氣讓腹部膨脹，接下來慢慢的吐氣緊縮，維持 5 秒鐘間隔。

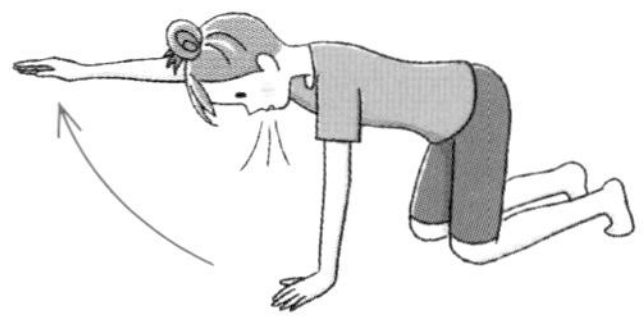

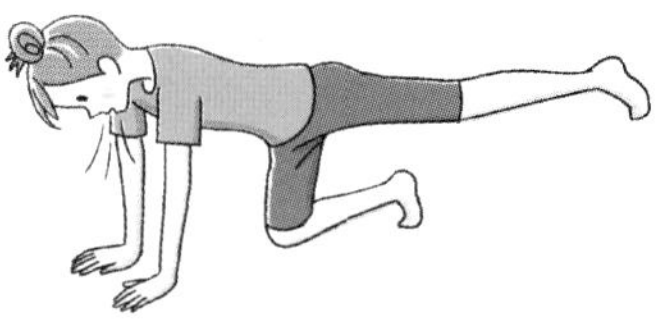

- 四隻著地趴著，按照右手、左手、右腳、左腳的順序盡可能抬與水平同高。

運動中若感到有不協調感、身體不適時，
立即停止運動不要勉強，讓身體稍微休息吧。

提升免疫力

如前所述，當免疫力機能下降時，吞嚥障礙容易引起吸入性肺炎。

接下來，當患有吞嚥障礙時，因為食慾不振、能吃的食物有限，營養不足、免疫力下降，很有可能會陷入引起吸入性肺炎的惡性循環。

免疫力下降，不只會引起吸入性肺炎，也容易罹患感冒，使身體機能變差。為了要提升免疫力，可以參考本書所介紹的食譜攝取均衡營養。重要的是進食時要小心不要誤嚥。特別是高齡者，要時常注意補充蛋白質，來提升不足的免疫力。

另外，為了補充身體各種機能的營養，充分攝取能調整體質的維他命A、B或C，以及鈣質或鐵等礦物質的補充也很重要。

人類的身體是由蛋白質所構成的，同時也是負責免疫機能的白血球、幫助消化不可少的酵素，調整體質的賀爾蒙等元素所不可或缺的。可藉由多吃海鮮類或肉、雞蛋、大豆、豆腐或納豆等蛋白質含量高的食品來增強免疫力。另外，藉由仔細的將蔬菜或薯類等食材，烹調到容易食用的軟度，補充維持身體機能或防止老化所不可欠缺的維他命及礦物質，也是十分重要的。可以的話，努力在一日中攝取350g的蔬菜，再來加強補充每日飲食中攝取不足的維他命及礦物質。在這之前，要注意是否攝取過多的熱量，而碳水化合物（飯、麵類、麵包）及脂質（食用油、美乃滋等）則是熱量攝取的來源。當食慾不振，光從吃無法充分攝取這些營養時，可以額外從營養保健食品中來補充不足的營養素。但是請不要忘記從飲食中攝取營養素才是最基本的。

◎高齡者 1 日營養素參考攝取量

	生活活動強度 I（低）		生活活動強度 II（微高）	
	男性	女性	男性	女性
熱量（kcal）	1850	1450	2200	1700
蛋白質（g）	60	50	60	50
脂質	佔總熱量比例	佔總熱量比例	佔總熱量比例	佔總熱量比例
	20 ～ 25%	20 ～ 25%	20 ～ 25%	20 ～ 25%
碳水化合物	佔總熱量比例	佔總熱量比例	佔總熱量比例	佔總熱量比例
	50 ～ 70%	50 ～ 70%	50 ～ 70%	50 ～ 70%
鈣（mg）	600	550	600	550
鐵（mg）	6.5	6.0	6.5	6.0
維他命 A（μRE）	650	550	650	550
維他命 B_1（mg）	1.0	0.8	1.0	0.8
維他命 B_2（mg）	1.1	0.9	1.1	0.9
維他命 C（mg）	100	100	100	100

※ 根據厚生勞動省「日本人飲食攝取基準（2010 年版）」製成。
※ 必要熱量及營養素的量，會根據性別、身體障害、隨著生活活動強度而有所變化。
※ 高齡者的生活活動強度幾乎屬於「I（低）」，有運動者、每日常做家事、有在勞動的人屬於「II（微高）」。

養成用餐前後清潔口腔的習慣

若不注意口腔清潔，細菌繁殖也是引起吸入性肺炎的原因

食物殘渣殘留在口腔內時，會急速增加細菌繁殖的速度，而當誤嚥包含著這些細菌的唾液與食物時，就會提高引發吸入性肺炎的危險性。

另外，隨著年齡增長等原因，舌部細胞新陳代謝下降，老舊的細胞殘留在舌頭表面上，細菌就在此繁殖，舌頭表面上會附著一層白白的舌苔，舌苔不光只是造成口臭的原因，也會讓舌頭的感覺機能下降，成為引起誤嚥的原因，再者，臉頰內側及上顎也會有老舊細胞附著，使得細菌容易繁殖。

若沒有勤快保養口腔內部的清潔，繁殖的細菌會築起一道防壁，變得無法只用漱口的程度來去除，因此，用餐前後、早上起床、晚上睡前，徹底實行口腔清潔是很重要的，這也與預防吸入性肺炎息息相關。若無法在飯前飯後做口腔保養，請在早上起床後、夜晚睡覺前仔細詳細的執行。

仔細的刷牙、除去舌苔，常保口腔內的清潔

口腔保養的基本是刷牙，雖然刷牙的方式有許多種，本書要介紹的是能夠確實去除污垢的「橫擦法」。

刷牙齒的外側時，牙刷對著牙齒表面呈90度，刷內側要呈45度角，仔細的往左右小幅度來回刷動，接下來將刷毛壓於牙齒與牙齦間，小心不要用太大力的力氣傷害到牙齦，以橫向小幅度刷動，刷前排牙齒時，牙刷直放，牙刷的前或後端緊貼在牙齒與牙齦的隙縫間上下的小幅度刷動。

再搭配使用牙間刷及牙線，可以更加乾淨的除去夾在牙齒與牙齦間殘留的菜渣。

患有吞嚥障礙者，容易將食物殘渣殘留在假牙上，因此清洗假牙時可將假牙放進清潔液浸泡後，再用專用清潔刷，仔細的將殘留菜渣刷洗乾淨。

接下來，用舌苔牙刷從舌頭的深處往手的方向，輕輕的刷動清除舌苔，臉頰內側和上顎的老舊黏膜，可用棉花刷輕輕的梳刷除垢。

不會漏刷的刷牙方式

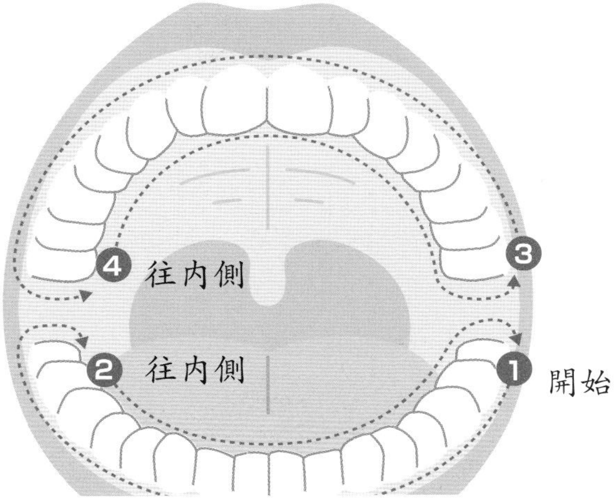

由 ❶ 往 ❹ 的順序刷牙不會漏刷

牙刷的握法

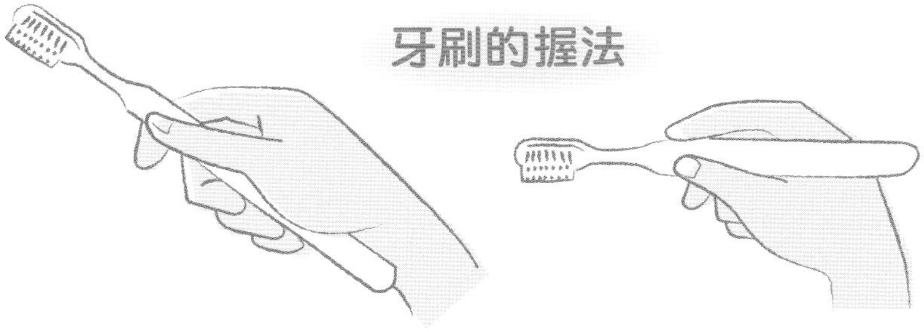

用手掌握住整體

像握鉛筆的方式握住

橫擦法

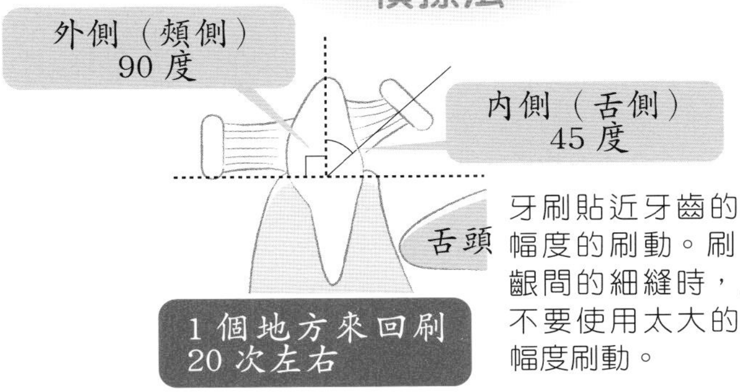

牙刷貼近牙齒的表面，小幅度的刷動。刷牙齒與牙齦間的細縫時，刷毛緊貼不要使用太大的力氣，小幅度刷動。

萬一，不小心誤嚥時……

不論再怎麼小心還是有可能發生誤嚥的情形，平時就有咀嚼、吞嚥困難的人，或家族內有這些症狀的年長者，如果發生這些狀況時，不要慌張，靜下心來處理是重要的。

家人在用餐時發生誤嚥時，可用手掌靠近手腕處，用力的拍打背部數次，使患者咳嗽，用咳嗽的力氣讓誤吞所嚥下的食物咳出。

獨居者，平時可以練習咳嗽，以預防當遇到誤嚥情形的應對能力，試著將手靠在桌子等家具，嘗試像是「乾嘔」一般，用力吐氣發出聲音，這麼做可以將剛誤嚥的食物吐出，實際上要將誤吞入的食物咳出的時候，下巴不要往上抬，將上半身稍微往前彎曲的方式比較容易吐出。

若是大量誤嚥食物或者飲品，請務必到醫療機關接受診療，做適當的處理，另外，誤嚥後的數日，若有發燒的症狀，引發吸入性肺炎的可能性相當高，要立即前往醫療機關接受治療。

預先學習在救護車到來前可以因應的緊急處理

當吞嚥能力下降時，除了誤嚥的狀況，還有因嗆食而陷入窒息狀態的情形，進食中，當呼吸變得慌亂時，有可能引起窒息，請確認口腔內的狀況，食物卡在咽部或失去意識的時候，請立即撥打呼叫救護車求救。

在救護車到來之前，先施行因應處理，可以看見被卡住的食物時，站在患者的正前方，若裝有假牙先將其拔下，可用紗布或手帕把手指捲起來將異物掏出來，或著採用急速壓迫腹部的「腹部壓擠法（哈姆立克急救法）」。

腹部壓擠法是站在被食物卡住的患者背後，一隻手握拳對準肚臍的位置，另外一隻手環抱握住握拳之手的手腕處，用這樣的姿勢壓擠腹部使哽嗆的食物排出。不論使用哪一種方式，為了以防萬一，要預先與可立即給予對應措施的醫生或醫療機構，建立聯繫管道則相形重要。

用力拍打背部

讓誤嚥的患者坐著（或者側躺），用手掌靠近手腕根部的地方，用力的拍打背部（左右間肩胛的中間）數次，讓患者咳出嗆咳的食物。

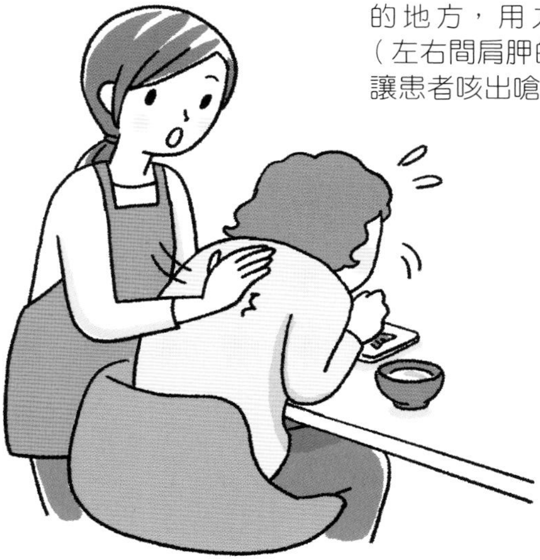

腹部壓擠法（哈姆立克急救法）

讓卡住食物的患者站著（或著坐下），繞到患者的後方，一隻手握拳對準肚臍的位置，另一隻手環抱握住握拳的手的手腕處，握住手腕之手使用彈力的方法，讓拳頭壓擠肚臍，從後方用拉的方式壓擠腹部。

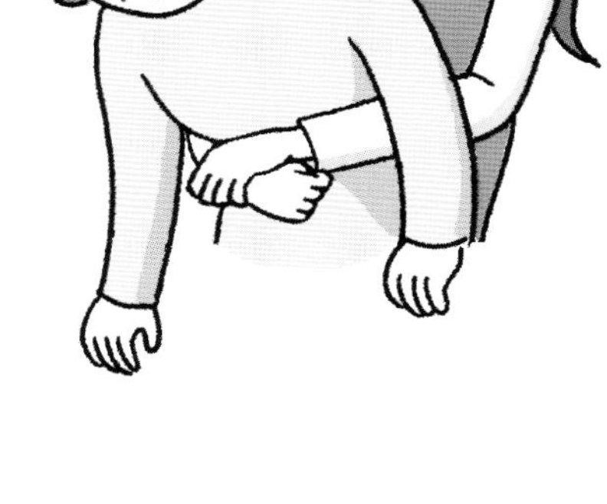

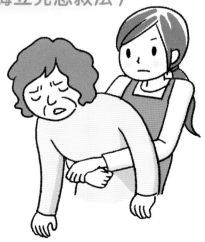

依咀嚼與吞嚥困難的程度做出適合的料理

日本「飲食・吞嚥醫療指導學會」所發布的「吞嚥障礙飲食等級」中，將對飲食上有吞嚥障礙的人分為6類，根據咀嚼、吞嚥能力的程度，標示出可以食用的食物特徵等指標，東京都健康長壽醫療中心按照這個指標提供餐食。在此介紹學會的「吞嚥障礙飲食等級」，以及針對該中心有吞嚥障礙的住院病患所提供吞嚥障礙者飲食的特徵。

吞嚥障礙飲食等級

（2013年）

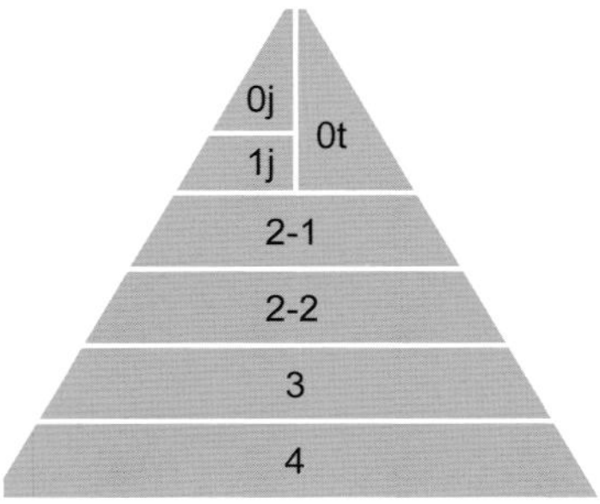

越往金字塔頂端，就代表越需要調整成重度吞嚥障礙者飲食

資料來源：日本飲食・吞嚥醫療指導學會「吞嚥障礙飲食等級」

※ 譯註：j代表果凍狀，t代表黏稠狀

「吞嚥障礙飲食等級」（2013年）

編號			
0j	吞嚥訓練食物j（果凍）：誤嚥反應或感染 => 含少量蛋白質的食品 ・食材的均一性、黏附性低、黏聚性高（在口中形成糰狀的容易度）、軟、離水性（從食物中流出的水分）少量的果凍 ・切成薄片狀較容易挖取，挖取適當的食糰狀 ・硬度、黏附性、黏聚性（在口中形成糰狀的容易度）的數值，參考特別用途吞嚥困難者用食品許可基準Ⅰ為參考值	0t	吞嚥訓練食物t（黏稠性） ・均一性質上，具有黏附力低，黏度適當黏聚力高的黏稠水 ・用湯匙挖起時可以形成適當的食糰狀
1j	吞嚥訓練食物1j（果凍）：與編號0j不同，不需考慮蛋白質的含量多寡 ・不須與咀嚼有關連性的能力 ・挖取適當的食糰狀 ・均一性質上具有滑嫩性的食品、離水性少：果凍、布丁、慕斯狀 ・必須具有當將食物送往咽部時，能些許意識到舌頭壓擠上顎時的能力 ・比起編號0j物質性(食物的性質)雖然包含範圍廣泛，但必須往具有黏附性、黏聚性的方向考慮		
2	吞嚥訓練食物2：與編號0t不同，不需考慮蛋白質的含量多寡 ・挖取食物吃的時候，透過口腔簡單的操作將食物整合成適當的食糰 ・將食物送往咽部時，必須具有能些許意識到舌頭壓擠上顎時的能力 ・一般稱為攪碎食品、果醬食品、糊狀食品 ・比起編號0j食物質地，雖然含蓋範圍廣泛，但必須往具有黏附性、黏聚性的方向考慮	2-1 2-2	2-1：具滑嫩性均一的食品 2-2含有軟質顆粒等不平均的食品
3	吞嚥訓練食物3：軟質食品、軟食 ・能擠壓碎成有形的食物，容易形成食糰狀 ・在口腔裡的食物不含大量的離水量，有一定的黏聚力，通過咽部時不容易鬆散的食品 ・對象者：舌頭可以使出與上顎間的擠壓力 ・能將擠壓碎的食物再次成形（形成食糰狀），送往咽部（用舌頭做搬運的動作） ・吞嚥能力：與編號2相比，設定為不會有誤嚥情形發生，能吞嚥範圍較廣泛的的物理性質 ・咀嚼能力：舌頭至少要具有能使出和上顎間的擠壓力（即使擁有較好的咀嚼能力，為了預防吞嚥障礙發生，也有可能將其調整為編號3）		
4	吞嚥訓練食物4：選擇素材及烹飪方法製作調整可吞嚥食物 ・不可選擇過硬、不易鬆散、不易黏著的食品，應選擇使用筷子或湯匙就能切開的軟度 ・對象者：具有誤吞或窒息風險的吞嚥功能，及輕度下降的咀嚼功能 ・咀嚼功能：不需有牙齒、補牙物的存在 ・只用舌頭與上顎間的擠壓力，就能感覺有吞嚥困難的食物形狀，至少要具有用上下齒槽（拔完牙之後，牙根埋入洞穴的狀態）擠壓的能力		

※ 根據日本飲食・吞嚥醫療指導學會「吞嚥障礙飲食等級」資料製成

東京都健康長壽醫療中心的吞嚥障礙者飲食（2012 年 10 月製成）

飲食等級		果凍類（階段 1）	果凍類（階段 2）	攪打食物
與 2013 學會分類對比		0j	1j	2-1
區別		挖取少量可以完整吞入（盡可能是片狀）	能將食物擠壓送往咽部	能將形成丸狀的食糰送往咽部
形式		考量果凍的黏稠性、黏聚性與硬度的均一性質	雖有主菜與配菜的區別，但在所有的果凍類食品中與不含顆粒的果凍（步驟 1）相比，較不容易吞嚥	考量用不含顆粒，黏附性低的糊狀食品，食物較不容易殘留在咽部而發生誤嚥
咀嚼咬力的基準		不需要經過咀嚼	即使是形狀較小的固態食品也不容易食用	即使咀嚼能力下降也能容易食用
吞嚥能力的基準		不容易喝水或茶	不容易喝水或茶	非重度吞嚥障礙
主食		用麥茶、果汁、牛奶、味噌湯等組合完成的食品。	泥粥狀	粥狀
主菜（肉、魚、雞蛋、豆腐）			本中心使用的是泥粥狀攪打食物，但不使用乾物或有纖維殘留的魚肉等食材，並且在適量的料理上淋上芡汁或醬汁，以幫助吞嚥順暢。	本中心所提供的配菜為攪打食物
配菜（蔬菜等）				
甜點				
營養份量（1 日）	熱量	380kcal	1000kcal	1300kcal
	蛋白質	12g	45g	55g
	水分	1000g	1500g	1300g

果凍食品（階段 3）	軟質食品
3	4
可用口腔操作將食物擠壓送入咽部	利用上下牙床（拔完牙後，牙根埋入洞穴的狀態）擠壓食物
口腔必須具備能將稍有不均勻（有顆粒）、黏附性較低的食物磨碎，送入咽部的能力，且要考量減輕產生誤嚥的風險性	為避免誤吞入及窒息的風險產生，選取適當素材及烹飪方法
可食用細碎又軟的食物	較硬及大塊的食材不容易食用
部分食品不容易吞入	部份食品不容易吞入
粥狀	軟食
將主菜略攪碎，殘留的顆粒磨成果凍狀（提升比步驟 2 食材的吞嚥難易度） 副菜與步驟 2 相同	肉類：絞肉、或者有添加黏稠性（山藥、蓮藕）加工成形的食材 魚：肉質軟的魚可直接食用，肉質較硬的要用添增黏稠性的食材加工成形 雞蛋、豆腐：可直接使用 蔬菜、水果罐頭：保留原有的形狀稍加調裡
1200kcal	1300kcal
50g	55g
1000g	1000g

攪打食物
0t
挖取少量可以完整吞入並送往咽部
考量用不含顆粒，黏附性較低、糊狀的副食品，食物較不容易殘留在咽部而發生誤吞入
咀嚼能力下降也能食用
不容易吞入水分
主食、配菜皆為攪碎磨合食品
市販的食品較使患者容易產生厭倦感，因此本中心是將食品攪打後，再根據吞嚥狀況來調整黏稠度（每次都要調整適切的黏稠度是不容易的）
1300kcal
55g
1300g

Family 健康飲食系列 HD5027

解決咀嚼與吞嚥困難的特選食譜

監　　修／井藤英喜、金丸晶子
營養指導／金丸繪里加
翻　　譯／溫環妃
選　　書／梁瀞文
責任編輯／梁瀞文

行銷企劃／洪沛澤
行銷副理／王維君
業務經理／羅越華
總 編 輯／林小鈴
發 行 人／何飛鵬
出　　版／原水文化
台北市民生東路二段141號8樓
電話：02-2500-7008　傳眞：02-2502-7676
網址：http://citeh2o.pixnet.net/blog　E-mail：H2O@cite.com.tw
發　　行／英屬蓋曼群島商家庭傳媒股份有限公司城邦分公司
台北市中山區民生東路二段141號2樓
書虫客服服務專線：02-25007718；02-25007719
24小時傳眞專線：02-25001990；02-25001991
服務時間：週一至週五上午09:30-12:00；下午13:30-17:00
讀者服務信箱E-mail：service@readingclub.com.tw
劃撥帳號／19863813；戶名：書虫股份有限公司
香港發行／香港灣仔駱克道193號東超商業中心1樓
電話：852-25086231　傳眞：852-25789337
電郵：hkcite@biznetvigator.com
馬新發行／城邦（馬新）出版集團
41, Jalan Radin Anum, Bandar Baru Sri Petaling,
57000 Kuala Lumpur, Malaysia.
電話：603-9057-8822　傳眞：603-9057-6622　電郵：cite@cite.com.my

美術設計／鄭子瑀
印　　刷／卡樂彩色印刷有限公司
初　　版／2015年4月21日
定　　價／330元
I S B N／978-986-5853-69-3

國家圖書館出版品預行編目資料

解決咀嚼與吞嚥困　難的特選食譜 / 井藤英喜，金丸晶子監修；溫環妃　譯. -- 初版. -- 臺北市：原水文化出版：家庭傳媒城　邦分公司發行，　2015.04
面；　公分 (Family 健康飲食；HD5027)
ISBN 978-986-5853-69-3(平裝)

1. 吞嚥困難 2. 食譜

415.51　　104005403